語り継ぐハンセン病

――瀬戸内3園から

山陽新聞社編

山陽新聞社

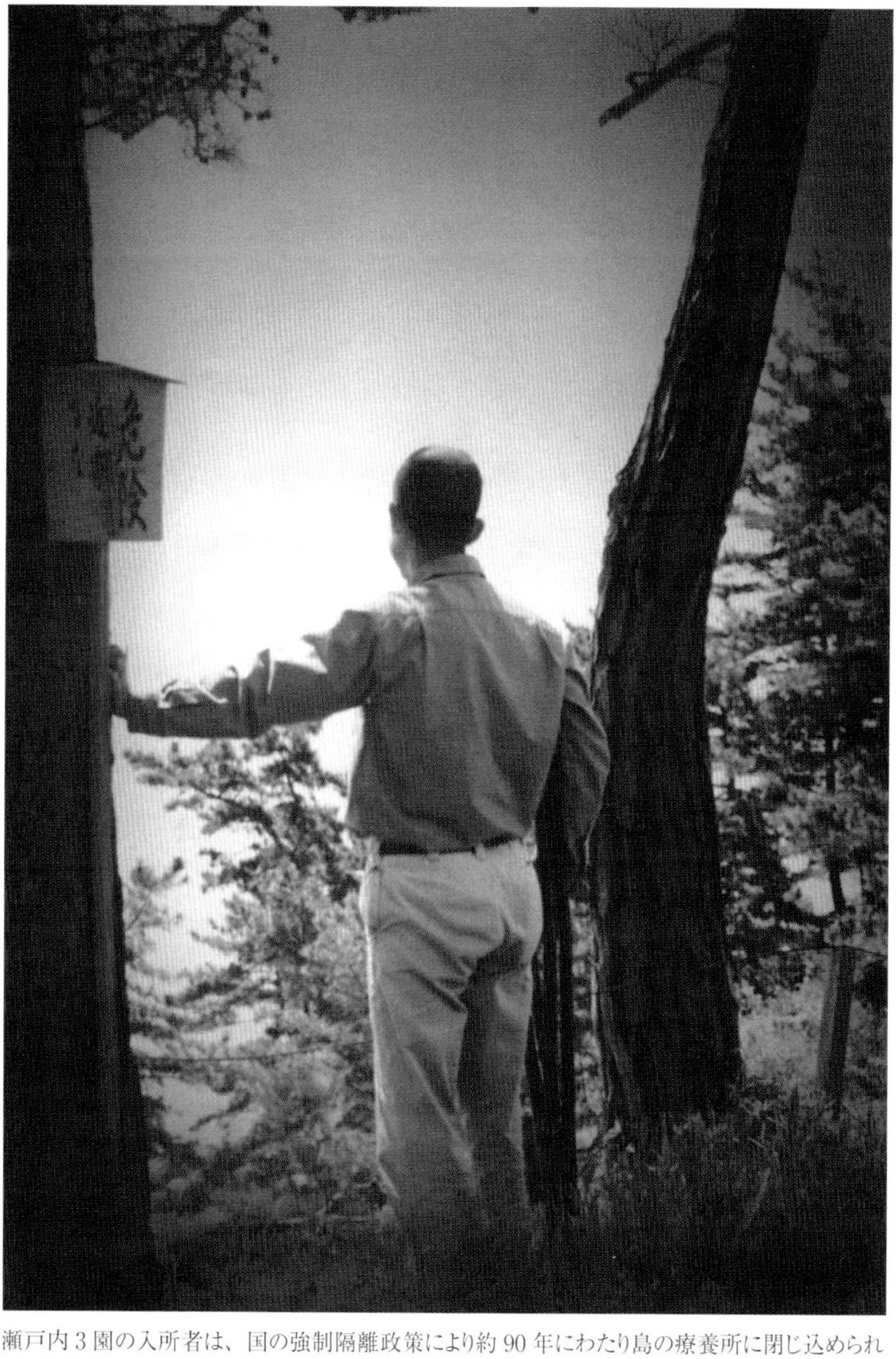

瀬戸内3園の入所者は、国の強制隔離政策により約90年にわたり島の療養所に閉じ込められた。海を見つめ何を思うのか（邑久光明園入所者自治会提供）

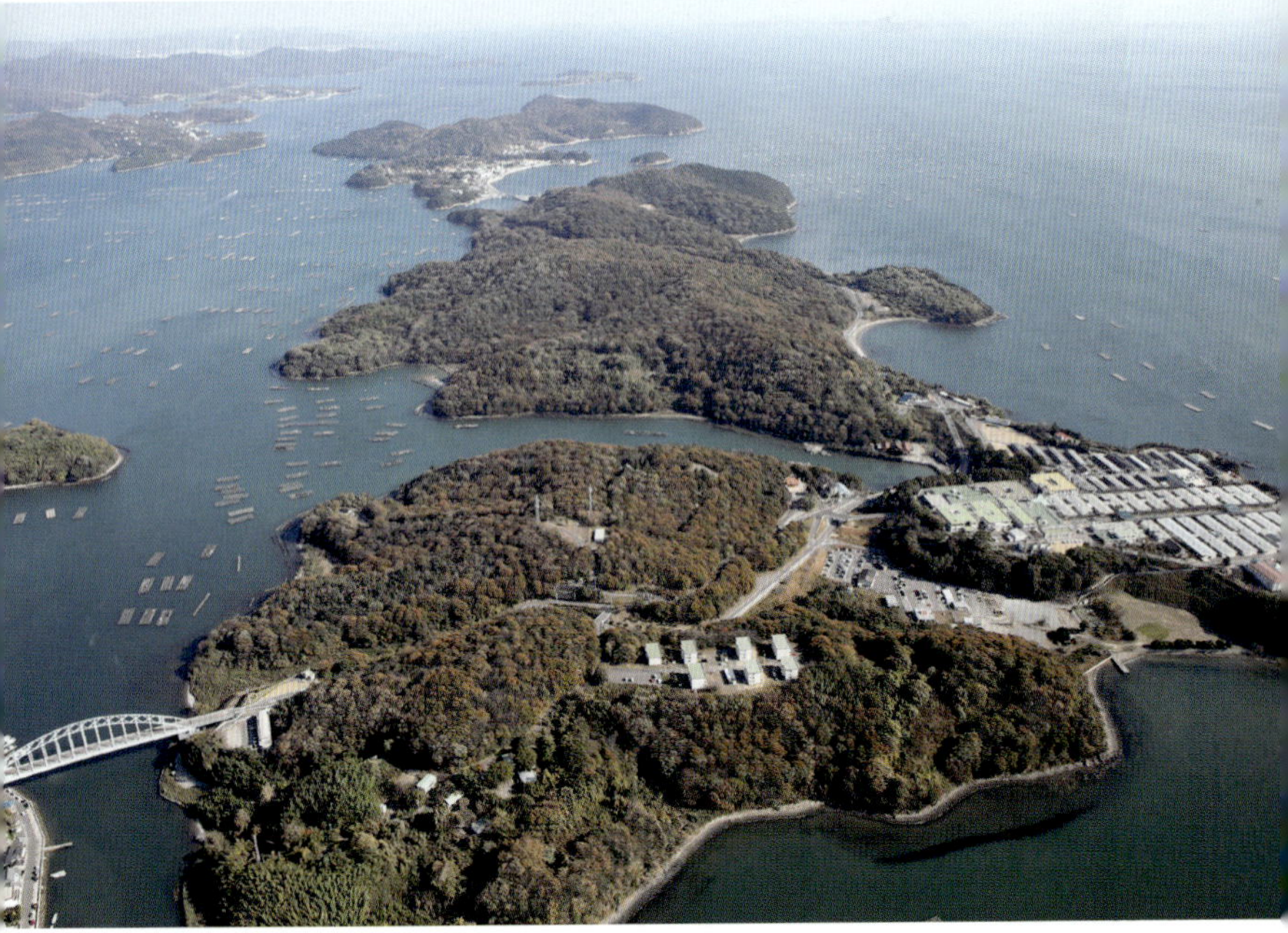

国立ハンセン病療養所・邑久光明園（手前右）と長島愛生園（奥）がある岡山県瀬戸内市・長島。
患者隔離の島として歴史を刻んできた。手前左は邑久長島大橋（第5部参照）

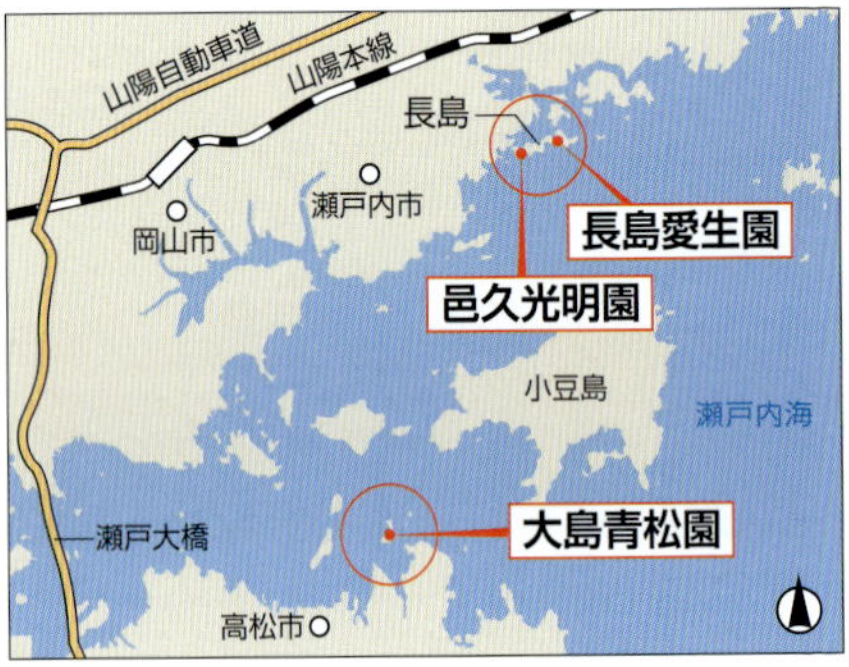

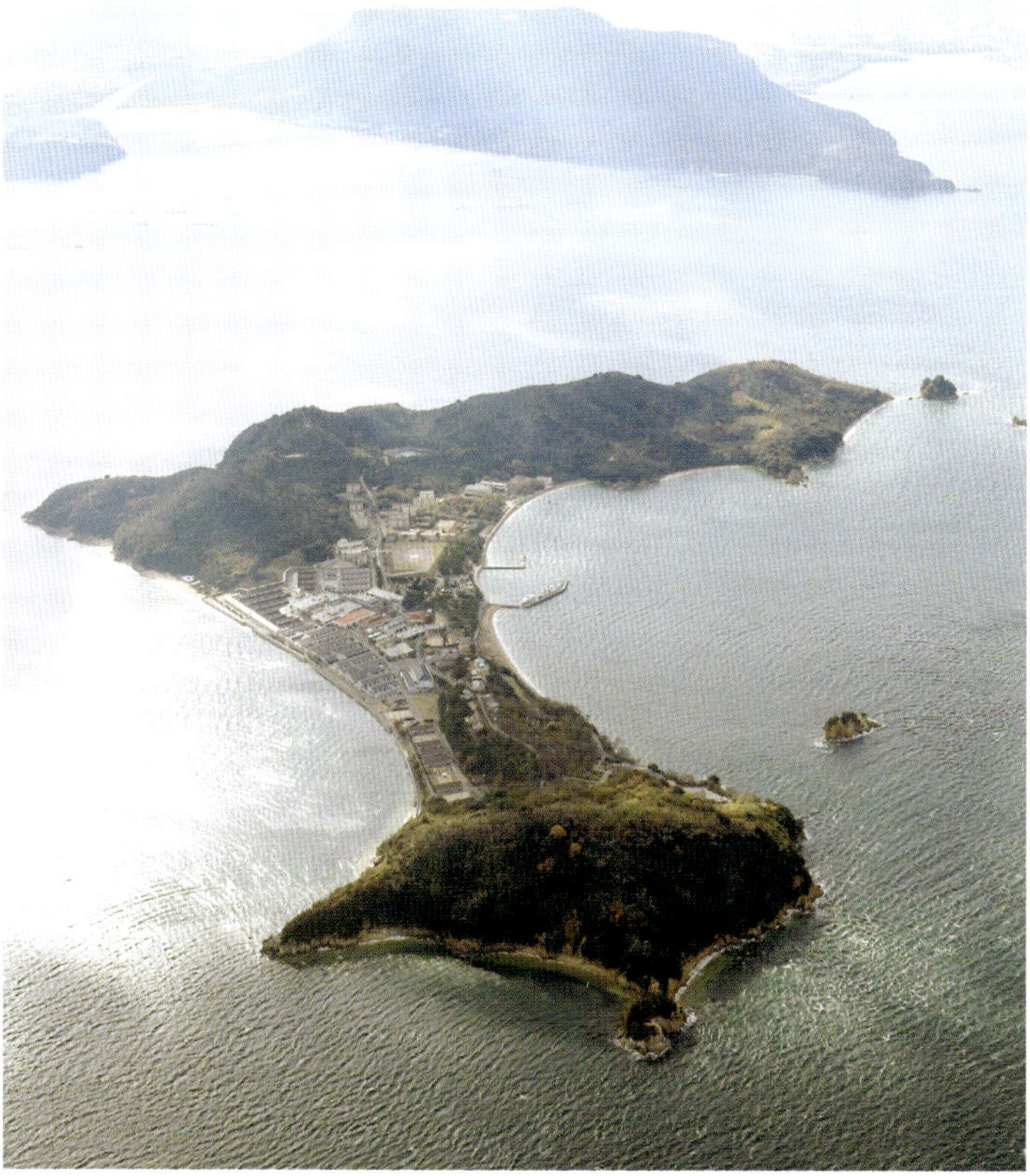

瀬戸内海国立公園に浮かぶ大島（香川県高松市）。明るく開放的な風景とは対照的に、大島青松園入所者は過酷で閉ざされた生活を余儀なくされた

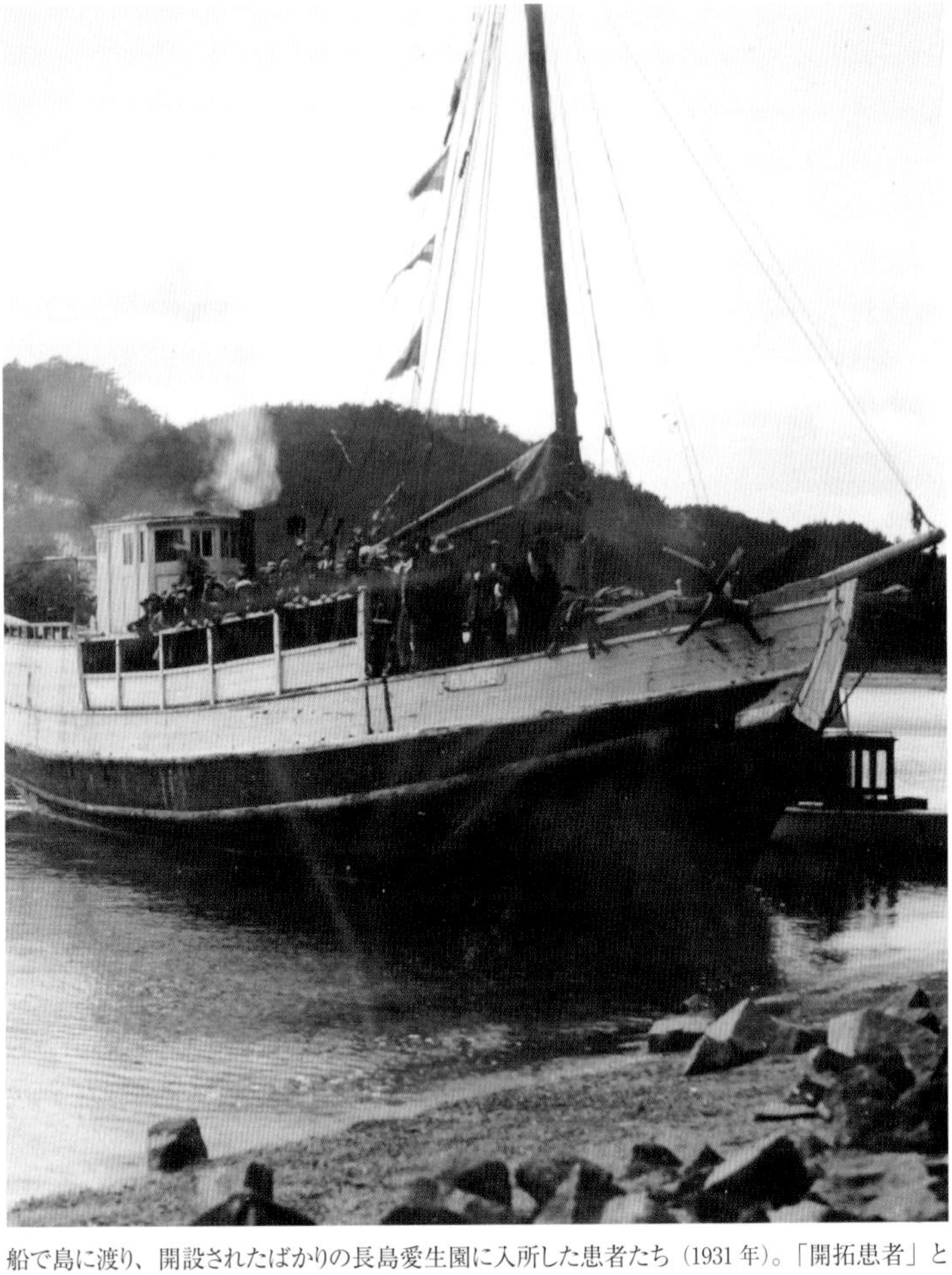

船で島に渡り、開設されたばかりの長島愛生園に入所した患者たち（1931 年）。「開拓患者」とも呼ばれた（長島愛生園提供）

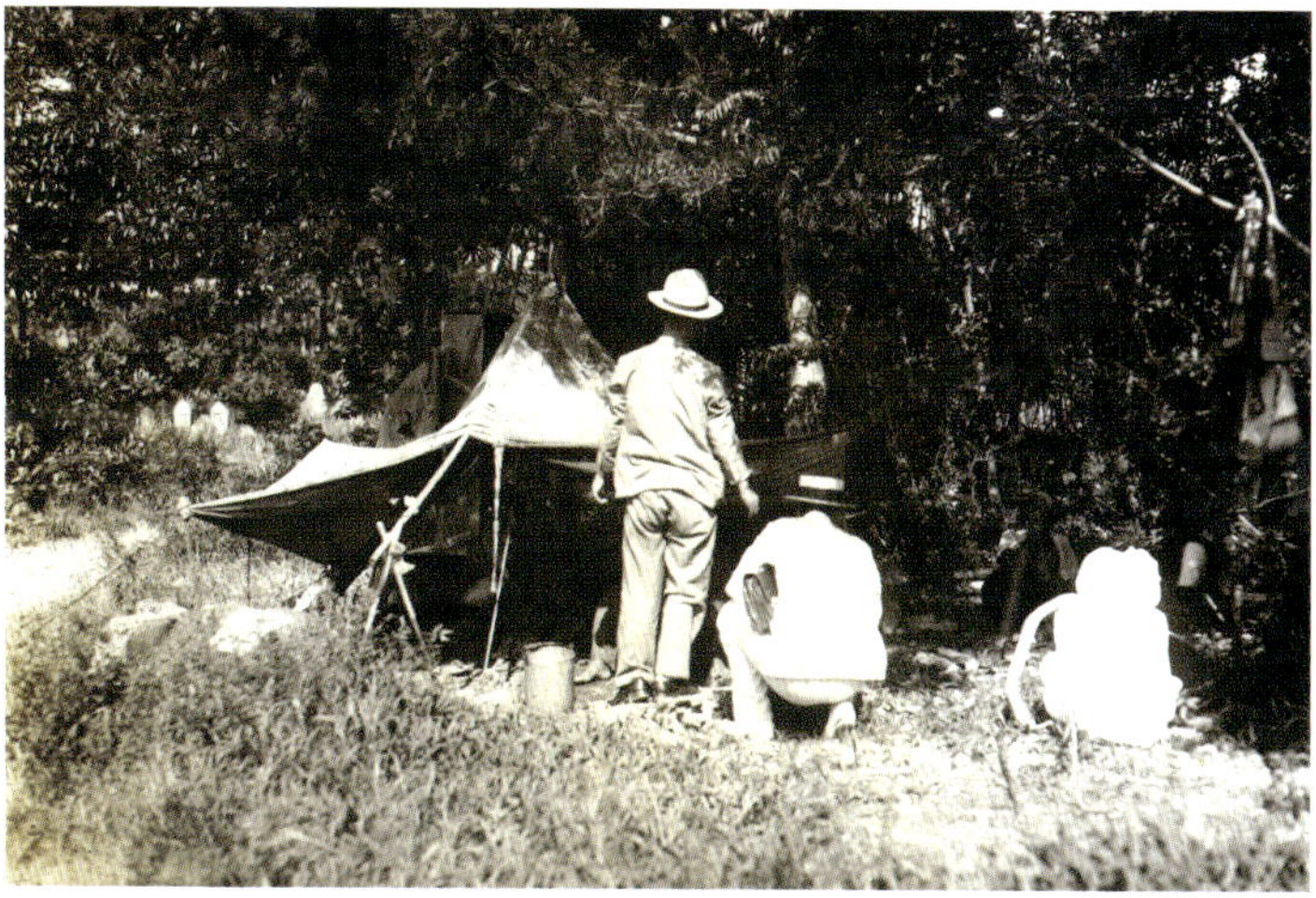

放浪患者の検束風景（1932 年 4 月）。1907 年制定の日本初のハンセン病対策法「癩予防ニ関スル件」では、まず放浪患者が収容対象とされた（P33 参照、長島愛生園提供）

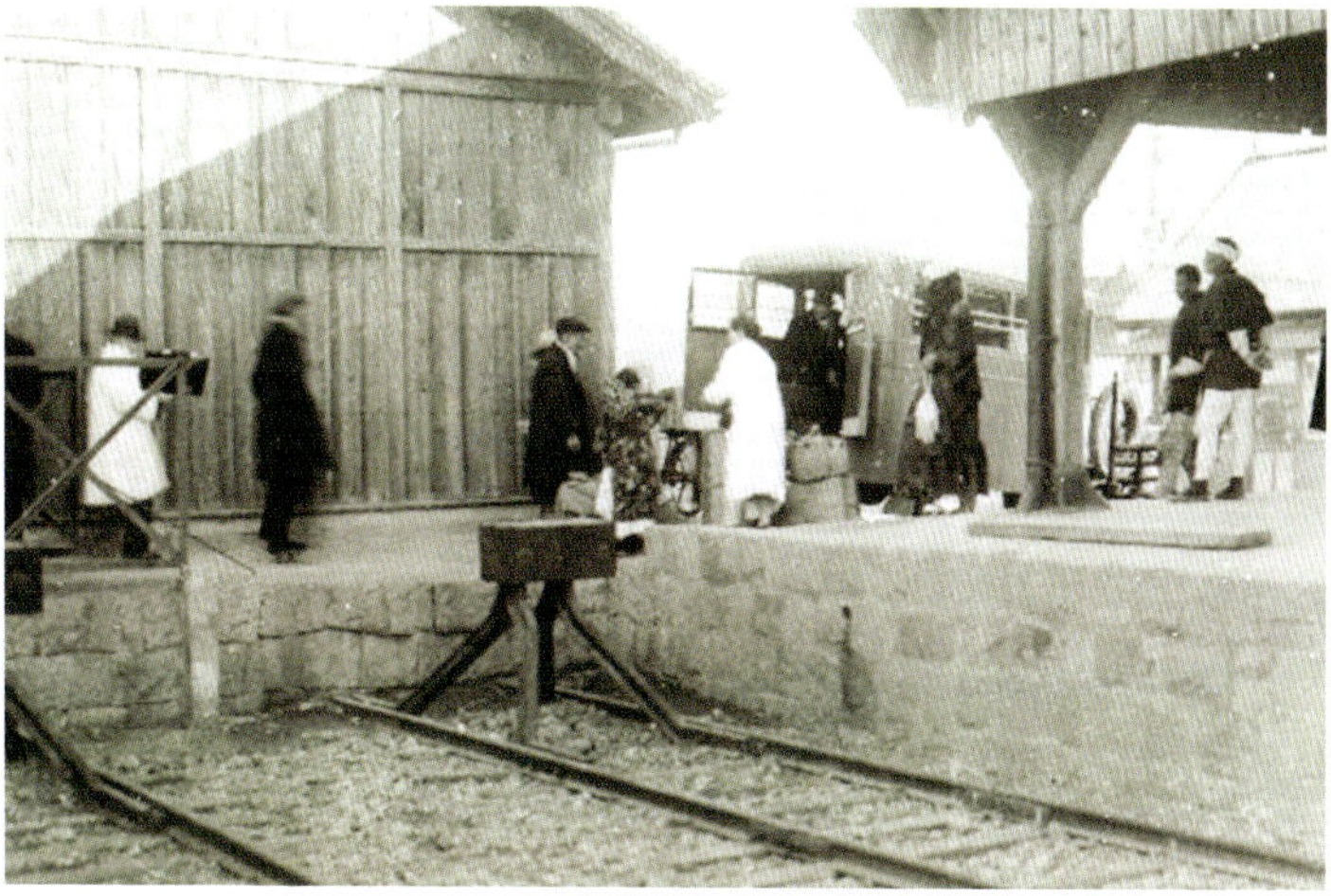

岡山駅での初の患者収容風景（1931 年 4 月）。1931 年の「癩予防法」では、在宅患者も収容対象となり、絶対隔離が本格化する（P33 参照、長島愛生園提供）

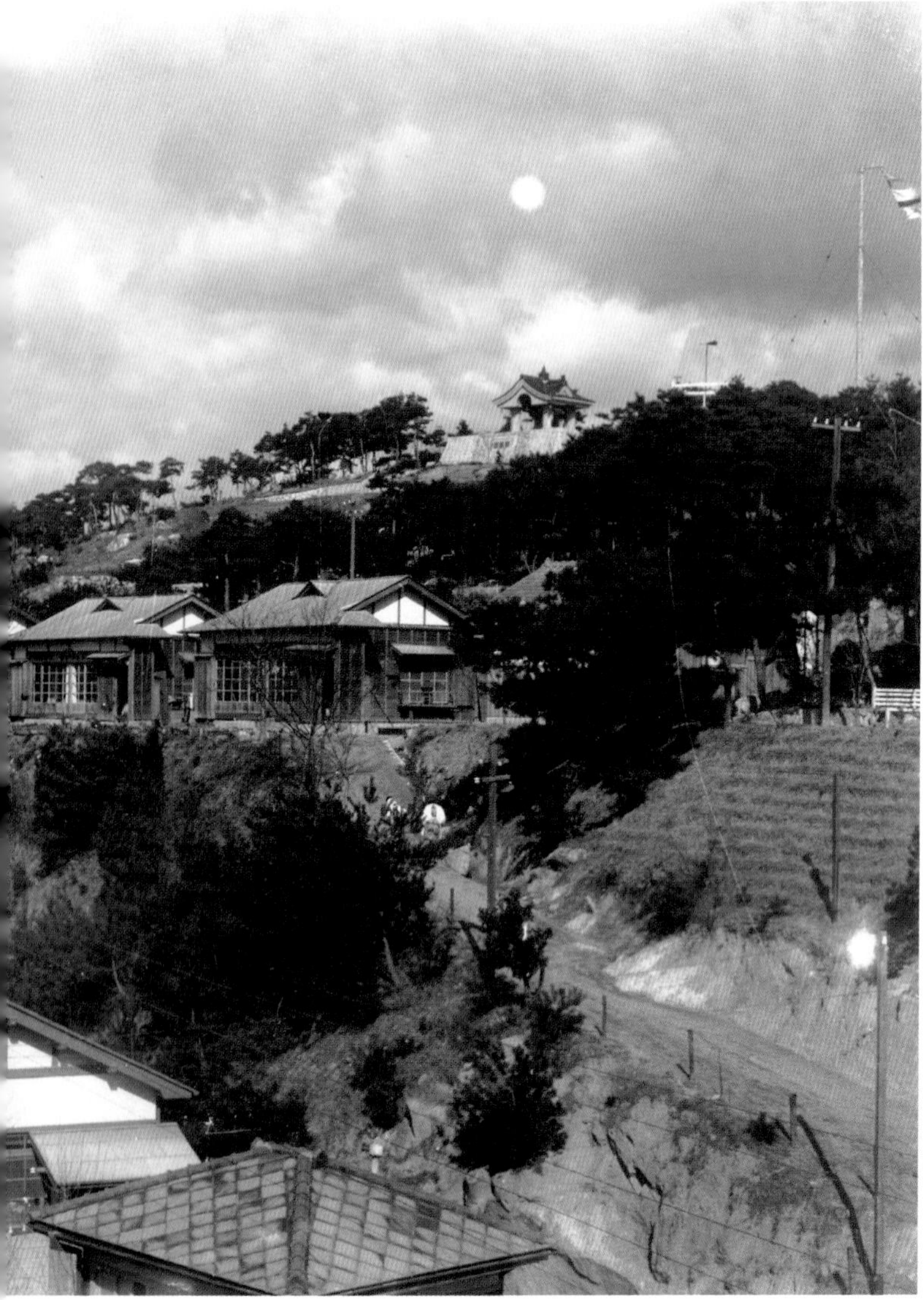

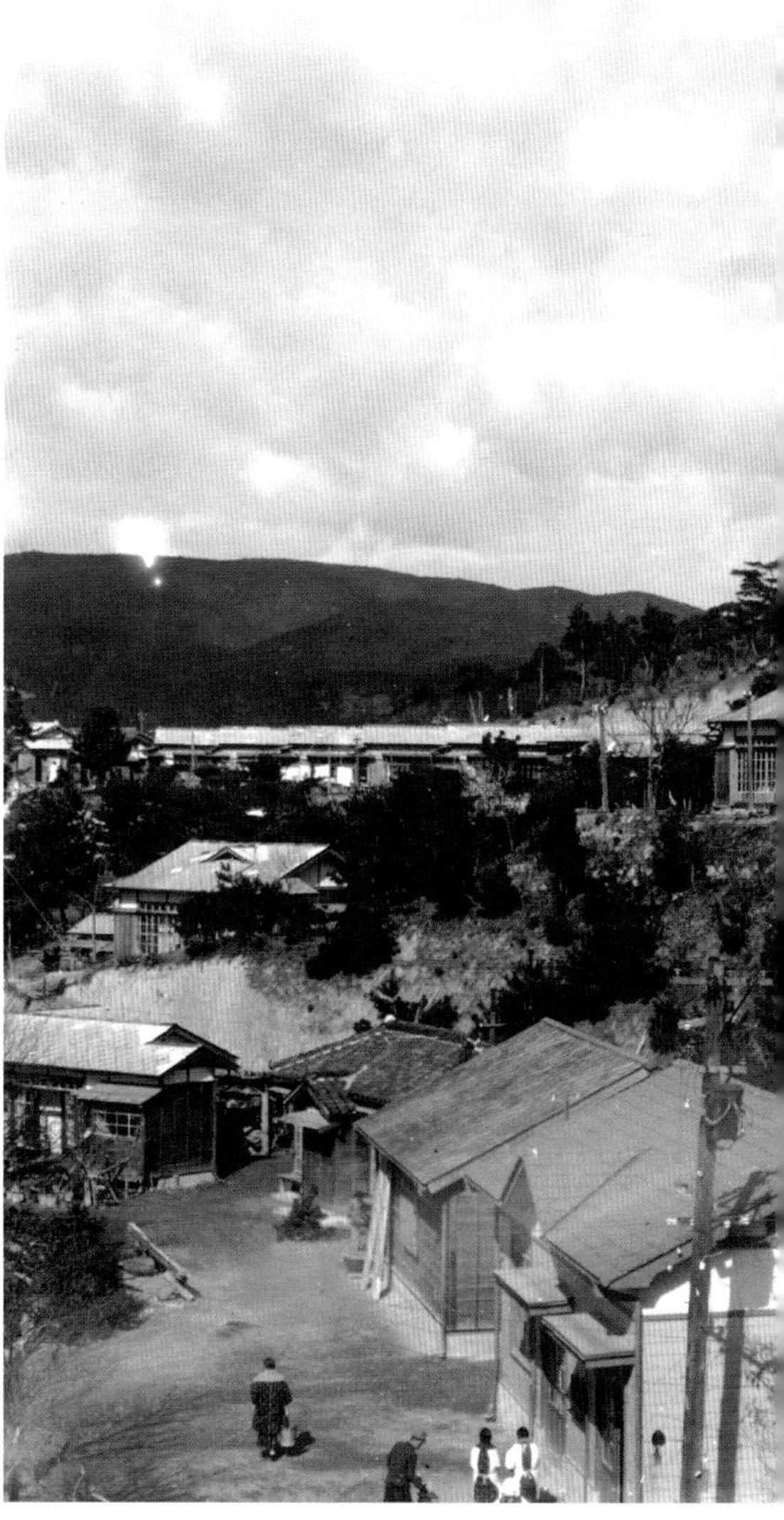

長島愛生園に立ち並ぶ十坪《とつぼ》住宅（昭和10年代）。官民挙げて患者を隔離した無らい県運動の象徴ともいえる（長島愛生園提供）

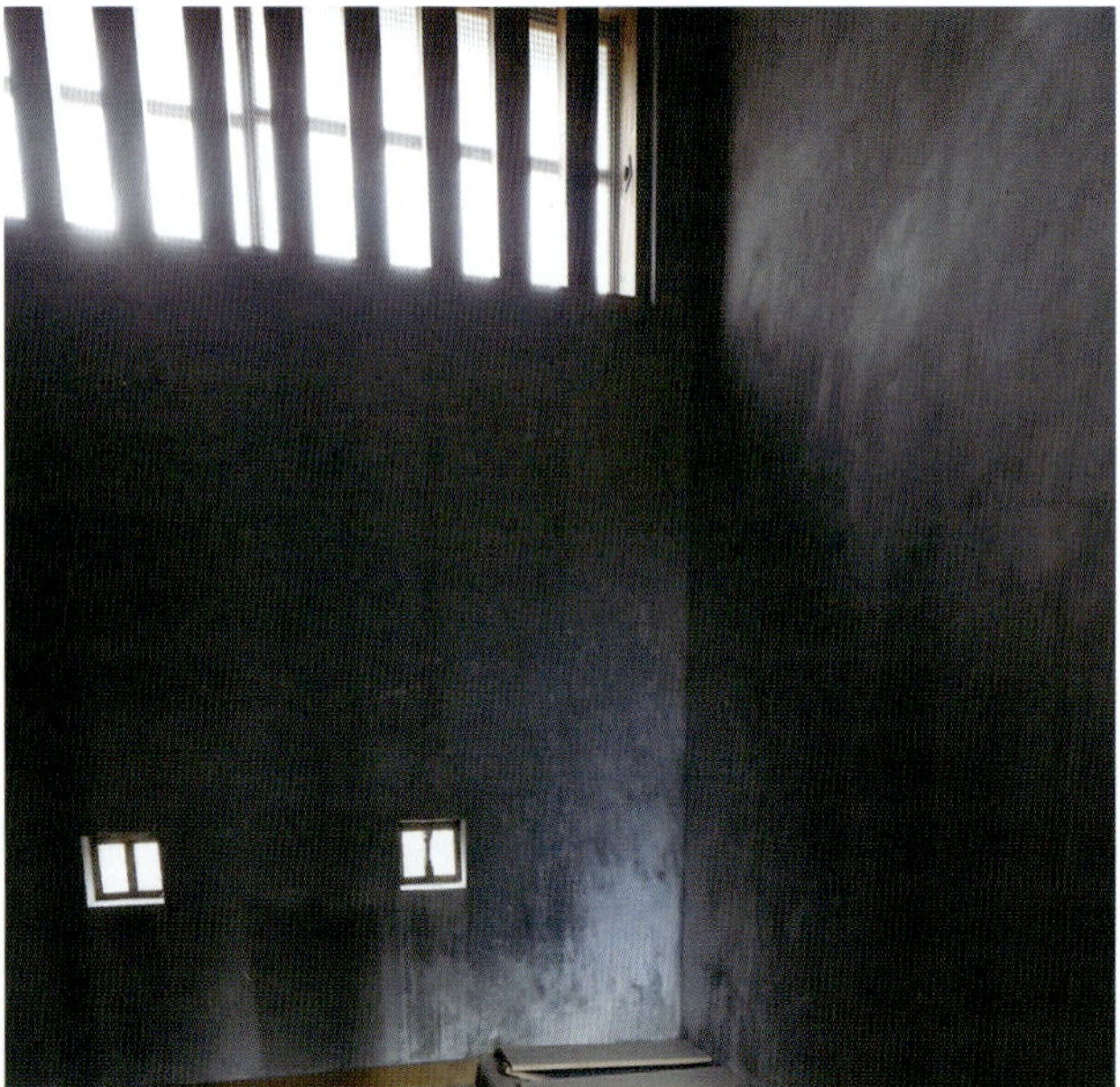

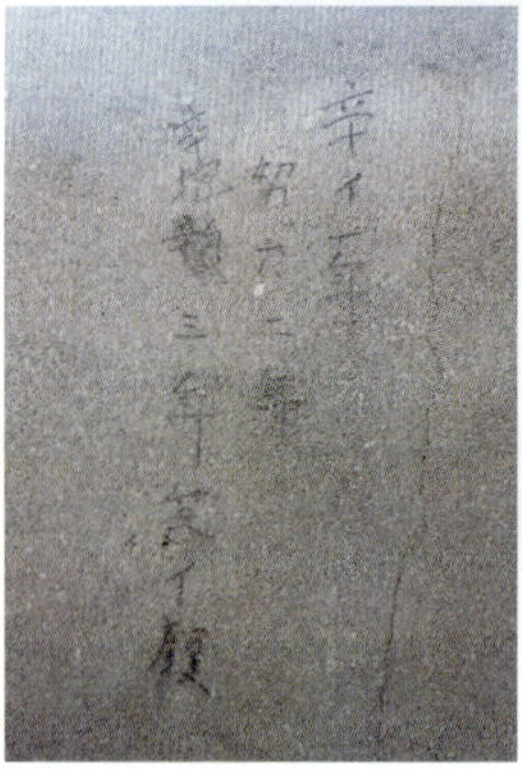

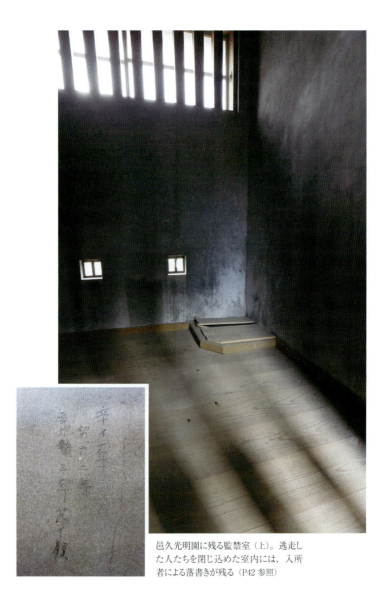

邑久光明園に残る監禁室（上）。逃走した人たちを閉じ込めた室内には、入所者による落書きが残る（P42 参照）

はじめに

今さらなぜ、ハンセン病だろう――。本書を手にして、そう思う方がいるかもしれない。

ハンセン病問題が最も注目されたのは二〇〇〇年代初めだ。全国の療養所入所者らが起こした国家賠償請求訴訟で熊本地裁が国の隔離政策を憲法違反と断じ、時の小泉純一郎首相が謝罪して控訴を断念した。この問題は連日報道され、関連書籍も多数出版された。「語り尽くされ、終わった問題」と捉えられている向きさえある。

だが、ハンセン病問題は終わっていない。むしろ今、大きな曲がり角を迎えている。

私がハンセン病を初めて取材したのは、遅まきながら一三年の夏だった。患者隔離の島だった岡山県瀬戸内市の長島と本土を結ぶ邑久長島大橋の架橋二十五年に合わせた連載を企画したが、思わぬ困難に直面した。当てにしていた国賠訴訟の原告たちが亡くなったり、認知症になったりしていたからだ。

国賠訴訟からわずか十年余りで多くの証言が聞けなくなっていることに驚いたが、それも無理はない。入所者の平均年齢はその時既に八十歳を超えていた。

山陽新聞の取材エリアには高松市の大島青松園を含めて国立ハンセン病療養所が三つもある。それぞれ瀬戸内海の離島に設けられ、隔離の実相がよく見える場所だが、本紙がその歴史や問題を十分伝えてきたとは言い難い。「このまま貴重な証言を埋もれさせていいのか……」。地元紙として責任を感じ、長島架橋の連載を終えてからも重い宿題を背負わされた気がしていた。

そんな時に瀬戸内三園から打ち出されたのが、療養所の世界遺産登録を目指す構想だった。背景にあったのは私が抱いた危機感とまさに同じだった。「歴史を伝えるのは今しかない」と思った私は上司や同僚の協力を得て「語り継ぐハンセン病」の連載に向けた取材を始めた。

歴史を動かしたキーマンたちがこの世を去り、遅きに失した感はある。ただ、「今だから話す」という人もいた。高齢になった皆さんの中には、差別を恐れながらも「忘れ去られたくない」との思いも強くあった。

証言から見えてくるのは、私たちがこの問題に決して無関係ではないことだ。かつて地域社会は患者を差別して療養所へ追いやり、残された家族を離散させるまで追い詰めた。患者が見えなくなってからは無関心となり、問題を放置してきた。それゆえ隔離政策を主導した愛生園の光田健輔初代園長を「自分たちを救ってくれた恩人」と慕う入所者さえいる。同じ過ちを繰り返さないために私たちが直視しなければならない事実だろう。

世界遺産運動は隔離の歴史を物語る建造物を遺構として残し、将来にわたって私たちに「なぜ、誤ったのか」と問い続けるのが狙いだ。その意義に共感し、地元の瀬戸内市は一七年度以降、運動の推進母体をつくって取り組むことになった。市民ボランティア「ゆいの会」も愛生園に残る古い住宅の保存運動を独自に始めた。自らの問題として歴史を受け継ごうとする人々の輪が地域で広がりつつある。

山陽新聞社が一六年四月、三園の自治会に行ったアンケートで園名（偽名）を使っている人の割合は五七％に上った。病気が治り、裁判で名誉回復がなされた今も多くの人が家族への差別を恐れ、自らの存在を社会から隠して人生を終えようとしている。家族の被害の検証も含め、ハンセン病問題はまだまだ解決していない。

「自分たちと同じ思いを誰にもさせたくない」とハンセン病回復者たちは言う。だからこそ今、語り継がねばならない。本書が、その一助となることを望む。

二〇一七年二月

「語り継ぐハンセン病」取材班を代表して

山陽新聞社編集局報道部　阿部光希

「語り継ぐハンセン病 ―― 瀬戸内3園から」目次

第3部

第4部

第6部

第7部　未来へつなぐ

語り継ぐハンセン病

——瀬戸内3園から

山陽新聞社編

本書は、二〇一五（平成二十七）年一月二十七日から翌年三月十八日まで山陽新聞朝刊に連載した企画「語り継ぐハンセン病～瀬戸内3園から」を単行本にまとめたものです。本文中の年齢や肩書などは、原則として新聞掲載時のものをそのまま使用しました。また、文中の敬称は略し、一部加筆。掲載日は巻末に記してあります。

出版に際し、この連載企画に加え、ハンセン病関連年表、ハンセン病関連主要法令集などを資料編として収録しました。

なお、本書に貴重な証言を寄せていただいた長島愛生園の金泰九さんと伏見次男さん、邑久光明園の国出芳美さん、大島青松園の山本隆久さん、塔和子さんの弟・井土一徳さんは取材後に亡くなり、本書をお見せすることができませんでした。この場を借りて感謝を申し上げるとともに、心からご冥福をお祈りします。

プロローグ

引き裂かれた家族

九十年近く続いたハンセン病の隔離政策は、回復者や家族に現在も被害を及ぼしている。国の政策を違憲とした二〇〇一年の熊本地裁判決から当事者の高齢化が進み、問題の風化が懸念される中、何を学び、将来へ語り継いでいくべきか。

まず、家族の過去を長く語ることができなかった一人の男性の苦悩から、ハンセン病の今を考える。

秘密を背負って生きる

石橋がある小さな池は、あのころのままだ。釣り糸を垂らしてザリガニを捕った懐かしさがこみ上げてくる。あれから五十年たった。

二〇一四年十二月、岡山市郊外に立つ児童養護施設・新天地育児院。兵庫県尼崎市の公務員 黄《ファン》光男《グァンナム》(59)は一歳でここに預けられた。日が暮れるまでみんなで缶蹴りし、熱い五右衛門風呂に入った。第二の古里ともいえるこの場所には、家族のように過ごした楽しい思い出が詰まっている。

施設を出たのは九歳の時。突然、職員から「お父さんとお母さんが迎えに来てくれるよ」と言われた。両親の記憶は全くなく、うれしさよりも戸惑いが強かった。

間もなく「母」が来た。島に行くと言う。そこには両親に加え、十歳と五歳離れた姉二人もいた。黄が連れて行かれたのは岡山県瀬戸内市沖の長島にある国立ハンセン病療養所・長島愛生園だった。

黄の両親は大阪で暮らしていた在日朝鮮人。一九五五年に黄が生まれたとき、母はハンセン病を発症していた。

ハンセン病は、らい菌による感染症で、当時「らい病」と呼ばれていた。末梢《まっしょう》神経を侵され、顔や手に変形を伴った症状を引き起こす。離島などに造られた療養所へ患者を送る国の隔離政策が取られており、母も府職員から執拗《しつよう》な入所の説得を受けていた。

当初は入所を拒否していた両親だが、次第にそれも難しくなる。決定打は、いつも通っていた銭湯に突然、入浴を断られたこと。「母には当時目立った症状もなかった。誰かが密告したのでは」と黄は推測する。

「家族に迷惑をかけられない」。母は翌年、愛生園行きを決意。岡山の施設に預けるため、幼い黄を手放す時、人目もはばからず泣き叫んだ。

母は新たに感染が判明した次女とともに入所。一年後、父と長女もハンセン病とされ、愛生園に入った。

病気が家族を引き裂いた。

愛生園は一九三〇（昭和五）年、全国初の国立ハンセン病療養所として開設された。絶対隔離政策で黄の家族が入所した当時の入所者は千七百人を数えた。

一方、戦後登場した治療薬の効果で退所する人も現れていた。六四年、黄の父も職を見つけ、関西で一家

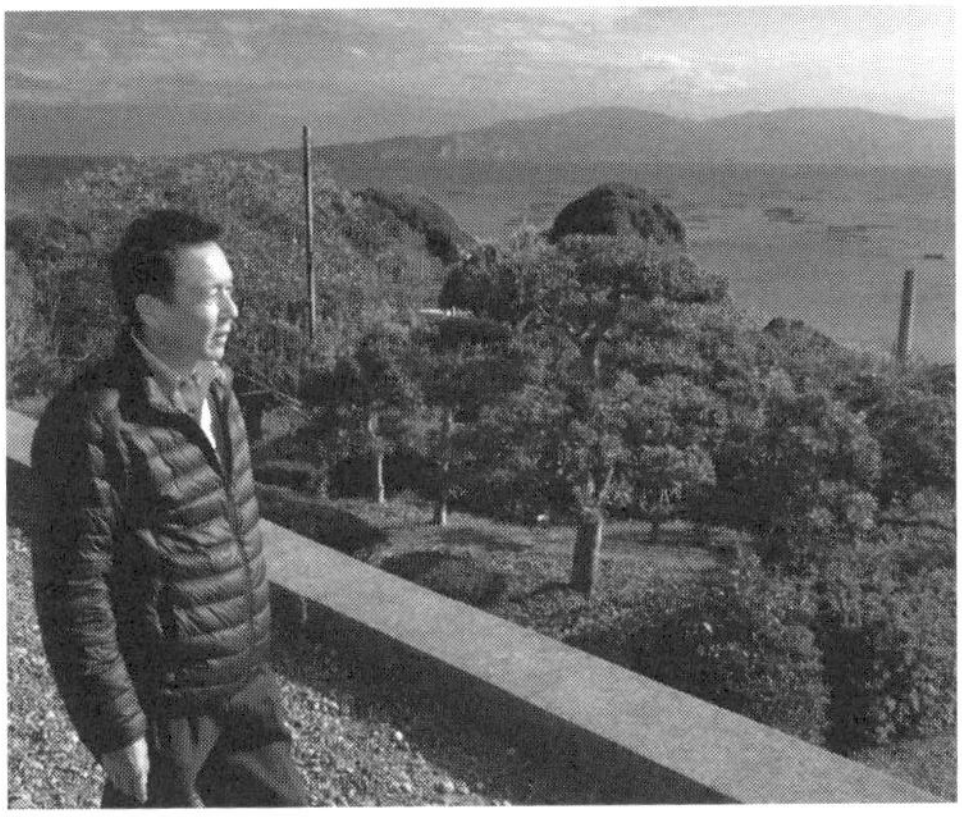

長島愛生園の丘の上に立つ黄光男。家族がこの島にいたことを長い間誰にも語れなかった＝2014年10月

五人で社会復帰することを決めた。黄を呼び寄せたのは、そのためだ。

突如現れた家族との暮らし。最初は違和感があったが、徐々になじんだ。ただ、一つだけ引っ掛かっていた。何の病気なのか。

ある日、思い切って母に聞いた。

昼下がり、誰もいない家で母は顔を近づけ、声を押し殺して言った。

「らい病や」

誰にも言ってはいけない――。母のしぐさは幼い心に刻み込むには十分だった。

秘密を背負って歩む人生が始まった。

夫の苦悩受け止めた妻

黄は中学まで日本名を名乗っていた。高校進学後、担任教師の勧めもあり、在日朝鮮人として生きていくことを決意する。

だが、両親と姉二人が長島愛生園に入所していた過去は周囲に隠したままだった。

「在日朝鮮人としてカミングアウトできたのは民族の歴史を学び、誇りを持てたから。でもハンセン病を学ぶ機会はなかった」

高校卒業後、地元の尼崎市役所に就職。二十七歳の時に在日韓国人の鄭敦子《チョントンジャ》（58）と結婚した。

二人目の子どもが生まれて間もないある日の晩、突然、敦子に聞かれた。

「あなたの家族、何かおかしくない?」


敦子は黄が一時、児童養護施設に入っていたことは聞いていたが、両親や姉が理由を語ろうとしないことに不自然さを感じていた。

義母の様子も不思議だった。公務員になった自慢の息子や孫に囲まれ、幸せなはずなのに「長生きしててもいいことがない」などと悲観的な言動が目立った。「常に満たされてないというか、何か重いものを抱えているんじゃないかと感じていた」。敦子は振り返る。

「隠し通せない」と考えた黄は、思い切って秘密を打ち明けた。

敦子はハンセン病を映画や小説の世界でしか知らなかった。そこでは指が曲がったり、顔が変形した患者の姿が強調されていた。社会には遺伝するという誤った認識もあった。「自分の家族には言えない」。敦子はそう思ったが、義母の心に刻まれた深い傷を思うといたたまれなかった。「よく打ち明けてくれた」。黄に告げ、苦悩を受け止めた。その後、義母から岡山駅で黄と別れた時の話を聞いた。何度も何度も声を詰まらせて話す義母の姿に目頭が熱くなった。

黄にとって、妻が家族の過去を受け入れてくれた意味は大きかった。徐々に限られた親しい友人に秘密を打ち明けられるようになったからだ。「この人なら大丈夫かなと慎重に確かめながらやね。長い階段を一歩、一歩上ってきた感じかな」

隔離政策を推し進めた「らい予防法」を違憲と断じた二〇〇一年の熊本地裁判決の後は、ハンセン病患者の家族の会に参加した。親が隔離され、親戚に預けられた女性は、ろくに食べ物も与えられず、近くの店でパンの耳をもらって飢えをしのいだ。家を真っ白に消毒され、一家で古里を出ていかざるを得なくなった人もいた。壮絶な差別体験ばかりだった。

ただ、決して名前や住所は明かさず、話ができるのは同じ境遇の人との間だけという。黄の家族も同じだ。両親は病気を周囲に語ることなく他界。二人の姉は今も秘密にしている。

階段の前でたたずむ人たちに、どう手を差し伸べればいいのか。答えは見つかっていない。

国策が人生を狂わせた

〈それはボクが一歳の時だった　母は病にかかっただけなのに　その病が家族を引き裂いたんだ

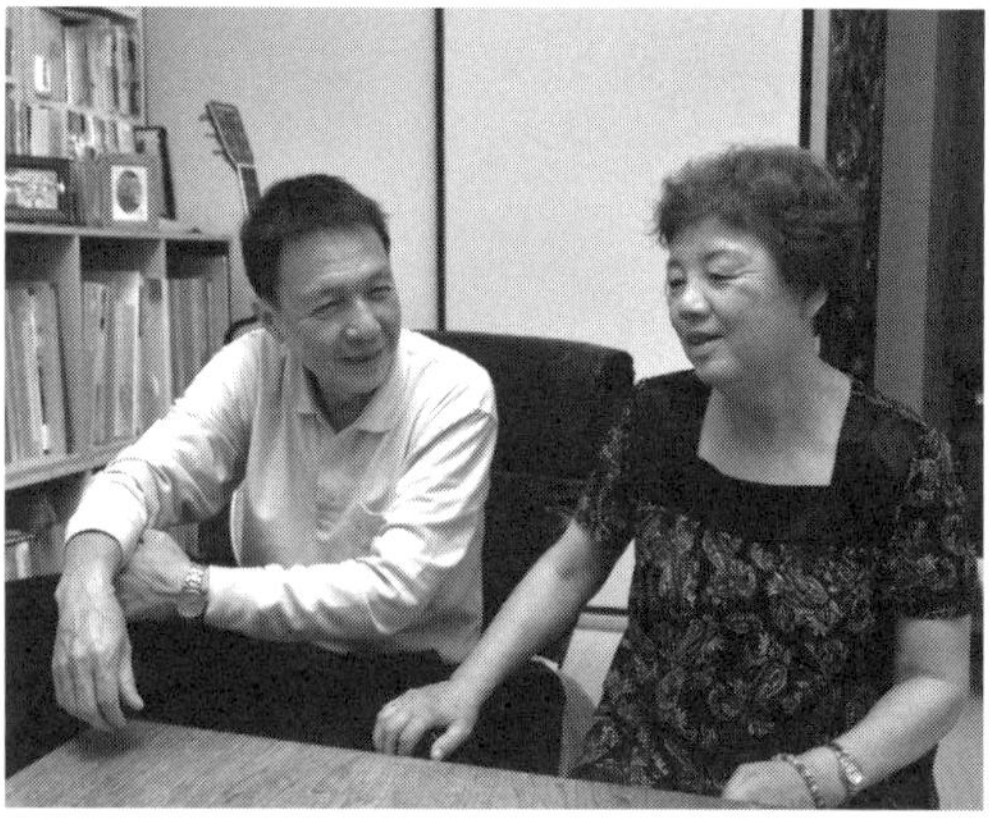

妻の鄭敦子（右）と話す黄。家族の過去を受け止めてくれた意味は大きかった

それは「らい」という名の病〉

二〇一四年二月、大阪市内で開かれたハンセン病問題を考えるシンポジウム。アマチュアバンド「ドランカーズ」でボーカルとギターを担当する黄は自作の曲を披露した。

タイトルは「閉じ込められた生命《いのち》」。両親と姉二人が長島愛生園に入所していた過去をテーマに作った初めての曲だ。

黄は前の年も同じシンポジウムに登壇し、自らの体験を語った。ただ、その時の名は「Aさん」。「匿名では説得力がない」と思い、今回は本名を名乗った。

さびに入ると、黄の声は一段と熱を帯びた。

〈人を犠牲にしなければならない　国があるとすれば　それは人を人として認めない国でしかないだろう〉

歌には国が続けた隔離政策への批判とともに、両親から語られなかった、もう一つの秘密への思いが込められていた。

父は、母と次女が長島愛生園に隔離された翌年の一九五七（昭和三十二）年、長女と入所した。理由は「面会に行ってハンセン病と診断されたから」と聞いていた。

ところが数年前、園の男性入所者から、父にまつわる衝撃的な話を聞いた。

男性によると、父は園内で母が別の男性と一緒に暮らしているのを見て激高し、男性にけがを負わせた。それがもとで長女とともに入所した、というのだ。

終生隔離が前提のハンセン病療養所では、入所者同士の結婚が認められていた。園内の秩序維持や逃走防止の狙いがあったとされ、多くの男女が共に生活していた。

父と長女はハンセン病の診断を受けていたが、本当の入所理由は何だったのか。両親は既に他界し、今ではその真偽は分からない。療養所を出て、尼崎市で暮らすようになっても、両親にはどこか暗い影があるように黄は感じていた。「この事件が苦しめていたのではないか」

二度と家族の元に戻れないと絶望した母と、もう一度一緒に過ごしたいと願った父。「どちらも責められない」と黄は思う。

二〇一四年六月、黄は厚生労働省で開かれたハンセン病に関する式典に遺族代表で出席した。家族の病歴を語れなかった苦しさをはじめ、父が起こした「事件」についても証言した。最後に〝罪〟を背負ったまま逝った両親へ贈るメッセージも読み上げた。

「もういいよ。何も苦しむことはないよ。あなたたちを罪人に追いやったのは、らい予防法という法律なんだ。それをつくった人たちなんだよ」

ハンセン病に、隔離という国策に、人生を狂わされた両親。なぜ、こんなにも苦しまねばならなかったのか。黄は今、その答えを求めて問題と向き合おうとしている。

第1部　隔離の島

岡山県瀬戸内市・長島の長島愛生園と邑久《おく》光明園、香川県高松市・大島の大島青松園。離島に設けられた瀬戸内の三療養所はハンセン病患者を隔離し、根絶させるという国の政策の象徴といえる。

第1部は、戦前から戦後間もなくにかけて強力に進められた〝隔離〟の実態と、患者の苦難の人生を明らかにする。

開拓の歌　祖国と家族守る犠牲に

「痛いかな」

医師が尋ねてきた。背中には針のようなものが当たっているはずだ。でも感覚はなかった。

診察後、外で一人待っていると、父親が真っ青な顔をして出てきた。

「うちの血筋に『らい』はいないはずだ……」

長島愛生園の入所者阿部はじめ（90）が遠い記憶をたどる。十四歳の時のことだ。

当時、「らい病」と呼ばれたハンセン病は、不治の病として恐れられていた。末梢神経が侵される感染症だと分かっていたが、「遺伝する」との誤解も多く、中には天罰を意味する「天刑病」と言う人までいた。

阿部は岡山県北の町で生まれ、幼い時に家族で神戸市へ転居した。五人きょうだいの一番上。結核を患い、病弱だった父親は、長男の彼に期待していただけに、ハンセン病が判明したときの落胆の大きさは計り知れなかった。

長島愛生園は一九三〇（昭和五）年十一月に開設され、翌年三月から患者収容を始めた。同年施行の「癩《らい》予防法」により絶対隔離が本格化し、定員四百人をわずか半年で突破。その後は常に超過状態が続いた。

阿部は愛生園に「空き」が出るまで母の実家がある田舎で待つことになった。

「外に出てはいかん」。父に厳命され、家にひきこもった。誰かが家を訪ねてくると、慌てて奥に隠れる。夜は警察官が様子をうかがいにやって来た。「息苦しかった。みんなが私を真ん中に置いて何かを待ってるようで。早く療養所に行きたいと思った」

愛生園から迎えの車が来たのは、診断を受けてから半年たった年の瀬。辺りがまだ薄暗い早朝、父親と二人、ひっそり家を出た。

岡山県備前市の港から船に乗り長島へ。「島流し」という言葉が頭をよぎった。

三八（同十三）年、阿部が施設に到着して最初に聞かれたのは「本名を名乗るか、偽名にするか」だった。「家族に迷惑を掛けまい」と偽名を選び、今の阿部を名乗ることを決めた。

所持金を取り上げられ、代わりに渡されたのは園内でしか使えない、ブリキの〝お金〟だった。

「三カ月したら治る」。入所前にそう言われた。しかし、園内には手の指が何本もない重症患者が多くいた。火葬場や納骨堂があり、信仰する宗教を尋ねられた。葬儀の時のためだ。

「死んでも帰れないのでは……」

何を支えに生きるか。絶望のふちに立たされて考えていたとき、毎月二十日の開園記念日に歌う

「開拓の歌」の一節が目に留まった。

〈愛のわが村をうち築かん
祖国を浄《きよ》むる
一大使命に
生きゆく身の幸
いざうたはん〉

戦時色が強まる時代の空気が色濃く表れた歌。阿部は自分に言い聞かせた。

「この病気から祖国と家族を守るための犠牲になる」

収容強化　初の国立施設　患者続々

「愛生園がなかったら、君たちは並木の肥やしになっていたかもしれん」

一九三八（昭和十三）年、長島愛生園に入所した阿部は、初代園長の光田健輔（一八七六～一九六四年）が冗談交じりにそう言っていたのを覚えている。

古来、ハンセン病患者に対する差別は激しかった。古里を追われて各地を放浪し、温泉地や寺などに患者が集落をつくることもあった。

「確かに自分もあのまま家には居られなかった。どこかでのたれ死んでいたかもしれない」

阿部は光田の言葉に妙に納得した。だが、今にして思えば、人々の偏見や差別は国による強制隔離で、さらに強められた面がある。

隔離推進の中心となっていたのが光田だった。

日本のハンセン病対策は明治期、外国人がキリスト教精神のもとで運営する私立療養所が中心だった。

光田は外国人頼りの対策に疑問を抱いた。医学生のころ、独・ベルリンで開かれた第一回国際らい会議（一八九七年）の記事を目にした時のことを後に自著でこう述べている。

〈ドイツはわずか二十人のらいの発生にろうばいして真剣に対策を講じ、撲滅するために躍起になっているのに、日本の現状はどうであろうか〉

光田は、社会事業施設の東京市養育院から患者の治療に携わる。そこで院長で実業家の渋沢栄一（一八四〇～一九三一年）と出会い、大きな後ろ盾を得る。

一九〇七（明治四十）年、日本最初のハンセン病対策法「癩予防ニ関スル件」ができる。それを受け、邑久光明園の前身・外島《そとじま》保養院（大阪府）や大島療養所（現・大島青松園）など五カ所の公立療養所が開設された。しかし、公立療養所は各府県が連合で設置し、定員は全部合わせて約千人。救護者のいない放浪患者を主な収容対象としていた。（口絵5頁）

「日本からもらいを根絶するには不十分だ」。光田はそう感じていた。

光田は内務省に当時二万三千人と推計された患者全員を収容する国立療養所の設置を要望する意見書を提出した。一九二〇（大正九）年に開設が決まると自ら候補地を探す。当初、沖縄の西表島を挙げていたが、内務省から難色を示され、建設地は長島になった。

十年後、初の国立施設として長島愛生園が誕生。軌を一にして新たな「癩予防法」も成立し、在宅患者の収容が本格化する。いわゆる「絶対隔離」の始まりだ。

阿部が入所したころの愛生園は患者が千三百人を超え、大部屋に大勢で寝起きする劣悪な環境だった。財源の十分な裏付けもなく開設されたためだ。「それでも全国から患者が続々と集まってきて、入所が許されるまで長島の対岸で待つこともあった」と阿部は証言する。

なぜ、それほど多くの人が長島にやって来たのか。そこには、患者を徹底的に排除した地域の動きが関係している。

集団検診　残された寂しさは今も

一九四〇（昭和十五）年、長島愛生園の女医小川正子（一九〇二～四三年）をモデルにした映画「小島の春」が公開された。原作ともども大きな反響を呼び、その後の隔離推進に影響を与えたとされる。

当時、この映画を園内で見た阿部の妻北島かね子（87）は涙をこらえ切れなかった。スクリーンで体の隅々まで調べられる小学生が「自分に重なった」からだ。

十歳の時、鳥取県内の小学校で集団検診を受けた。診察は光田健輔。「放課後残るように」と言われ、鼻汁検査を受けた。夜、光田が自宅に来て家族全員を調べ、自分と三歳上の姉がハンセン病と分かった。

警察官が夜ごと自宅を訪れるようになった。既に夫が亡くなり、娘四人を一人で育ててきた母もあらがい切れなかった。

「二カ月したら帰れる」。かね子はそう聞かされ、療養所へ向かった。

かね子が入所する前年の一九三七（昭和十二）年、鳥取県は癩予防協会を設立し、在宅患者の収容を本格化させていた。発起人には知事を筆頭に市長・町村会長、医師会長、警察署長らが名を連ねた。

「無らい県運動」と呼ばれる動きだ。全国各地で繰り広げられ、子どもも含めて患者を療養所へ収容する大きな原動力となった。

岡山県も三九（同十四）年に癩根絶計画を策定。県の総務部長、学務部長、警察部長が連名で通達し、各地で啓発のための映画上映会や講演会などを開催したとされる。〈患者及容疑患者ノ発見ニ努ムルト共ニ（中略）所轄警察署長に密報スルコト〉。県から今の民生委員に当たる方面委員に宛てた依頼文からは、地域の隅々まで患者発見の網を広げていた様子がうかがえる。

運動の背景には、戦時色が強まる中での「祖国浄化」の考え方のほか、療養所へ送ることが患者の救済につながるという「救らい」思想も大きかった。

愛生園では国民からの寄付で簡易な住宅を建てる「十坪《とつぼ》住宅運動」を推進。戦前を中心に約百五十棟が建てられたが、同情に基づく「善意」は、患者の目に全く違うものに映った。

母はかね子に手紙を出すため、読めない字を一から覚え、面会にも毎年訪れた。家族への差別を恐れて偽名を使う入所者が多い中、「本名を名乗ればいい」とも言ってくれた。

だが、実家にいた妹は縁談を断られ、一番上の姉を頼って大阪へ。「かね子が帰るのはここしかない」と一人残っていた母も、最後は姉の元へ移った。愛生園に一緒に来た姉も既に亡くなった。大阪の姉妹とは連絡が途絶えたまま。その子どもたちは、きっと自分の存在を知らないだろう。

「今さら園を出ても『ただいま』を言う人もいないし、『お帰りなさい』って声を掛けてくれる人もいない」。検査の後、一人学校に残された寂しさは今も消えない。

園内作業　傷が悪化 重い後遺症に

カニューレと呼ばれる管を喉から外す瞬間はいつも手が震えた。気管切開した患者が呼吸を確保する器具。管に付着したたんを手早く熱湯で洗い流し、そっと元に戻す。

「怖くて仕方なかった。一歩間違えれば殺してしまいますから」

長島愛生園で暮らすかね子は戦前、重症患者を看護していた経験がある。軽症患者に毎月ほぼ一回、回ってきた「付き添い」と呼ばれる役目だ。洗顔や食事、排せつなどの世話をして、状態が急変したら看護師に連絡する。戦時中は栄養不足で亡くなる人も多く、負担は重かった。

「『召集令状が来た』と言って、みんな嫌がっていた」とかね子。「でも明日はわが身。断ることはできなかった」

「愛生園は『患者立療養所』と呼ばれてたね。患者作業なくしては療養所の運営が成り立たなかった」。かね子の夫・はじめは言う。

看護や農畜産業、木工、裁縫、道路補修、理髪、畳替え……。その数は五十を超え、軽症患者はいずれかの職に就いた。死者の火葬も担った。

はじめも十六歳で少年舎を出ると農業に励んだ。当時は島中を患者が開墾し、食糧不足を補っていた。おおむね午前と午後に二時間ずつ。合間に当時、唯一の治療薬と言われた大風子油《たいふうしゆ》を注射して作業に励んだ。

背景には職員不足があった。当初、定員四百人に対し、医師三人、看護職は十三人。十分な予算措置がなく、増やすことができなかったためだ。一九五三（昭和二十八）年の「らい予防法」改正以降、園内の職員が徐々に増えて作業は減っていったが、看護作業が全て職員に移ったのは七二（同四十七）年だった。

園は「同病相憐《れん》」の美風として作業を奨励。入所者にも「最大の慰安」になるとしていたが、「誰もが当然働くものとされていた。少々の理由では休めなかった」とはじめは証言する。

作業賃は本来治療に回るはずの運営費から捻出される。開設以来の入所者の増加は生活環境を低下させる矛盾を抱えていた。

戦時中、愛生園の食糧事情は厳しさを増していた。「お米がなくて、ゆがいたジャガイモが数個だけ、ということもありましたね」とかね子は振り返る。

戦争末期の四五（同二十）年には全入所者の二割超に上る三百三十二人が死亡。そんな中で続けられた作業は患者に重い後遺症を負わせたとされる。

はじめは右手の小指や中指を失っている。傷を作っても知覚まひで痛みを感じず、無理をして悪化させてしまったからだ。「この指はあの時に切ったなって全部思い出せる」

はじめにとって「手」は、厳しい時代を生き抜いてきた証しだ。と同時に、ひと目で患者と分かる特徴として、後に社会に出る時の大きな妨げとなった。

結婚　二人で生きていく決意

はじめとかね子が結婚したのは戦後間もない一九四六（昭和二十一）年。それまで互いに面識はなく、先輩の紹介で知り合った。

「年ごろになると結婚する人が多くて『いつかは自分も』と思ってたから、うれしかったな」

はじめは笑顔で振り返る。

友人の寮でささやかな結婚式を挙げた。食糧難の時代、料理はサツマイモをすりつぶして茶巾絞りにするなどして「ごちそうっぽい」雰囲気を出した。

入所者同士の結婚は全国の療養所で広く認められていた。「男性が女性の歓心を買うため作業を懇願するなど勤勉になる」。光田健輔はかつて、国にそう意見具申しており、園運営を円滑に進める狙いもうかがえる。

ただ、結婚には大きな犠牲が伴った。「子を持てなくする」ことだ。

光田の著書などによると、ハンセン病患者への断種手術は、光田自身が前任の東京・全生病院長だったころに考案した。当時、遺伝病ではなく感染症と分かっていたが、生まれた子どもへの感染防止や養育の問題に苦心して始め、他の療養所に広がったとされる。

愛生園では園に結婚報告に行くと、すぐ手術の予約が入ったという。歩いて医局へ出向いたはじめは、歩いて帰ってきた。

驚くほどあっさりした手術だった。

「結婚したら、みんな通る道。拒否するという発想がなかった」

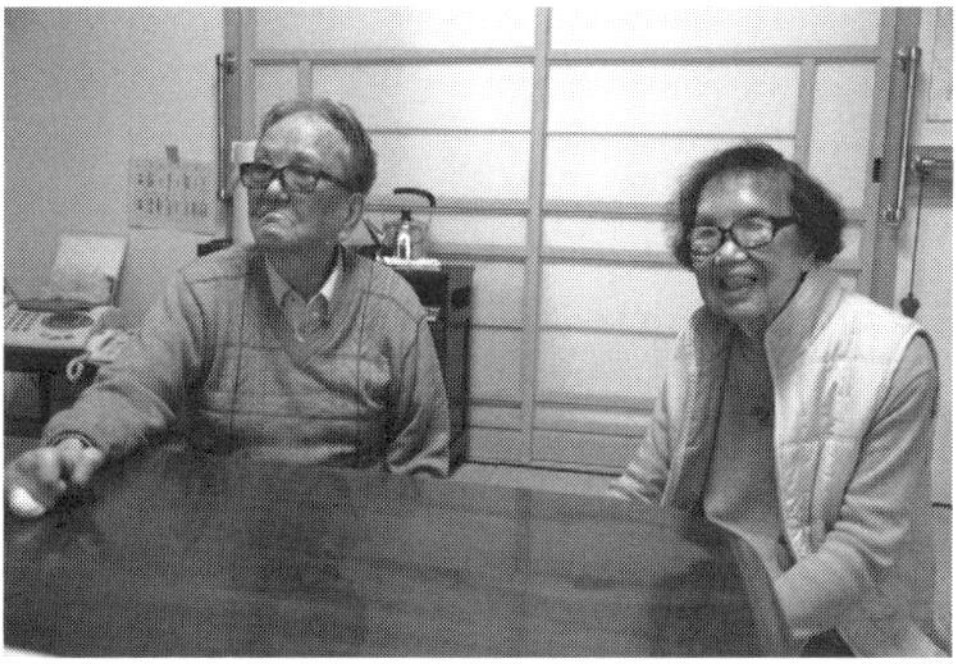
結婚して70年近くになる阿部はじめ、北島かね子夫妻

とはじめ。かね子も「子どもを産んでも育てられない。もし産むなら園の外に出ていくしかなかった」と話す。

断種手術には法的根拠もなかった。優生保護法でハンセン病が対象に含まれたのは四八（同二十三）年からだ。「患者の同意を得ていた」。国は後に各地の入所者が国を相手に起こした賠償訴訟でこう証言したが、夫婦に選択肢がなかったのは明らかだった。


はじめとかね子が新婚生活を始めた寮は仕切りのない一つの部屋に、もう一組の夫婦が暮らしていた。差し向かいで食事する隣で別の夫婦も同じように食べる。寝床も同様だ。プライバシーがなかった。

劣悪な環境とはいえ、はじめは「家庭」を持ったことで今まで以上に農業に力を注ぐ。戦前から耕す自らの畑以外にも、新しく山に畑を開墾、朝から晩まで仕事に明け暮れる。

そうさせた出来事もあった。

結婚報告で一人親元へ帰省した時のこと。外の便所に行くのにも「隣に見られるな」と注意された。気分転換に一度だけ外出が許されたのは人目につかない山の畑。しかも、復員兵を装うため軍服を着せられた。

「もう籍を抜いてくれ」。はじめは愛生園に帰る時、自分から家族に切り出した。

「それまでは今の自分は『仮の状態』で、いつか地元に帰るんだっていう思いがどこかにあった。それが支えだったんだが……」

この島に根を張って生きていく――。はじめが覚悟を決めて七十年が来る。

監房　落書き語る患者の憤り

ゴロゴロと大八車を押す音がコンクリート壁の向こうから聞こえてきた。寮に食事を運ぶ音だ。

「朝、昼、夕方ってのはそれで分かる。あとは何時なのか分からなかった」

長島愛生園で暮らす伊勢学（89）は戦後間もないころ、園内の「監房」に四日間閉じ込められたことがある。きっかけは実家への結婚報告のため、夫婦で外出許可を求めたことだった。

「一緒に帰らせるわけにはいかない」。担当職員は園に戻らない恐れがあると思ったのか、帰省の日をずらすように言った。

「頭にきてね。漁師に手こぎ船を借りて勝手に出て行った」。十日後、島へ戻って入れられたのが海岸近くの監房だった。

頭上の格子窓から、わずかに光が入るだけの薄暗い室内。何も聞こえず、誰とも話さない時間は耐えられないぐらい長く感じた。

「あのままいたら頭がおかしくなったわ」

入所者を監禁する施設は、同じ長島にある邑久光明園や、高松市の大島青松園など全国の療養所に設けられていた。

その根拠となったのが、一九一六（大正五）年に各園長に与えられた懲戒検束権だ。園から逃げ出した人や軽犯罪を犯した疑いのある人に対して、裁判を経ずに懲罰を決めることができる。当時、東京・全生病院長を務めていた光田健輔が「患者が勝手に逃走しても手をこまねいて傍観するしかない」などと国に訴えて取られた対策とされ、五三（昭和二十八）年のらい予防法改正まで継続された。

愛生園に残る記録では、四六（同二十一）年から四年間の処分は百六十五件。このうちちょうど三分の一の五十五件が逃亡を理由とするもので、賭博、窃盗などが続く。

「食事の残りを海にまいてボラを捕ったとか、服を別の入所者に売ったなど、ささいな規則違反も懲罰の対象に含まれていた」。岡山県ハンセン病問題関連史料調査委員会の元委員長・南智（79）＝岡山市北区庭瀬＝は証言する。

「園運営を円滑に進めるため、光田園長は『家族主義』を掲げ、特に秩序を重んじたようだ」と南。一方、懲戒検束権は「ハンセン病問題を象徴する重大な人権弾圧の一つ」という。


〈辛イ一年　努力二年　辛抱三年　笑イ顔〉

〈淋シキ諸君よ心を強くすれば必ズ成功スル〉

邑久光明園の監禁室の壁には入所者が書いたとみられる落書きが残っている（口絵8頁）。文言は誰かを励ます体裁をとりながら、自分に言い聞かせているようにも見える。

青松園は監禁室が既に取り壊された。愛生園の監房は工事の土砂で埋まり、外壁の一部が露出するだけで、中の様子はうかがえない。だが伊勢は、仲間に差し入れてもらった炭で愛生園の監房の壁に残した文字を覚えている。

〈正道だから罪にならない〉

治療の場で、なぜこんな仕打ちを受けなければならないのか。壁に染みこんだ患者たちの憤りを落書きが語る。

孤立　周囲の態度 露骨に変化

満面の笑みを浮かべた一枚の写真が壁に飾ってあった。

邑久光明園の金地《かなじ》慶四郎（90）の居室。サングラスにスーツ姿の金地に寄り添っているのは妹で、仲の良さが伝わってくる。

金地にとって妹は、今でも連絡が取れる唯一の家族だ。しかし自宅の電話番号は知らない。向こうからかかってくるだけだという。

「妹は私の存在を自分の家族に隠してますから」

金地は「病気に対する偏見を取り除きたい」と、これまで本名でテレビの取材を受けるなど、自分の体験は包み隠さず話してきた。

けれども家族は別だ。今も迷惑を掛けることを恐れている。

それは戦前、自分を療養所へと追い込んだ古里の記憶が深く関係している。

金地は一九二五（大正十四）年、香川県東かがわ市（旧白鳥《しろとり》町）で生まれた。六人きょうだいの四番目。小学二年で母と死別し、近くに養子に出された。

異常に気づいたのは四〇（昭和十五）年、十五歳の時だ。顔がむくみ、腕やひざに斑点が出た。高松市の病院ですぐにハンセン病の診断が下った。

担当医は「療養所に入らず、ここに通ってきてもいいよ」と言ってくれた。だが、通院を長く続けることは困難だった。当時、外来診療は全額患者の自己負担。金地の記憶では週一回の通院で五円かかった。土木工事を請け負っていた父親が、作業員一人に支払う給与の約三日分。治療費が家計に重くのしかかった。

病気を機に、周囲の態度もがらりと変わった。料理店だった養子先から父親の元へ返され、学校には「明日から来なくていい」と言われた。地域の祭りや防空演習には一人だけ呼ばれない。通院のため乗る列車では女子学生が自分を避けるように後ろに固まって座った。ハンカチで鼻と口を押さえて逃げられたり、出会った同級生が急に道を曲がったりした。

「あまりにも露骨で。いつも怒りに耐えていた」

この年は国中が祝賀ムードに沸いた皇紀二千六百年。祖国浄化などを訴える「無らい県運動」の最盛期でもあった。

「療養所へ行ってくれ」

診断を受けてから一年余りたったある日、父親が悔しそうに切り出してきた。「おじいさんとおばあさんがいなければ、おまえを満州にでも連れていくんだが……」

家族がどんな差別を受けたのか、何も聞いていないが、想像に難くない。金地は了解した。

出発の日、金地が自転車に荷物を積むのを父親は家の中で黙って見つめていた。眼鏡の奥の目が光っていた。

金地は人目につかないよう、最寄りの駅ではなく隣町の駅へ向かった。そこには、付き添いの警察官がやはり目立たないように私服を着て待っていた。

青年団「奉仕作業」に生きがい

邑久光明園の前身は大阪府にあり、二府十県が運営した外島保養院だ。一九三四（昭和九）年の室戸台風で施設は壊滅し、大阪で再興が考えられたが、付近の住民が反対。仕方なく遠く離れた瀬戸内海の長島に移転することになった。

金地が光明園に入所したのは、長島に施設が再建された三八（同十三）年の三年後。この年、園の所管が国へ移ったこともあり、入所者は千人を突破、金地の十五畳の部屋には九人が暮らしていた。
十六歳の金地は青年団に入り、農地の開墾や道路整備などの「奉仕作業」を担った（口絵106頁）。戦争で不足する木材の運搬も大きな仕事。山で伐採された一抱えほどある松の丸太を海岸まで転がして行き、材木業者に渡した。かなりの重労働だったが、「生きがいを感じていた」と言う。

子どもの時から軍国教育を受けて育った金地にとって「お国の役に立てない」ことは屈辱だった。折しも、兄は鹿児島で海軍に入隊。「太平洋の守りは任せておけ」と勇ましいはがきを送ってきた。「無駄飯を食って国に迷惑をかけるくらいなら、死んだ方がましじゃないか」。毎晩のように入所者同士で議論した。

そんな鬱屈《うっくつ》した気持ちを振り払うように、奉仕作業に励んだ。戦局が悪化してくると、青年団は国民義勇隊として再編成され、竹やりを作ったり、入所者を避難させたりする役割を担った。「人の役に立てること自体がうれしかった」と金地は話す。

古里で居場所を無くして療養所へ来た金地にとって、光明園で掲げられていた「相愛互助」の精神は、生きる支えでもあった。

戦後、青年団が再建され、団長となった金地は大きな仕事を任される。園から離れた場所に開墾された水田に通じる道づくりだ。

高低差のある道や急斜面を切り開く難工事を、機械を使わずスコップやつるはしで進めていった。

開始から半年で、延長六百メートルの道路が完成。「友愛の道」と名付けられた。

金地は、この工事が終わってから目の異変に気づいた。沖に浮かんでいた沈没船のマストが、いつの間にか見えなくなっていた。病気が進行し、視力が大きく低下していたのだ。

二年後、介助を必要とする人が入る寮へ移り、助ける側から助けられる側に回った。「それまで『働かざる者食うべからず』みたいなことを言ってたのが、急に人の助けが必要になって。ショックやった」

無理をして目を悪くしたんだという声も入所者から漏れ伝わってきた。「自分で納得して働いたから後悔していない」と心の中でつぶやいた。

療養所に来て初めて味わう大きな喪失感。そこへ追い打ちをかける出来事が起きる。

暗闇の中「舌読」で文字取り戻す

一九五〇（昭和二十五）年、ほとんど音信がなかった父親が面会に来た。金地が視力を失って悲嘆に暮れていた時だ。父親の声を聞いた途端、涙があふれ、声を上げて泣いた。だが、次に出てきた言葉に絶句する。

「おまえがここでおとなしくしてくれるから、家の者みんなが幸せに暮らせる」

このまま療養所にいてくれ――という最後通告に聞こえた。「明日また来る」と言い残して帰った父は翌日、姿を現さなかった。

「親にまで捨てられた」。最後の希望を断たれ、暗闇の中へ一人放り込まれた。「哀れみを受けたくない」と外出を避け、夜は布団にくるまって思い切り泣いた。


園内の教会に行くようになったのは、そんな時だった。同じく失明した友人の誘いがきっかけで教会に通ううち、聖書を自分で読みたいと思うようになった。ただ、ハンセン病の後遺症で指に知覚まひがあり点字は読めない。思いついたのが、感覚が残る舌を使った「舌読《ぜつどく》」だった（口絵112頁）。

「自分の生きる道が見つかるかも」との期待もあった。

点字はなめると、すぐに湿ってへこんでしまう。素早く読み取れるよう、毎日二〜三時間ずつ舌から血が出るまで練習した。「本をなめている姿を想像して、みじめにもなった」と金地。繰り返す中で少しずつこつをつかみ、二カ月足らずで読めるようになった。

聖書が読めた時の感慨はひとしおだった。「文字の世界を取り戻し、世界が広がった」。そこから療養所外の人と文通するなど、少しずつ前向きに歩むこともできるようになった。

最初の面会から十三年後、父親が再び会いに来た。「おやじもつらい思いしたんやろ」。笑顔で出迎えた金地に父親も驚いたようだった。


一九七〇（昭和四十五）年には文通相手の計らいで、妹と約三十年ぶりの再会を果たす。妹は結婚して息子が二人いた。一緒にデパートへ行き、シャツをプレゼントしてもらった。

その数年後、「四国にいる父親ががんになった」と妹から聞いた。会いにいくべきか悩んだ末、近くまで列車で向かった。自分の代わりに知人に電話してもらうと、妹は申し訳なさそうに言った。

「お父さん昨日亡くなって、今日葬式やった」

ショックだった。この病気の悲哀をあらためて感じざるを得なかった。

国の隔離政策の基となる「らい予防法」が廃止された九六（平成八）年、ようやく初めて古里で墓参りをした。妹にも連絡したが、姿を現さなかった。「彼岸の時期だったので、人目につくのを避けたのでは」と金地は推測する。

金地は、外部の人と家族ぐるみで付き合い、結婚式に呼ばれたこともあるなど交流の幅が広い。しかし身内の結婚式や葬式に出たことは一度もない。

なぜ、家族との間には今もこれほど高い壁が立ちはだかるのか。

「私がこの病気になったから……。運命ですよ」

誰を責めるともなく金地は静かに語った。

卒業　学ぶ機会失い六十八年遅れ

二〇一一（平成二十三）年十月十九日、愛媛県西条市の市立神戸《かんべ》小学校体育館で卒業式が行われた。たった一人の卒業生が、児童が手を合わせてつくるアーチをくぐって入場した。地域住民も見守る中、校長から卒業証書を受け取ってうれしそうな笑みを浮かべると、会場は大きな拍手と「おめでとう」に包まれた。

卒業生は、大島青松園の入所者磯野常二(83)。六十八年遅れの卒業式だった。

「算数と理科が得意でな、商売の道に進みたかったんよ」

実家が農家の磯野は七人きょうだいの末っ子。学校が大好きで、四年生までは皆勤賞だった。

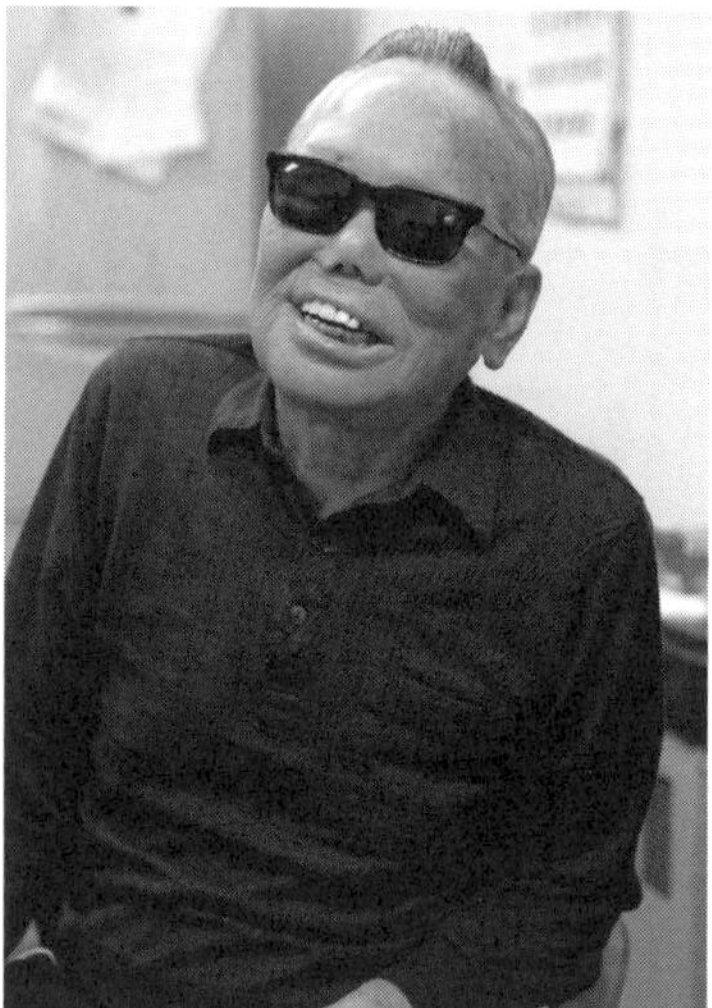
小学5年生で大島青松園に入所した磯野。隔離により学ぶ機会を奪われた

状況は五年生の春に一変する。顔がむくみ、目が充血し、校医からはハンセン病を疑われた。警察官が何度も自宅を訪問。療養所への入所を母親に迫った。

それが伝わったのか、学校の先生や友達の態度が急に変わった。先生は自分を相手にしてくれていないように感じた。友達と遊んでいると、その親がすぐに迎えに来た。そんな出来事が続き、学校も休みがちになった。「病気を治してから学校に戻ろう」。磯野は決意した。

一九四二(昭和十七)年に青松園に入所し、園内にあった国民学校の養護学級で、同年代の男女四十人と机を並べた。授業は一日三時間。入所者が「代用教員」を務めた。使い古しの教科書で学んだのは読み書き、そろばん。「手紙を書いたり、園内で買い物ができたりする程度の教育だった」と振り返る。授業が終わると納骨堂の掃除や配食、下級生の世話などの奉仕作業に移る。戦況の悪化に伴い、農地の開墾や防空壕《ごう》を掘る手伝いもした。

正式な教員が派遣されたのは終戦後の四九（同二十四）年。既に十八歳の磯野は通うことができない上、手の指はけがの悪化で切断、病気の進行とともに目も不自由になっていた。

卒業式は、西条市の人権啓発NPO法人「プロジェクト2008」などが企画した。

二〇〇七（平成十九）年、人権学習会で講師を務めた磯野と、理事長の村上進（71）が出会い、多くのハンセン病患者が隔離政策で学習機会を奪われたことを知ったのがきっかけだった。磯野も地元の小学校を除籍になっていた。「学びたくても学べなかった彼らの存在を知ろうとしなかった」。村上は反省の気持ちから市や教育委員会に働き掛け、式を実現させた。

当日は磯野の同級生も招かれた。「会える人がいると分かると、帰りやすいだろうから」という村上の粋な計らいだ。

磯野は式で〝答辞〟を述べた。

「地元には私のめいやおい、その子どもたちがいます。彼らが何のこだわりもなく『あのおじいちゃんはハンセン病だったんだよ』と言える古里にしてほしい。皆さんはしっかり勉強して、ハンセン病は治る病気で怖くないんだと広めてください」

旧交　二人だけの同窓会

二人だけの同窓会は、ささやかに行われた。

藤原浩（81）＝岡山市中区清水＝は、岡山県美作市の小中学校の同級生・国出芳美と、正月に岡山市内で食事を共にするのを毎年の恒例にしていた。ただ、二〇一四年は、体調不良で遠出できない国出のため、一月に〝自宅〟を訪ね、お茶菓子で思い出話に花を咲かせた。

国出が学校に姿を見せなくなったのは戦後間もないころ。『らい』になって療養所へ行った」というわさを聞いたが、詳しいことは分からない。級長だった藤原は、ずっと心に引っかかっていた。

国出が邑久光明園にいることを突き止めたのは「らい予防法」が廃止された翌年の一九九七年。思い切って連絡し、こう切り出した。

「小学校の同窓会に来ないか」

国出は五人きょうだいの四番目。十四歳ごろには左手の指が曲がったまま伸びないようになっていた。保健所から何度か入所の勧告を受けたが、「中学卒業までは地元にいたい」と、先延ばししてきた。

「でもな、あの時代はハンセン病をものすごく嫌っていて、あんな山の中でも怖い病気いうのが伝わっとった』。自宅の前を近所の子どもたちが鼻と口をふさいで走り去っていく。国出はそれを見て「ここにはおれんな」と入所を決意する。

国出が光明園に入所した後、自宅は真っ白に消毒された。小学生だった弟は隣の席に一年間誰も座らなかった。それでも恨み言を言うことなく通い続けた。姉に縁談があった時は母が集落を全部回って口止めをお願いした。きょうだいは大きくなると、みんな地元を出ていった。

「わしがこの病気になったのと無関係じゃない」と国出は言う。

同窓会への誘いを国出は最初、断った。古里で差別されて出てきただけに今さら会いたくなかった。「『あいつはどうなったんだ』と興味本位で見られるんじゃないかと思った」

だが、「来ないなら、療養所まで迎えに行く」という藤原の強引さに押されて、しぶしぶ参加した。

同窓会の会場は美作市内の民宿。恐る恐る入ると、二十人ほどの旧友たちが次々と駆け寄ってきた。「長いこと、ほんまに苦労したなあ」「元気で良かった」。肩を抱き合いながら国出は「うん、うん」とうなずいた。

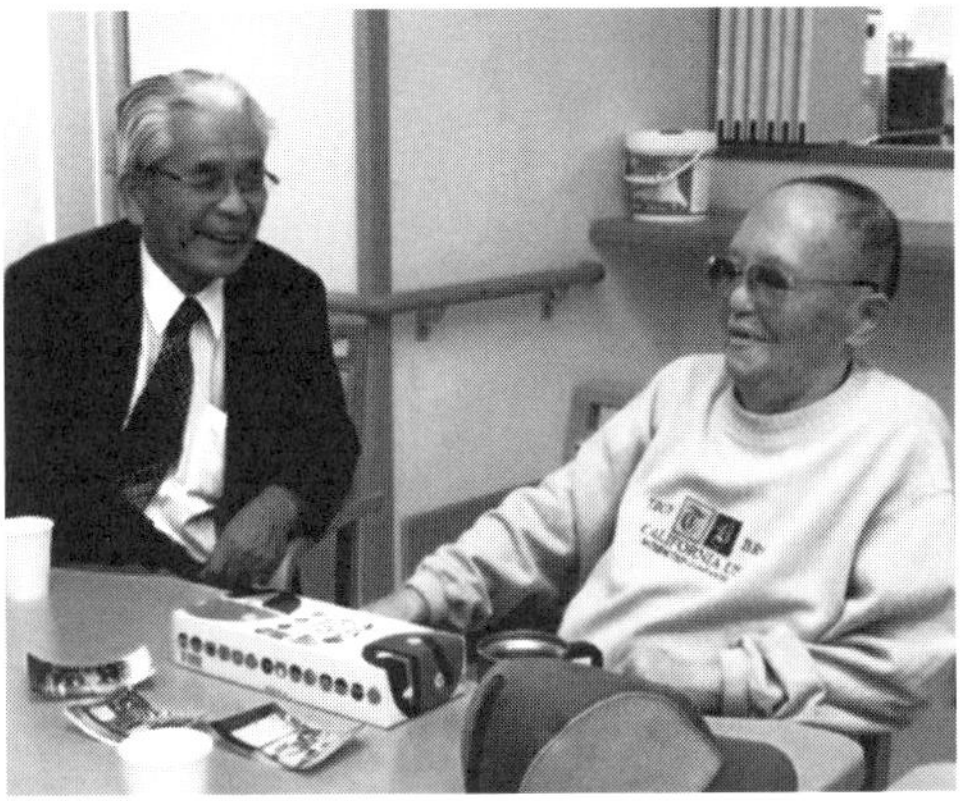

邑久光明園で国出（故人、右）と再会した藤原。「古里の風を届けられたか」と自問する＝2014年1月

涙で言葉が出なかった。不安は消えていった。

それから藤原と二人だけの同窓会を毎年開いてきたが、一四年が最後になった。国出が九月に亡くなったからだ。

国出は生前、藤原と食事しながら、母の葬式に呼ばれず、別れができなかったことなどを悔しそうに話していた。結局、亡くなるまで偽名で通し、遺骨は身内に引き取られることなく、園内の納骨堂に納められた。

「古里との絆を少しは取り戻せただろうか」。藤原の胸中には、その思いが去来する。

堕胎「当然だった」手術 心に傷

大島青松園の小村康子（79）＝仮名＝には週二回、通う場所がある。丘の上の納骨堂そばに立つ「鎮魂の碑」。園で実施された堕胎手術で亡くなった胎児を供養するため、二〇〇七（平成十九）年に園と入所者自治会が建立した石碑だ。

島根県出身の小村は一九五五（昭和三十）年、十八歳で青松園に入所した。翌年、園内の男性と結婚。三年後に妊娠が分かり、堕胎手術を受けた。「かわいそうなことをしたと思ってるけど、あの時は迷いはなかった。そうすることが当たり前だったから」

国の隔離政策の下、全国の療養所では入所者同士の結婚を認める代わりに、断種や堕胎手術が行われた。

小村は、周囲から「子どもを産んではいけない。産んでも育てられない」と言われ続けた。園内で出産した話も聞かない。何の疑問も持たず、手術を承諾した。

妊娠初期の手術はうまくいかず、七カ月のときに再び受けた。看護のために立ち会った入所者は「あんたに似た男の子だったけど、情が湧くかもしれんから見せんかった」と言った。

小村は妊娠を恥ずかしいとすら思っていた。だから「(中絶は)罪から逃れたような安心感があってね。顔を見たいなんて思えなかった」。

邑久光明園副園長(現・同園園長)青木美憲(49)は、大学院生時代の九七(平成九)年から三年間、長島愛生園と青松園の瀬戸内三園で、堕胎と断種に関する聞き取り調査を行った。それによると、女性の十人に一人、男性は三人に一人が手術を経験していた。

青木は「島という外部からの情報が閉ざされた環境要因もあるだろうが、子孫を残すことを恥ずかしいと思わされたのは、隔離政策が引き起こした深刻な被害といえる」と指摘する。

「当たり前」という小村の気持ちは、国の隔離政策を違憲とした二〇〇一(平成十三)年の熊本地裁判決以降、少しずつ変わる。

判決は全国の療養所で行われた断種を千四百件以上、堕胎を三千件以上と認定。胎児や新生児は標本として保管されており、光明園で四十九体、全国で約百二十体を数えた。国の検証会議は「(断種・堕胎のような）命の選択は人間の尊厳を冒瀆《ぼうとく》する極み」と断じた。

小村は、初めて罪悪感を覚えた。産んでいたら誰かが育ててくれたかもしれない。男性職員を見ても「生まれていたら、こんな感じだろうか」と想像してしまう。同時に、病気への偏見が強かった時代に、患者の子どもが暮らせただろうかとも思う。

小村が結婚した一九五六（昭和三十一）年、イタリア・ローマでのハンセン病国際会議で患者への差別的法律の撤廃が決議された。有効な治療薬の登場で、在宅療養の可能性が広がるなど世界的にハンセン病治療が転換期を迎える中、日本は各国からの批判に背き、隔離政策を続けた。

「産むべきだったのかどうか……今でも分からない。でも最近は『子どもがいれば』ってよく思う」。

小村の心は揺れている。

インタビュー

排除された人に思い寄せて

岡山県ハンセン病問題対策協議会委員・南　智

ハンセン病問題から今、何を学ぶべきか。長島愛生園や邑久光明園などに残る資料を調査し、岡山県が二〇〇七年と〇九年に発行した「長島は語る前・後編」の編集などに携わった岡山県ハンセン病問題対策協議会の南智委員(79)に聞いた。

◇

――療養所入所者やその家族が高齢化し、問題の風化が懸念されている。

ハンセン病は現在の人権問題だ。隔離されてきた人たちはいまだに亡くなっても古里に帰れない。なぜ、そんなことが起きるのか。人権侵害されてきた実態をつかまないと、正しい理解は進まない。

――絶対隔離は国の政策に加え、地域での「無らい県運動」が大きな役割を果たした。

愛生園には「入所させてほしい」と懇願する患者や家族の手紙がたくさん残っている。地域で排除され、居場所がないからだ。

岡山県も一九四〇（昭和十五）年の皇紀二千六百年に向けてハンセン病患者を根絶する計画を関係機関に通達し、患者をあぶり出している。

「自分から療養所へ行った」と証言する入所者もいるが、差別から自宅周辺では生きていけず、「療養所へ行かざるを得なかった」という点で強制的な収容と本質的には変わらない。運動の影響は大きい。

――当時の地域住民も結果として隔離政策に加担している。

戦前、愛生園では国民からの寄付で広さ十坪ほどの小さな家を建てる「十坪《とつぼ》住宅運動」が盛んに行われた。寄付は善意によるものだが、無らい県運動と一体となり、隔離を推し進めることになった。当時は皆、療養所への収容が患者のためになると考えていたが、排除される立場からの視点が抜けている。排除は孤立を招き、偏見と差別を助長することを想像しないといけない。

――強制隔離を定めた「らい予防法」が戦後も続いたのはなぜか。

世界的には治療薬の普及により政策転換が進んだ。

しかし、日本は一九六〇年代以降も国際的な批判を浴びたにもかかわらず続けた。

厚生省（現・厚生労働省）内でも疑問はあったようだが、結局は療養所入所者の待遇改善だけにとどめ、抜本的な改革に手を付けなかった。官僚の先送りや隠蔽《いんぺい》、責任逃れなど他の問題でも共通する反省点が凝縮されている。

——世界的にも特異な歴史ではないか。

無らい県運動は、戦前は祖国浄化や富国強兵の思想、戦後は公共の福祉の名目で進められた。新憲法で基本的人権の尊重をうたいながらだ。なぜ、そうなったのか検証していく必要がある。

——今の社会で教訓とすべきことは多い。

ハンセン病は、いじめなど現代の問題にも通じる。高齢者や障害者、外国人など社会からはじき出されている人が周りにいないか考えてみよう。

私たち一人一人が、排除され、孤立した状態に思いを寄せる人権尊重の生き方を身に付けていかねばならない。

——ハンセン病を将来にどう伝えていくかも課題だ。

岡山県内には光明園と愛生園の二つの療養所があり、なおかつ愛生園は国立第一号の療養所として政策の推進役を担ってきた。両園では入所者の体験談が聞けるほか、患者を閉じ込めた光明園の監禁室や愛生園の患者収容桟橋、収容所（回春寮）などが残っており、人権侵害の実態が学べる。

国の施設ではあるが、人権教育の場として残せるよう、地域で活動を盛り上げていくことが大切だ。

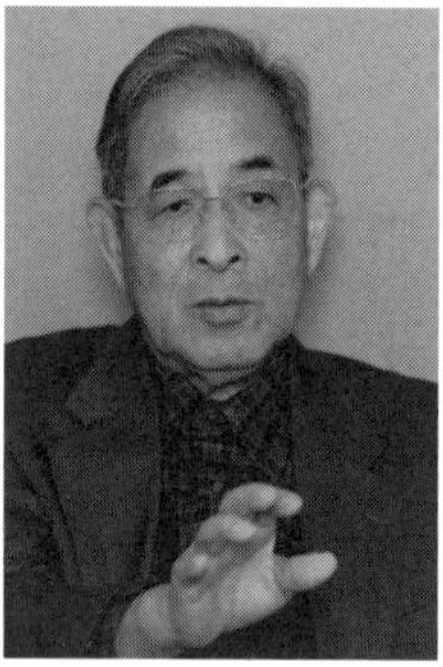

みなみ・さとる　岡山大法文学部卒。岡山県教委指導主事として人権教育などを担当。ノートルダム清心女子大教授、県ハンセン病問題対策協議会長、県ハンセン病問題関連史料調査委員長を務めた。岡山・高梁市出身。

第2部　遠い春

ハンセン病の特効薬とされたプロミンが登場したのは戦後間もなくだ。折しも新憲法が基本的人権の尊重を高らかにうたい、新たな時代の到来を予感させた時期と重なる。

第2部では、患者の強制収容などを定めた「癩予防法」を見直すべく、自ら立ち上がった人々の闘いを追う。

プロミン　夢の薬登場 治療に光明

「新しい薬がある。試してみないか」

長島愛生園の入所者北島かね子（87）が医師にそう持ちかけられたのは一九四七（昭和二十二）年か、四八年だったと記憶している。

戦時中に試された別の新薬で重症化する患者が続出したばかり。かね子は迷ったが、医師を信頼して治療を受けることにした。注射を打ち始めてすぐに変化が表れた。両腕に十個程度出ていた大豆ほどの大きさの結節（こぶ）が日に日に小さくなり、一カ月ほどでなくなったのだ。

「効き過ぎて怖かった」。心配した副作用もなかった。

五〇年八月、山陽新聞朝刊に「第一号の完治者」と大きな見出しが躍った。愛生園の別の女性患者が全国で初めてらい菌が確認されなくなったという内容だ。

薬の名は「プロミン」。長年、不治の病とされたハンセン病の治療に光明を差す夢の薬の登場だった。

プロミンは四三年、米国で有効性が報告された。日本では四六年に東大の石館《いしだて》守三教授が合成に成功、翌年から愛生園など全国三施設で試験的に使用が始まった。

愛生園の記録によると、患者三十五人のうち結節の縮小と鼻づまりの改善が各八六％、らい菌の退行が六八％と顕著な効果が認められた。隣の邑久光明園と香川県の大島青松園でも四八年から治療が始まった。

〈プロミン革命という言葉が生まれるほどに画期的であった〉〈なけなしの金を吐きだしてプロミンを購入、治療を受けたいと申し込む者も出てきた〉。両園の自治会史からは、当時の高揚した雰囲気が伝わる。

東京の多磨全生園ではプロミン獲得促進委員会が発足し、各療養所の自治会にも決起を要請。四九年度予算で厚生省の要求額六千万円が六分の一に削られた際は団結して請願、陳情し、五千万円まで復活させた。


「偏見・差別の激しい時代に父の葬儀で長男として喪主を務められたのはプロミンのおかげですよ」

愛生園の神谷文義（86）は入所翌年の四九年からプロミン治療を受けた。十日ほどで鼻づまりが改善されて呼吸が楽になり「ご飯がおいしくなったのを今でも覚えている」。顔の腫れが引き、結節も消えた。

二年後に帰省し、道端で出くわした近所の人には「治ったのか」と驚かれた。「症状が目に見えて引いたのが分かったから、隣近所が普通に接してくれるようになった」。五四年に亡くなった父の葬儀に出席できたのはそのためだ。

「結核のように患者を社会に帰して『治る』姿を見せていたら、ここまでこの病気が恐れられることはなかったのではないか」

プロミンは人により副作用が出たり、単剤使用による耐性が課題となったりしたが、有効な治療法のなかったハンセン病対策の大きなターニングポイントとなったのは間違いない。

長年の隔離政策も変わるはず——。患者たちはそう信じていた。

機運　人権回復へ法改正訴え

〈新薬「プロミン」入手運動促進ノ件　異議ナク意見一致　議決〉

長島愛生園にある入所者自治会の地下倉庫には、一九四八（昭和二十三）年十月に同園で開かれた第一回「瀬戸内三園協議会」の議事録が残されている（口絵108頁）。

協議会は隣の邑久光明園に大島青松園を加えた三園の自治会が戦後に始めた幹部同士の交流を発展させて結成。やや赤茶けた議事録には患者作業賃の五割増額や職員増員、居室の定員減など生活改善を求める十一項目の議題が箇条書きで並ぶ。会議後、プロミンの増配要望を請願書にまとめ、厚生大臣へ送った。

愛生園入所者自治会長の中尾伸治（80）は「自らの権利回復へ療養所の垣根を越えて患者が団結する先駆的な動きだった」と言う。

療養所間の連携は全国でも活発化した。

大きな契機となったのが、四七年八月に明るみに出た栗生楽泉園（群馬県）の「特別病室（重監房）事件」だ。重監房は懲戒検束権を持つ各地の療養所長が反抗的な患者らを送り込む懲罰施設。冬は氷点下二〇度近くまで下がる環境で満足な食事も与えられず、後の調査では少なくとも二十三人が死亡したとされる。楽泉園の自治会は重監房撤廃を求めて決起し、多磨全生園がこれに呼応。国会でも問題となり、運動の拡大を恐れた厚生省に撤廃を決めさせた。〈患者たちが初めて高らかに発した人間回復への自覚的雄叫《おたけ》び〉。楽泉園の自治会史は運動の意義をそう記す。

この運動は全生園が中心となったプロミン獲得運動へと引き継がれ、大きなうねりとなっていく。五一年、全生園や楽泉園など国立療養所七園が「全国国立癩療養所患者協議会」（全癩患協、現在の全国ハンセン病療養所入所者協議会＝全療協）を設立。既に協議会があった瀬戸内三園も後に合流し、米軍統治下の沖縄と奄美大島の三園を除く当時の国立十園全てが加盟する初の全国組織となった。


全癩患協が発足する直前、山梨県内で保健所から感染を疑われた男性の一家九人が心中する事件が起きる。「自宅を消毒する」と言われ、近隣に知られることを恐れて家族全員が命を絶ったとされる。当時は癩予防法に基づき、患者が出た家は真っ白になるほど消毒されていた。

「まさに予防法が引き起こした悲劇であり、社会の偏見・差別をなくすには法改正しかないという流れになった」。全療協会長の大島青松園、森和男（74）は言う。

厚生省内にも政策を見直す動きがあった。四八年十一月、国会で東龍太郎医務局長がプロミン治療の効果を踏まえ「（隔離して）患者が死に絶えるのを待つのではなく、治療を目標とした対策を立てるべき」と答弁した。

戦後、劇的な新薬の登場とともに急速に高まった人権回復の動き。法改正は当然の流れといえた。だが間もなく、それに水を差す事態が起きる。

証言　時代に逆行　患者猛反発

〈（患者を）手錠でもはめてから捕まえて、強制的に入れればいいのですけれども〉

〈逃走罪というような罰則が一つ欲しい〉

〈幼児の感染を防ぐために癩家族のステルザチョン（優生手術）ということもよく勧めてやらすほうがよろしいと思います〉

癩予防法改正に関する一九五一（昭和二十六）年十一月の参議院厚生委員会議事録。証人として出席した長島愛生園の光田健輔園長の一連の発言は、入所者に大きな衝撃を与えた。

患者の人権を無視するかのように隔離強化を訴える内容。愛生園の伏見次男（89）は当時を振り返る。「治る病気になったはずなのに。あまりに時代に逆行し、信じられなかった」

この委員会には菊池恵楓園（熊本県）の宮崎松記園長、多磨全生園の林芳信園長も出席していた。三園長が強調したのは在宅患者による家族内感染の危険性と療養所収容による予防徹底の必要性だった。

林は「大体一万五千人いる患者のうち約六千人が未収容のままで周囲に伝染の危険を及ぼしている」と説明。宮崎も「患者は古畳のようにたたくほど出て来る」と言い、「最後の完全収容に向かって努力を傾注していただきたい」と国に訴えた。

光田は当時、新薬のプロミンについても言及した。過去に病気の再発を見てきた経験から「十年たたねば効果は分からない」との考えで、予防には療養所への隔離しかないと主張した。

その後、入所者から猛反発を受け、宮崎、林両園長は発言を撤回する。一方で光田は、説明不足をわびたものの「私の生涯をかけた学問的な研究と信念」と証言自体の取り消しを拒んだ。

光田はなぜ過激な発言をしたのか。「偏見・差別が強い中で患者が社会復帰できないと思ったのか、療養所を維持・拡充するためか、自身が高齢になっていた影響か……。見方はいろいろある」と愛生園の学芸員田村朋久（38）。今も謎だが、ハンセン病の〝大家〟の証言が法改正に大きく影響したことは間違いない。

全癩患協は五二年十月、「らい予防法改正促進委員会」を発足、社会党議員長谷川保らと連携し、改正への動きを本格化させる。

五三年一月、長谷川が全癩患協から名称変更した全国国立ハンゼン氏病療養所患者協議会（全患協）へ示した改正法案は「ハンゼン氏病」への病名変更や入所勧奨を本人の納得の上行うこと、一時外出や退所後の生活援助を規定するなど、おおむね要望と一致していた。

ところが、法案提出が近いとみられていた二月上旬、長谷川によって事態の急変が告げられる。「このままでは厚生省のメンツがつぶれるとの申し出があり、長谷川案を骨子とすることを条件に法案作成を厚生省に譲った」

五二年十一月には衆議院で吉田茂首相が長谷川の質問に対し「現行法は憲法に抵触しない」との答弁を提出するなど、政府には改正の意思がないとみられていた。

「なぜ……」。誰もが不安を抱かずにはいられなかった。

闘い　新法反対　願いかなわず

〈政府原案を粉砕しろ〉

過激な文言を並べたプラカードを掲げて男性たちは、大島青松園を歩いた。一九五三（昭和二十八）年六月、全入所者の七割に上る約五百人が参加したデモ行進の写真からは、入所者の切迫した思いが伝わってくる（口絵109頁）。

この三カ月前、政府は新たな「らい予防法」案を衆議院に提出した。それは、患者の強制収容を認めた上、療養所長が入所者を処罰する懲戒検束権も「懲罰規定」と名を変え、事実上残されるなど、入所者側の要求を全く無視した内容だった。
法案は当時の吉田茂首相による「バカヤロー解散」でいったん廃案になる。そこで全患協（現・全療協）は再提出をにらみ、会員に抗議活動を呼び掛けた。
「病気が治れば家に帰れると思っていたのに、また閉じ込めるのは許せなかった」と、デモに参加した青松園の磯野常二(83)。長島愛生園でも同じ日にデモ行進を行うなど運動は全国に広がった。

運動は入所者に大きな犠牲を強いた。全患協では、看護を含む園内作業拒否を求める声もあった。しかし、重症者にとっては命に関わることから、青松園の自治会は看護を除き、作業の一部拒否を選択。愛生園も慎重な姿勢だったが、反発した十人がハンガーストライキを決行したため、一部の拒否を認めた。

運動方針をめぐり園内が分裂する恐れもはらむ中、邑久光明園は実力行使はせず、文書での抗議にとどめた。「国の庇護《ひご》にあるという負い目からか、国に対し事を構えるのに抵抗がある人も多かった」と光明園の望月拓郎(88)は言う。当時、光明園の自治会執行部にいた望月は、実力行使の賛否を問う会議に出ていた。議論は二日間にわたったが、それでもまとまらないほど白熱。採決となり反対が上回った。賛成に一票を投じた望月は「園内融和を優先させ、混乱を避けたのだろう」と結果を受け止める。当然、互いに支え合わねば生きていけない療養環境も背景にあった。

再提出された法案は七月上旬に衆院を通過、参院へ送付された。全患協は全国から代表を集め、国会や厚生省前で座り込みを断続的に実施。審議大詰めの七月下旬にはその数は約百三十人に膨らんだ。これとは別に多磨全生園は国会へ向けて、約三百五十人のデモ行進を決断。司法当局の規制に拒まれたため、一部が国会などでの座り込みに合流した。

「隔離されるべき患者」が、東京のど真ん中で座り込みを続ける状況は国会で問題視された。当初、全患協と連携していた社会党の議員も協調姿勢を見せず、患者たちの運動は孤立。結局、法案は八月、ほぼ原案通り可決された。

「それでも一歩前進と捉えた」と望月は言う。「将来改正を期する」との付帯決議や園内の監禁室を使わないことなどを国に約束させたからだ。全患協は「政治は動かすことができるという教訓を得た」と総括したが、入所者の挫折感が大きかったのも事実だった。

溝　園長証言で入所者対立

らい予防法の成立後間もない一九五三（昭和二十八）年九月、ある文書が全国のハンセン病療養所の自治会に送られた。

〈光田園長の存在は重大な障害となるであろうことを確認し、彼の辞職を要求することを決定した〉

差出人は「光田園長辞職要求対策委員会」。長島愛生園の一部の入所者とみられ、国会で患者の隔離強化を唱えた光田健輔園長の責任は重いとして、辞職を求めるよう各園の自治会に促した。

だが、文書は愛生園の自治会が把握しておらず問題視される。別の入所者らは「光田園長を守る同志会」を結成し、責任者の究明と処分を自治会に要請した。

愛生園では、既にらい予防法闘争への対応や光田園長の国会発言をめぐり保守派（園長擁護派）と強硬派（反対派）が対立。強硬派三百人が事務本館前に座り込んだ日の夜には園長の胸像が何者かに壊される事件が発生、園内は険悪な雰囲気に包まれていた。

「夜は一人で歩けないくらい物騒だった」とある女性入所者は振り返る。強硬派が密会していないかと、こん棒を持って園内を巡回する者までいたという。


愛生園には医師光田を慕う人が少なくない。それが他園では理解しづらい複雑な状況を生んでいた。

「恩人に弓を引くなんてとんでもないと思った」

同志会に入っていたという和公梵字《ぼんじ》（92）。軍属として中国にいた四一年に病気が判明、広島の呉に帰還後、愛生園に入所した。和公は四三年に古里の山形に一時帰省した時のことが忘れられない。夜行列車を乗り継いで実家に着いたのは昼。夕方には本家の男性が訪ねて来てこう言った。

「一家一族のため、岡山に帰ってくれ」

和公は一カ月だけ父が持つ山小屋で生活し、愛生園に帰った。「われわれを唯一受け入れてくれたのが療養所であり、光田先生だ」

光田は園内をこまめに歩き入所者に声を掛けた。個別の状況を勘案して退所を認めたり、帰省の際にポケットマネーを渡したりすることもあったという。

「国会証言は患者が社会に出ても生きていけないという〝親心〟から出たはずだ」と和公は言う。

光田園長の辞職要求問題は自治会の存続危機に発展した。文書を各園に送ったメンバーの究明を自治会執行部が拒否。これに同志会が反発して紛糾した。執行部は総辞職し、事務所の閉鎖に追い込まれた。

園側の調停で選挙が行われ、再開したのは約五カ月後の五四年四月。自治会機能はひとまず回復したが、対立は園全体に暗い影を落とした。

当時、自治会執行部で辞職要求対策委員会の一人だったとされる池内有朋（故人）の弟、謙次郎（86）は「兄は弁舌鋭い人だったが、あの事件の後は一線を退き、当時のこともあまり語らなかった」と明かす。互いに支え合って生きてきた入所者の間に生じた深刻な亀裂。その傷を癒やすには長い歳月を要した。

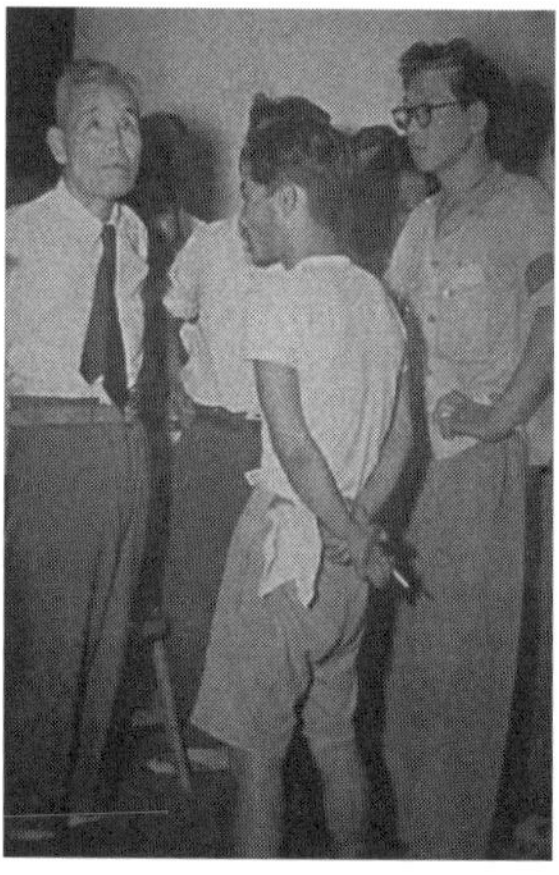
長島愛生園の事務本館前で光田健輔園長（左）に抗議する入所者ら。国会証言をめぐり入所者間でも対立が起きた＝1953年（長島愛生園提供）

分岐点　「公共の福祉」で隔離続く

らい予防法が成立した一九五三（昭和二十八）年は、ハンセン病患者の隔離政策を転換するかどうかの大きな分岐点だった。治療薬プロミンの登場で政策を見直すべきとの声は厚生省内にもあった。では、なぜ継続されたのか。

まず理由として挙げられるのが、医療体制が療養所中心だったことだ。戦前から続く「無らい県運動」で入所者は増え続け、熊本の菊池恵楓園では千床もの増床が行われた。療養所長らは、その流れを止めまいとしたとみられる。

その代表格は長島愛生園の園長・光田健輔だ。国会で証言した五一年以前に、四九年の療養所長会議でも軽快者の退所に関する国の提案に対し「それは生兵法、大けがのもとだ」と強く反発した上、「そんなことは絶対させない。これは遺言だ」とまで言ったとされる。

強硬姿勢の背景には国内のハンセン病対策を担ってきた自負心とともに、医療の「パターナリズム（父権主義）」があったとの見方がある。医師と患者の関係を親子とみなし、立場の弱い患者のために医師が全てを判断する（恩恵を与えようとする）考え方だ。

新潟大の宮坂道夫教授（医療倫理学）は「病気の再発や患者の社会復帰の難しさも考えたのだろうが、パターナリズムは患者の意思や権利を軽視しがち」と説明。加えて社会的にも患者の権利に関心が払われにくい時代だったと分析する。

強制隔離や療養所長の懲戒検束権が人権を侵害し、憲法に抵触するとの指摘が国会などで見過ごされた点も疑問だ。ハンセン病史に詳しい敬和学園大（新潟県）の藤野豊教授は「憲法にある『公共の福祉に反しない限り』との文言が都合よく使われ、個人の権利が制約された」とみる。

例えば、五二年の衆議院で社会党議員の質問に対し、政府が用意した答弁書にはこうある。強制隔離について〈らい病毒の伝播《でんぱ》を防止し、公共の福祉を確保する〉、懲戒検束権に関しても、園内の秩序を乱すものを退所させることが〈公共の福祉の観点から適切ではない〉。本人や親戚縁者が差別されることや病気に対する国民の恐怖心を挙げて正当化したという。

藤野教授は、当初患者と連携していた社会党が国会前の座り込みを批判したことにも着目。「社会党は隔離政策を前提に、その緩和や処遇改善を求めていただけ。一般にも『公共の福祉』のために患者を犠牲にするのは仕方ないとの認識が広くあった」と話す。

社会を味方にできず、らい予防法闘争で挫折した入所者たち。これを境に全患協は、運動の軸足を療養所内の医療や看護、生活改善などに移す。

「いわば現実路線。法改正も引き続き運動の重点項目となっていたが、なかなか盛り上がらなかった」と邑久光明園で長く自治会長を務めた望月は言う。療養所内で病気が治る人が増え、次第に外出が認められるなど「隔離」が実質的に緩和されていった面も大きいという。

だが、差別の温床ともいえる法律は残されたまま。国民の間で病気に対する理解は進まず、社会との壁は厚くなっていった。

呪縛　治る時代 偏見残ったまま

「行きたくて、行きたくてね……。何度も申し込みましたよ」

長島愛生園の北島かね子がそう振り返るのは、一九五八（昭和三十三）年に始まった「バスレク」（バスレクリエーションの略）だ。

検査でらい菌の反応が出ない入所者を対象に一日バスを借り切って岡山市方面へ出掛ける小旅行。初回は四十人の予定に五百六十二人もの希望者が殺到するなど、なかなか順番が回ってこないほどの人気になった。だが、実際は旅行とは言い難いものだった。

「市民がパニックになる」。途中下車は許されず、車窓から街を眺めるだけ。食事は墓地や河原など人目に付かない場所が選ばれた。「堤防の上で田んぼを見ながら弁当を食べた」とかね子は振り返る。「それでも社会の空気を吸えて満足した」とかね子の夫、はじめは話す。「帰りのバスが長島に近づくと寂しくてね。一時間でも長く社会にいたかった」

五三年の「らい予防法」でハンセン病患者の隔離政策を続けることになった日本は、プロミンの登場により開放型治療へ向かう国際動向との違いが鮮明になってくる。

五六年にローマで開かれた国際会議はハンセン病患者を結核など他の感染症と同様に取り扱うこ

とや〝差別法〟の廃止を決議。「日本のらい予防法も廃止すべき」と勧告した。

批判をかわすため厚生省は翌年、軽快退所基準を示し、各園で外出や退所が少しずつ緩和されていく。バスレクはその一例で、隣の邑久光明園でも五九年、高松市の大島青松園では六三年から始まった。

愛生園ではプロミン治療などにより、五五年には入所者の約半数はらい菌反応が陰性になっていた。しかし、社会には依然、強い偏見が残ったままだった。路線バスや旅客船の利用拒否、飲食店の入店お断り……。「隔離されるべき患者」は園の外で厳しい差別に直面した。

五五年四月、長島の対岸で突如、留置場の建設工事が始まった。らい予防法の改正とともに園内の監房（監禁室）が廃止されたことに伴う措置とみられた。〈管轄する牛窓署は一般人との併用と説明したが、患者専用は明らかだった〉と愛生園の自治会史は記す。

暴力行為といった刑事事件の裁判も、園内に設けられた事実上非公開の「特別法廷」で行われた。熊本県では菊池恵楓園の特別法廷で、男性入所者が村職員を殺害した罪に問われた裁判が開かれ、死刑判決を受けた。男性が起訴内容を否認し、不可解な点を残したまま刑が執行されたこの事件は菊池事件と呼ばれ、ハンセン病への偏見が強く影響し「冤罪《えんざい》」との指摘が今も根強い。憲法で定められた「法の下の平等」が隔離政策の中で空文化していたことを物語る事件とされる。

病気が治る時代になってもなお生き続けるらい予防法の呪縛。「社会とつながり、人間らしく生きたい」という入所者たちの思いは高まるばかりだった。

インタビュー

人権軽視した医療の過ち

新潟大大学院保健学研究科教授・宮坂道夫

――専門の医療倫理の面からハンセン病患者の隔離政策をどう見るか。

感染症対策で問題となるのが、感染を防ぐための隔離という手段の是非。ハンセン病の場合、患者の自己決定権が尊重されるべきという「自律尊重」と、患者や第三者にとって危害となることは避けるという「無危害」の二つの原則で大きな問題があった。

――どういう意味か。

自律尊重原則からすれば、自己決定に基づかない強制隔離は、やむを得ない場合を除き、すべきではない。無危害原則でも、ハンセン病が感染・発病するのはまれな上、ペストのような致死性がなく、社会に重大な危害を及ぼす恐れはないことから隔離の必要性はなかったといえる。

――問題の背景として医療のパターナリズム（父権主義）を指摘している。

日本の隔離政策に影響を与えた長島愛生園の初代園長光田健輔は、患者を自分が守るという恩恵意識が強かった。園内の融和を図るため「大家族主義」を唱え、自らを家長（父親）、患者を子どもとなぞらえた。これは目上の医師が患者に対し、自分の言うことを聞いていれば良いという意識に陥り、患者の権利が侵害されやすい。

――医療従事者を目指す学生たちにこの問題の教訓をどう伝えるか。

医療者側の立場だけでなく、患者の視点に立てるようにすることが大切。医療倫理には先に挙げた自律尊重、無危害のほか、恩恵、正義の四原則がある。この四原則から患者にとって最善の選択は何かを常に考える姿勢が求められる。

――医療の過ちを社会はなぜ見過ごしてきたのか。

政治家もマスコミも専門家の主張を無批判に受け入れ、人権を尊重する意識がなかった。未知の怖い病気でパニックが起きれば、同様の人権侵害は今でも起こる。二〇〇九年に新型インフルエンザが流行した際、海外への短期留学で高校生が感染し、校長が記者会見で釈明するなど、過剰ともいえる対応を迫られたことは記憶に新しい。

――「隔離」を長く是認してきたことは日本の文化とも関係があるのか。

ハンセン病回復者の社会復帰が進まなかった背景には、後遺症による外見の問題で社会に受け入れられない風潮があった。日本社会は異なるものを受け入れる土壌が十分ではない。違いを乗り越え、共存していく知恵が必要だ。

私がハンセン病回復者たちと出会い、学びを得たように、多様な人と触れ合う経験が地域で増えないといけない。

――問題を後世の教訓とするため栗生楽泉園（群馬県草津町）にあった重監房の再現にも取り組んだ。

楽泉園の入所者で、ハンセン病国賠訴訟全国原告団協議会会長も務めた谺《こだま》雄二さん（一四年五月死去）と出会ったことが大きい。重監房は全国から反抗的な患者が集められ、極寒の地で満足な食事も与えられず、少なくとも二十三人が亡くなった。再現は谺さんの強い願い。十万人の署名を集めて厚生労働省に提出するなど運動を展開し、〇三年から十年がかりで実現した。

――愛生園など瀬戸内の三療養所でも世界遺産登録を目指す動きがある。

日本は近代化の過程で医療や科学技術の恩恵を受けたが、患者や市民が犠牲になった面もある。その加害責任は直接的には専門家にあるが、行政や教育関係者、政治家、マスコミも患者の訴えを聞いてこなかった責任がある。

その事実を将来にわたって私たちに突き付け、考えさせる遺構として療養所を残すことは大きな意味がある。

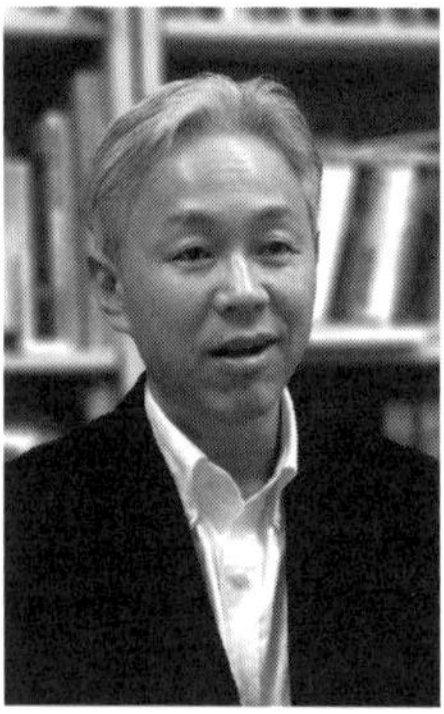

みやさか・みちお　東京大で博士号（医学）取得後、新潟大医学部助教授を経て2011年9月から現職。著書に「ハンセン病重監房の記録」（集英社新書）など。重監房資料館運営委員。

第3部　希望求めて

一九五三（昭和二十八）年のらい予防法改正後もなお、「隔離」を強いられることになったハンセン病の患者・回復者たち。一方で、社会復帰の夢を抱く若者は増え、愛生園には高校が設置される。

第3部は、偏見・差別に屈することなく、社会の中に希望を追い求めた人々にスポットを当てる。

高校　社会復帰への夢を託す

高架を行き交う列車の音が聞こえる。大阪市淀川区。ＪＲ新大阪駅にほど近い下町の一角に宮良正吉（69）の自宅はある。

「四十年前に中古で買ったんや。もう療養所には戻らんて覚悟してな」

宮良はハンセン病の回復者だ。

「岡山の高校」を卒業後、大阪市内の印刷会社に就職した。妻・幾世（66）と結婚し、子ども二人を育て上げ、今では孫もいる。

「どんなに苦しくても光を見つけていこう」。高校生の時に立てた志を胸に必死に生きてきた。

宮良は終戦の年に沖縄県の石垣島で生まれ、小学五年の春、沖縄本島の国立ハンセン病療養所・沖縄愛楽園に収容された。「いい病院があるから行っておいで」と母に送り出されたが、付き添いの兄は自分を置いて帰ってしまった。一週間泣き続けた。

中学二年の時には、父が危篤となった。病院に見舞いに行くと意識を取り戻して宮良を枕元に呼んだ。「信念を持って生きろ」。それが最期の言葉だった。

父の言葉に背中を押され、社会復帰の思いを強くする。宮良は入所後、治療薬プロミンの効果があり、顔や手足に出ていた斑紋などの症状も消えていた。沖縄での高校進学を目指すが、その矢先、愛楽園を退所した先輩が地元の高校に入学を拒否されたことを知った。療養所で検査を受け、軽快退所の証明書も出されていたが、後遺症で指が曲がっていることなどから「感染の恐れがある」と見なされたという。

「病気が治っても社会は受け入れてくれない」

宮良に残された進学の道は、岡山県瀬戸内市・長島にあった「岡山の高校」しかなくなった。

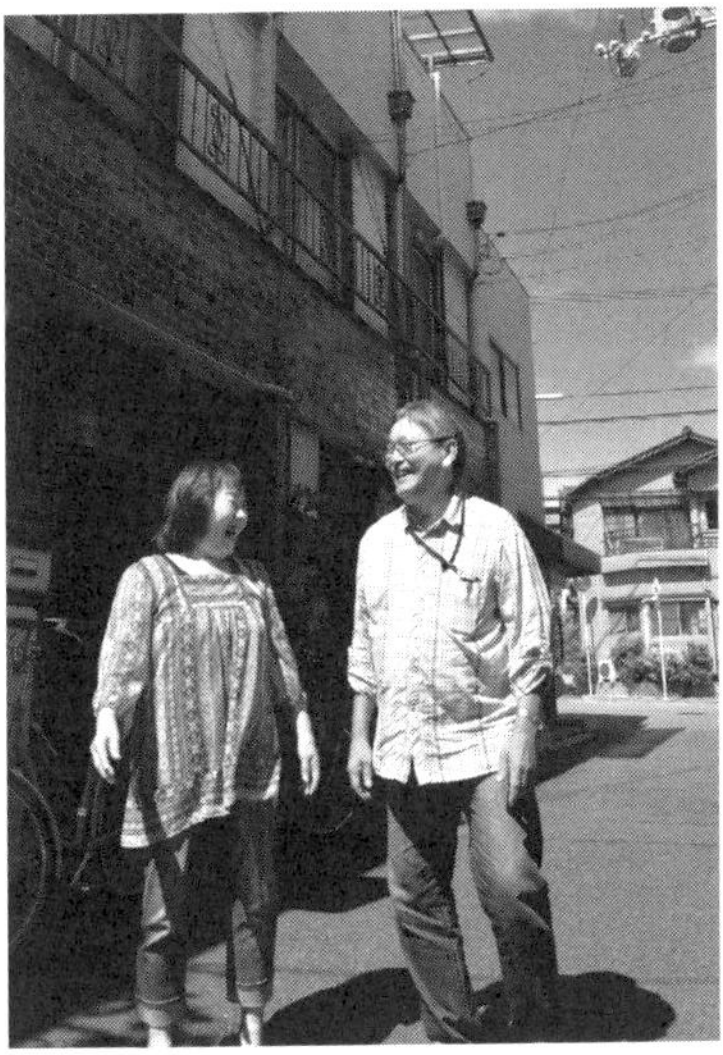
大阪市の自宅前を歩く宮良正吉、幾世夫妻。ハンセン病への偏見や差別と闘ってきた

長島愛生園の海岸近くの芝生の広場に「希望」と大書された高さ約二メートルの石碑が建つ。

岡山県立邑久高校新良田《にいらだ》教室は一九五五（昭和三十）年九月にこの場所で開校された、患者・回復者を対象とした唯一の高校だ。一学年三十人。治療を受けながら四年間通う定時制だった。

高校の設置は、患者たちが強制隔離の廃

止などを求めた五三年のらい予防法闘争で国から勝ち取った。プロミンの登場で社会復帰への道が開かれる中、若者に高等教育を受けさせるという狙いがあった。

校名の「新良田」は長島で一番の穀倉地域を指す地名。「将来、豊穣《ほうじょう》な実りを」との願いが込められた。その名の通り、八七年の閉校まで卒業生三百七人のうち社会復帰者は二百五十五人。実に七割を超える。職業も大学教授や作家、看護師、商社マンなどさまざまだ。

「療養所の先輩たちが、自らが果たせなかった夢を託していた。希望の象徴だった」と宮良は言う。

宮良は米国の統治下だった沖縄から熊本県の菊池恵楓園に転園。一年たって新良田教室を受験し、合格した。六一年春、期待に胸を膨らませ、愛生園へ出発。だが、それは厳しい現実を突きつけられる旅となった。

異邦人　教師と生徒 見えない壁

一九六一（昭和三十六）年四月、宮良は岡山行きの列車に複雑な思いを抱えて乗っていた。長島愛生園にある新良田教室に向け、九州からの新入生十数人とともに社会復帰に向けた一歩を踏み出そうとしていた。

だが、乗せられたのは貨物列車に連結された患者専用車両。途中の停車駅でもトイレに誰かが付いてくるなど制限があり、自由とは言い難かった。

ようやく客車に連結された後だ。ピピーと笛を鳴らし、車掌が叫ぶ声が聞こえた。「そこに乗っては駄目だ」。間違えて乗ろうとした一般客が止められていた。

間もなく車両の窓に一枚の紙が張られた。裏から文字が透けて見えた。

〈伝染病患者輸送中〉

社会復帰を目指す若者が集った新良田教室。しかし、高校生活では感染防止が徹底され、「隔離」を意識せざるを得なかった。

教師は白衣を着用、職員室の前には消毒液が置かれていた。「クレゾールの臭いがいつもプンプンしていた」と宮良。職員室への自由な出入りは許されず、用事がある時はブザーを鳴らして呼んだ。

六三年から八七年の閉校まで勤めた元教諭の横田廣太郎（73）＝岡山市中区円山＝は「全て愛生園の指導に従った」と証言する。

教科書は二つずつ用意され、教室で使ったものは専用ロッカーに預けた。答案用紙は薫蒸消毒した。当時、感染・発病のリスクがほとんどないことを知っていた横田は違和感を覚えたが、病気を怖がる教師もいた。チョークを竹で挟んで握り、黒板は生徒に消させる。教材購入用に生徒から預かったお金を消毒液に浸し、窓に張って干す……。「生徒には屈辱的だったに違いない」と横田は言う。

教師と生徒の間に立ちはだかる見えない壁。ある一期生は卒業文集で教師たちを「異邦人」と表現した。

「生徒が教師との距離を常に測っていたことに後々気づかされた」

六二年に半年間だけ赴任した元美術教諭の三宅洋介（75）＝堺市＝は卒業生の女性から聞かされた話が印象に残っている。

その女性は三宅の思い出として、自分の描いた絵を褒め「他校の生徒にも見せよう」と丸めてポケットに入れて持ち帰ったことを挙げた。無意識の行動だが、生徒には驚きだったようだ。

ただ、そんな三宅でも患者と擦れ違う時に体が緊張した体験があるという。

「『知識』と『感情』の間には溝がある。それは人間同士の付き合いを介してしか埋まらない。その機会を奪ったのが隔離政策ではないか」

隔離の島での特殊な教育環境は、宮良たち多感な高校生の人生に少なからず影を落とした。

起点　就職決まり過去と決別

「放課後に野球やバレーボールをしたり、海岸でキャンプファイアしたり。それなりに青春はしてたな」

宮良にとって、社会から隔離された島の中の高校生活とはいえ、全国から集まった同世代の若者たちとの共同生活は刺激に満ちていた。寮の先輩の誘いでブラスバンド部に入部、トランペットを吹いた。毎年の文化祭で演奏し、大いに盛り上がった。伝馬船をこいで対岸の日生《ひなせ》町（現・備前市）

に渡ったり、岡山を代表する観光地の倉敷市の大原美術館まで足を延ばしたりしたこともある。回復者が増える中、園内の「隔離」も少しずつ緩やかになっていた。

ただ、宮良にはまだできていないことがあった。修学旅行だ。

修学旅行は一期生の時からの懸案だったが、らい予防法の下、愛生園は「患者専用列車の手配が難しい」などと認めてこなかった。

「何で普通の高校生のようにできないのかという反発や疑問がずっとあった」

宮良は生徒会の「修学旅行獲得委員会」のメンバーとなり、園と交渉する。園から出された条件は、全員がらい菌検査で陰性となり岡山県教委から了解を得ること、宿泊場所を自分で確保すること――などだった。

当時はまだ全員が無菌ではなく、条件をのめば許可は下りない。宮良たちは園内作業でお金をため、園や学校に頼らず、自分たちで決行することにした。あくまで皆が一斉に「帰省する」との名目だった。

一九六五（昭和四十）年一月、十八人で長島を出発。大阪、京都、奈良を三泊四日で回った。奈良の東大寺や京都の寺社、新聞社の印刷工場などを巡った。愛生園と交流していた関西の学生たちの協力で宿泊場所も確保できた。

「卒業に向けた社会見学になったし、やり遂げたこと自体が自信になった」と宮良。「自主修学旅行」は、愛生園が正式に修学旅行を認める七五年まで続けられた。

高校時代の宮良は愛生園の先輩たちの影響も大きく受けた。その一人、森田竹次（故人）は重度の後遺症で手足が不自由だったが、博学で何事にも前向きだった。万年筆を竹で挟んで口にくわえ、園の機関誌に投稿していた。その字が自分よりうまいことに舌を巻いた。

「人間、その気になれば何でもできるんやなって。どんなに過酷な環境に置かれても、自分の生き方を貫かないかんと思った」

生徒会で作ることになった卒業文集のタイトルを宮良は「起点」と名付けた。大阪の印刷会社へ就職が決まり、「これからが本当の自分の人生のスタート」との思いを込めた。

「普通の社会人として賢く生きろ」。森田からそう諭された宮良は、毎日付けていた日記を燃やした。「もう過去は振り返らない」。ハンセン病との決別だった。

苦悩　回復者縛り続けた烙印《らくいん》

大阪市北区、高層ビルが立ち並ぶ一角に宮良が三十七年間勤めた印刷工場はあった。

新良田教室を十九歳で卒業した後、すぐに就職した会社だ。勤務は三交代。輪転機に重さ十数キロの鉛版をセットするのは重労働で、冷房も効かない部屋の中、いつも汗だくだった。だが、宮良は「やめようと思ったことは一度もない」と断言する。

つらかったのは「過去」を隠すことだ。同僚たちと高校時代の話になると、そっと席を外した。必要以上に交友を深めることもしなかった。「なるべく目立たないように生きてきた。詮索されるのが嫌だから」

大阪に出て間もないころ、月一回、「新良田」の同級生たちと繁華街の梅田の喫茶店で落ち合った。「その場だけは何も隠さず話せる」。思い切り吐き出し、また「社会」に戻った。

七割を超す社会復帰率だった新良田教室の卒業生のほとんどは「新良田」を名乗れなかった。患者の強制隔離を定めた「らい予防法」がある限り、「病歴がばれれば仕事を辞めさせられる」との恐れが常にあったからだ。

「就職面接で『うその物語』をつくって話すよう指導していた」。元教諭の横田は打ち明ける。例えば、履歴書の最終学歴は「岡山県立邑久高校定時制課程」として「新良田」は入れない。定時制なので、昼間は地元の商店で働いていることにして、店には口裏合わせまで依頼した。他の定時制高校との交流で、生活ぶりについての知識も付けさせた。物語をよどみなく話せるよう、生徒は何度も何度も練習した。

だが、横田は今も当時を思い出すと胸が苦しくなる。「教師がうそを教えるわけですから。もっといい方法がなかったか……。今でも時々考えるけど、思いつかないんですね」

一九七〇（昭和四十五）年、二十五歳の時、宮良は職場で出会った幾世と結婚した。「病気が再発したら迷惑をかける」とプロポーズの際に思い切ってハンセン病患者だったことを打ち明けた。

「そんなことで悩んでたん?」。宮良が拍子抜けするほどの反応を返した幾世だったが、「私も『仕事を辞められない』と腹をくくった」と振り返る。

間もなく生まれた長男が三歳の時、肌にぶつぶつができた。幾世はアトピー性皮膚炎だと思ったが、宮良は「まさか……」と不安で頭がいっぱいになった。ハンセン病の外来診療をしていた京都大病院まで連れていって診断を受け、ようやく安心した。

初孫ができた時も、なかなか抱けなかった。

「頭では感染などしないことは分かっている。でも、どこかに刷り込まれている。体が覚えてるんや」

心の奥底に刻まれたハンセン病の烙印《らくいん》は、病気を克服した回復者たちをなおも長く縛り続けた。

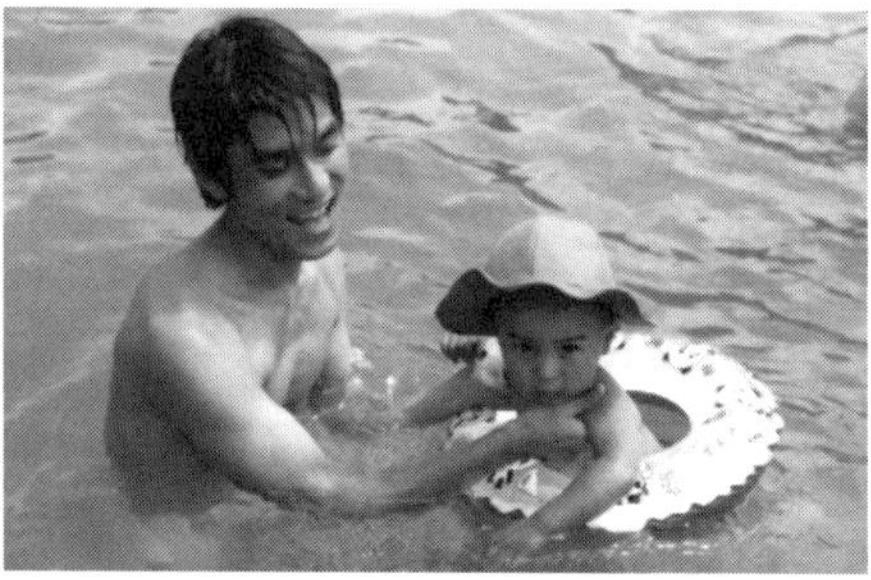
長男と海水浴を楽しむ宮良。ハンセン病が治ってもなお「過去」に苦しめられた

告白　先輩の姿に心動かされ

「ハンセン病を忘れて生きよう」。そう言い聞かせてきた宮良が再び胸騒ぎを覚え始めたのは、

一九九八年から二〇〇一年にかけてだ。九州の療養所入所者が隔離政策を進めた国に損害賠償を求め熊本地裁に提訴、原告が全国に広がり始めていた。

「寝た子を起こすな」と宮良は思った。長島愛生園にあった新良田教室を卒業して三十五年。二人の子どもが成人し、職場ももう少しで定年を迎える。

「ハンセン病への世間の関心が薄れているのに、裁判で注目されたら、自分の過去もばれるやないか」

〇一年五月、熊本地裁が原告勝訴の判決を下した。「国相手に勝てるわけない」と思っていた宮良には予想外だった。国に控訴を断念させようと、テレビで訴える先輩たちの姿に心を激しく揺り動かされた。

「先輩たちが高校という道をつくってくれたおかげで今の自分がある。それなのに、こそこそ隠れてていいのか……」

宮良は、国賠訴訟後につくられた関西の退所者の集まり「いちょうの会」に顔をのぞかせるようになった。

〇四年、ハンセン病問題に関する国の検証会議が愛生園で開かれた際には退所者として証言。事前の打ち合わせでは匿名で話す予定だったが、自ら「宮良正吉です」と名乗った。「緊張して口走ったと思われたようだが、最初から決めていた」と明かす。

帰宅後、娘に「おまえの結婚に影響するかもしれん」と告げた。娘は即座に答えた。「そんなんで断るような男なら結婚せんわ」

いちょうの会会長に就いた〇九年には新聞社の取材を受けた。記事は大きく取り上げられ、近所の人からも声を掛けられた。

「苦労したんやな」「頑張ってな」

心配した反応は皆無だった。


いちょうの会で、宮良と同様に、顔も名前も公表して体験談を語っているのが新良田五期生の森敏治（73）＝兵庫県芦屋市＝だ。

森は京都市生まれで中学三年の時に愛生園に入所。新良田教室を卒業後、園内で作業をしてお金をため、二十六歳で大阪へ出て新聞配達をした。顔や指に後遺症があり、退所する時は「顔を鏡で見たことがあるのか」とまで医師に言われたという。

退所後十年ほどしてあばら骨を折って病院を受診、ハンセン病だったことを打ち明けた。「療養所に戻ったらどうか」という医師に「治ったから帰る必要はない」と軽快退所の証明書を見せた。医師はそれ以上何も言わなかった。

「あれが開き直るきっかけになった」

森はその後、勤務先にも打ち明けた。店主は感染の恐れがないことを医師に確認すると、それま

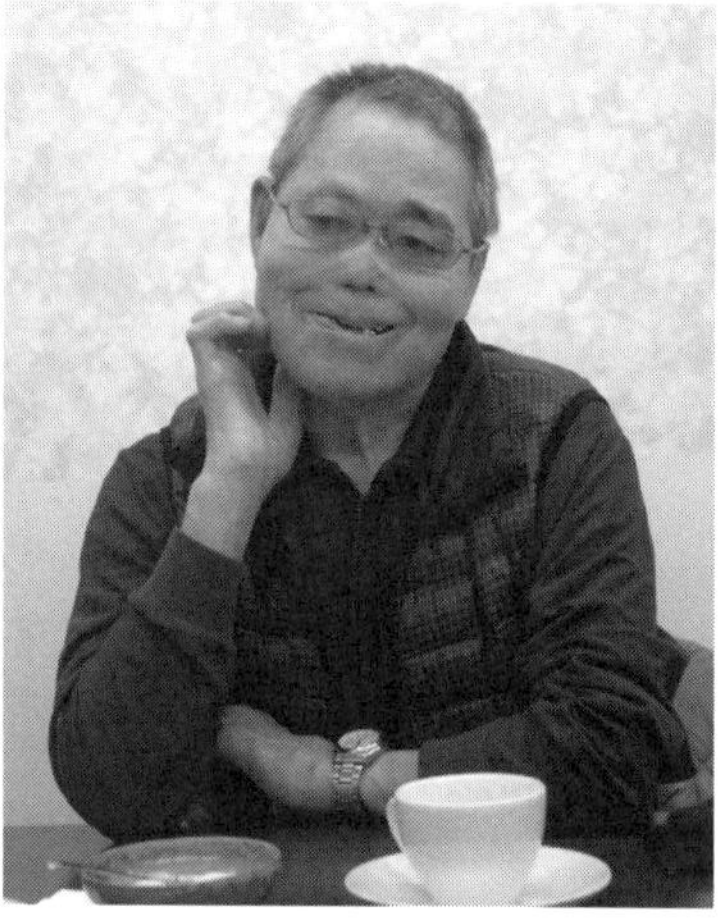
兵庫県で暮らす森。後遺症による偏見を恐れず、さまざまな場で発言している

で通り接してくれた。

「語ることで自分自身が過去と向き合い、解放されていく」。宮良も森もそう信じるが、「そこに至ることのできる退所者は、いまだに少ない」と明かす。

壁　差別のトラウマ消えず

結婚の話は終始、和やかな雰囲気の中でまとまった。だが帰り際、彼女の兄が聞いてきた。

「お宅におかしな病気の家族はいないだろうな」

ドキッとした。「いません」と平静を装った。

一週間後――。「なかったことに」と相手方が断ってきた。大阪で暮らすハンセン病回復者・藤和也（72）＝仮名＝にとって決して消せない二十八歳の時の記憶だ。

藤は小学五年で長島愛生園に収容された。新良田教室卒業後に園を退所し、大阪の実家に戻った。しかし、近所の人たちは自分の病歴を知っており「調べられたら一発や」と言う。

藤は後に、同じ回復者の女性と結婚し、二児に恵まれた。長男が結婚する時、あの記憶がよみがえった。「黙っていてほしい」。近所に頭を下げて回った。

藤は療養所退所者の会「いちょうの会」に所属し、講演もしている。それでも「越えられない壁がある」と名前は伏せ、自宅近くでの講演依頼は受けない。

いちょうの会は約二十人。年間五十回以上の語り部活動に出向くが、名前や顔を公表している人は少ない。

「退所者の多くは今でもハンセン病という過去を隠している」

大阪府済生会ハンセン病回復者支援センター（大阪市）のコーディネーター加藤めぐみ（60）は明かす。

支援センターは府の事業を済生会が受託し、常勤一人と非常勤四人の職員が住居の紹介や医療・介護相談など生活全般をサポート。ただ「支援に関わるまでが難しい」と言う。国の退所者給与金の受給者は、退所者の多い大阪府と兵庫県を合わせると百三十人。未申請の人を含めればもっといるはずだが、センターが支援するのは、わずか三十人ほどだ。しかも、退所者と連絡を取る場合には、細心の注意が必要だという。直接電話せず、メールを送ってかけ直してもらったり、センターの名称が入っていない封筒で手紙を送ったり……。会うのも自宅以外の場合が多い。

最近は高齢化した退所者が、頼れる兄弟や親戚がおらず、将来への不安から療養所へ再入所するケースもある。「戻らなくても大丈夫」と伝えたいが、自治体でさえ退所者を把握していない現状では、センターの存在など支援に関する情報提供が進んでいないという。

「なぜ、つらい過去を私たちに話してくれるんですか」

二〇一四（平成二十六）年十一月、大阪府松原市の府立松原高校。藤がいちょうの会の四人とともに訪ねて体験談を話している時、生徒が遠慮がちに質問してきた。

「差別があってはならないことを理解してほしい。味方が欲しいんや」と藤は答えた。本名を明かして話すべきかどうか、今も葛藤は続く。

「みんなに（カミングアウトするのを）恐れなくていいとは言うけど、簡単にはいかん」といちょうの会会長の宮良は言う。

「九十年近い隔離政策がそうさせたんや。固い殻を少しずつ破っていくには、サポートする人と時間が、もっといる」

夢の跡　歴史伝える責任実感

一九八七（昭和六十二）年三月、長島愛生園に設立された新良田教室は、三十二年の歴史に幕を閉じた。ハンセン病の新規患者が減り、最後は生徒も一人だけだった。

閉校式で高さ二メートルほどの石碑が除幕された。同窓会長で一期生の森元美代治（77）＝東京＝が卒業生から約百二十万円の寄付を集めて作った記念碑だ。

森元が碑に刻んだ「希望」という文字は校歌の歌詞から引用した。

〈緑の島は空晴れて　世界に続く瀬戸の海　理想は高し若人が　ここ新良田に結ばれて　学ぶ我等《われら》に希望あり〉

「隔離の島で夢をつかもうとしたみんなに通じる思いだった」と森元は言う。

森元は鹿児島県の喜界島出身。国立療養所・奄美和光園を経て新良田に進学した。卒業後、和光園から東京の多磨全生園に転園して予備校で勉強、慶応大へ入学を果たす。東京の信用金庫に就職したものの、四年後、病気が再発して全生園に再び入所した。社会復帰の夢は挫折したが、らい予防法廃止前に妻・美恵子（69）とともにインタビューを受け、実名で著書を出版。テレビ番組「徹子の部屋」にも出演した。回復者の世界的ネットワーク「IDEA」を日本で立ち上げた。

「新良田の仲間たちがいたからこそ頑張ってこられた」と森元は言う。

森元の同級生は多士済々だ。校歌を作詞した川島保（故人）は社会復帰後に、後遺症を悪化させて愛生園に再入所。しかし、七十歳を目前に再び大阪で一人暮らしに挑戦した。作家となり、文学賞を受賞するなど活躍した冬敏之（同）、ほかに大学教授や診療放射線技師もいる。

「みんな切磋琢磨《せっさたくま》できるライバル。彼らに負けてなるものかと、いつも思っていた」と森元は話す。

「隔離政策が続いていた時代に、高校が夢と希望を与えたのは間違いない」

閉校まで勤めた元教諭の横田は高校の役割を認めつつも「『らい予防法』がある社会では限界があった」とも指摘する。

転勤先の高校で校内イベントに長島の回復者を招きたいと考えた横田は、ハンセン病を理解するための講演会を同僚に提案した。当時は、ほとんどが治癒し、外出もほぼ自由だったからだ。だが、受け入れられなかった。

「現実と法律のギャップがあまりに大きかった」と横田。「法と矛盾したことを教えると、何が正しいのか生徒が分からず、教育上良くないとの意見が多かった」。回復者を招待できたのは予防法廃止（九六年）より後のことだ。

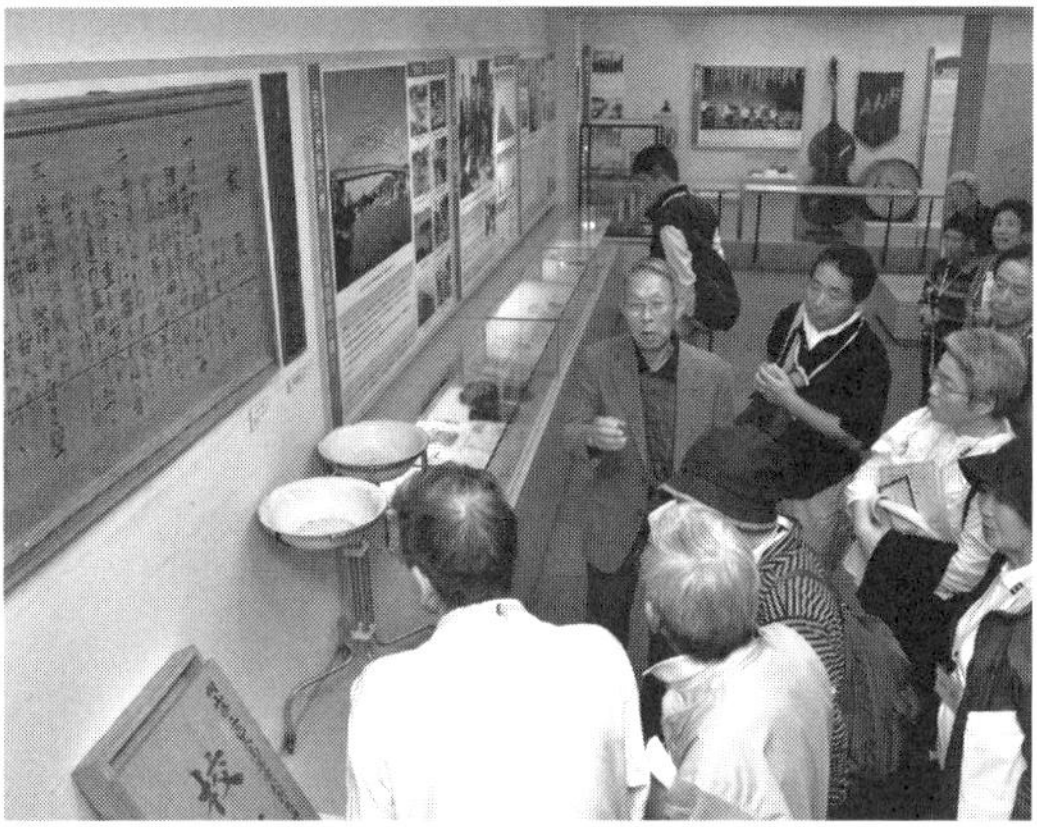

長島愛生園歴史館にある「新良田」の校歌の前で来館者に説明する横田。高校はなくなったが、証言を続けている

新良田教室は大半の校舎が取り壊された。残された講堂や寄宿舎の一部が〝夢の跡〟として残る。

「人生の一番楽しい時代をいまだに人に話せない。そうさせたものは何か」

当時を語れる回復者も少なくなる中、横田は元教諭として語り続ける責任を感じている。

交流《むすび》の家　宿泊施設建設 地元の壁

奈良市大倭《おおやまと》町。大阪のベッドタウンとして高級住宅地が広がる丘陵地の一角にその建物はあった。「素人が見よう見まねで造ったから、柱も生コンを入れ過ぎてむちゃくちゃ太い。頑丈にはなったけど」。コンクリートがむき出しの武骨な二階建ての施設「交流の家」を見上げ、矢部顕《あきら》（68）＝岡山市東区沼＝が苦笑する。

交流の家は一九六七（昭和四十二）年、学生団体「ＦＩＷＣ関西委員会」がハンセン病回復者の宿泊・交流施設として建設した。矢部は完成時、同志社大三年でＦＩＷＣ委員長を務めていた。

一階が談話室や風呂、二階は六畳と八畳の和室が二間ずつあり、最大四十人ほどが泊まれる。家族との再会、関西の会社の採用試験を受けるための宿として、療養所の中学や高校の修学旅行に……。らい予防法があった当時、回復者が何の心配もなく宿泊できる施設は貴重だった。

交流の家は矢部の先輩が計画し、四年を費やして実現した。その過程は隔離政策によってハンセン病患者が消えた社会に、あらためて差別の問題を投げ掛けることになった。

ＦＩＷＣはフレンズ国際労働キャンプの略。米国の団体を母体に、障害者施設や被差別部落などで働きながら社会問題を考える活動をしていた。関西、関東、広島、九州の四委員会に分かれ、今も続いている。

交流の家の建設には、きっかけとなる〝事件〟があった。群馬県のハンセン病療養所にいたロシア人青年が、東京で宿泊拒否に遭ったのだ。同志社大で教えていた哲学者の鶴見俊輔からその話を聞いた学生が「回復者が安心して泊まれる施設を造ろう」と提案した。「六〇年安保の挫折感が漂う中で、学生たちが新たな運動の在り方を模索していた面もある」と矢部は言う。

六三年から長島愛生園を定期的に訪問。当時の入園者自治会から全面協力の約束を得た。

土地も奈良市で福祉事業を展開していた矢追日聖《にっしょう》（故人）から無償提供を受けることができた。早速、工学部の学生が設計図を作り、六四年八月、現地で起工式を行った。

着工までとんとん拍子に進んだプロジェクトは、ここで壁にぶつかる。地元の反対運動だ。

「学生たちに土地を提供するのはやめてほしい」。数十人の農家が地主の矢追に直談判したのは、起工式の直後。ちょうど大手私鉄が一帯を大規模開発しようとしていた。「土地の値段が下がる」「この水が田に流れ込む」――。理不尽な理由だが、無視はできなかった。学生たちは工事をいったん中止し、一軒一軒理解を求めて回った。ハンセン病の専門医で京都大教授の西占貢（故人）やFIWC関東委員会OBで新聞記者だった筑紫哲也（同）にも協力してもらった。

話し合いは平行線をたどった。「君らは卒業したらいなくなる。困るのは残されたわれわれだ」。住民たちはそう主張した。追い打ちをかけるように奈良市長が「付近の開発を著しく阻害する恐れがある」と建設反対を表明する。

住民、行政一体となった反対運動で追い込まれた学生たち。だが思わぬ助け舟が出る。

変化　対等な関係を築く場に

「地元住民との調停を仲介したい」

奈良市で建設反対運動に直面したハンセン病回復者の宿泊施設「交流の家」。施設を計画した学生団体ＦＩＷＣ関西委員会に数人の市議から接触があったのは、一九六四（昭和三十九）年の暮れだ。市議らは長島愛生園なども視察して病気の理解に努めた。偏見に基づいた市長の反対表明に反発した動きだった。

できあがった調停案の骨子は主に二点。施設の名称を「宿泊所」から「社会復帰セミナーセンター」に変えることと、地元の承諾を得るまで回復者を泊めないことだった。

名称変更はあくまで印象を変える狙いで、影響も少なく了承した。ただ、地元の承諾については「日本で最初の差別センターになる」と強く拒否し、押し切った。六五年二月に調停は成立。反対運動が始まって半年が過ぎていた。

交流の家建設が再開された春、同志社大に入学した矢部は早速活動に参加し、資金集めのキャラバンに出発する。日本各地を巡り、街頭募金をしながらハンセン病の啓発を進める狙いだった。

国の関係団体から資金援助の申し出もあったが断った。「全て手作りすることで病気を深く理解し、自分の中の偏見や差別を克服しようとした」と矢部は強調する。

キャラバン隊は夏休みなどを利用し、九州から東北各地を一カ月ずつ回った。トラックに啓発資材を詰め込み、各地の療養所や公共施設に泊まった。街頭募金で年配の人から「怖い病気だと知っているのか」と聞かれたこともある。正しい知識を伝えるチャンスと捉え、治る病気になったことを説明した。

患者が隔離されて久しい時代。ハンセン病はニュースにもならず、なじみの薄い病気になっていた。大半の人は問題に無関心だった。

交流の家建設には療養所の入所者も参加した。

長島愛生園の石田雅男（78）は一週間泊まり込みでセメントを練ったり、資材を運んだりした。夜は学生と同じ湯船に入って背中を流し合い、車座で議論もした。

石田は、若いころ病歴を隠して働きに出ていた大阪から愛生園に戻る際、親友に事実を告げなかったことを悔いていた。『いつまでも恐れていてはいけない。自分たちも変わらねば』と、学生たちからあらためて気付かされた」

六七年七月、交流の家は完成し、さまざまな交流活動を展開。中でも関西の大学生と回復者による囲碁将棋大会は二十回も続いた。「手が不自由な回復者が碁石をスプーンで置くのに学生は驚いていたけど、すぐに慣れた」と矢部は笑う。

「おむすびでも食べながら交流を深め、結び（絆）をつくろう」と名付けられた交流の家。「救らい思想」にみられる患者への同情や哀れみではなく、対等な関係を築こうとした。

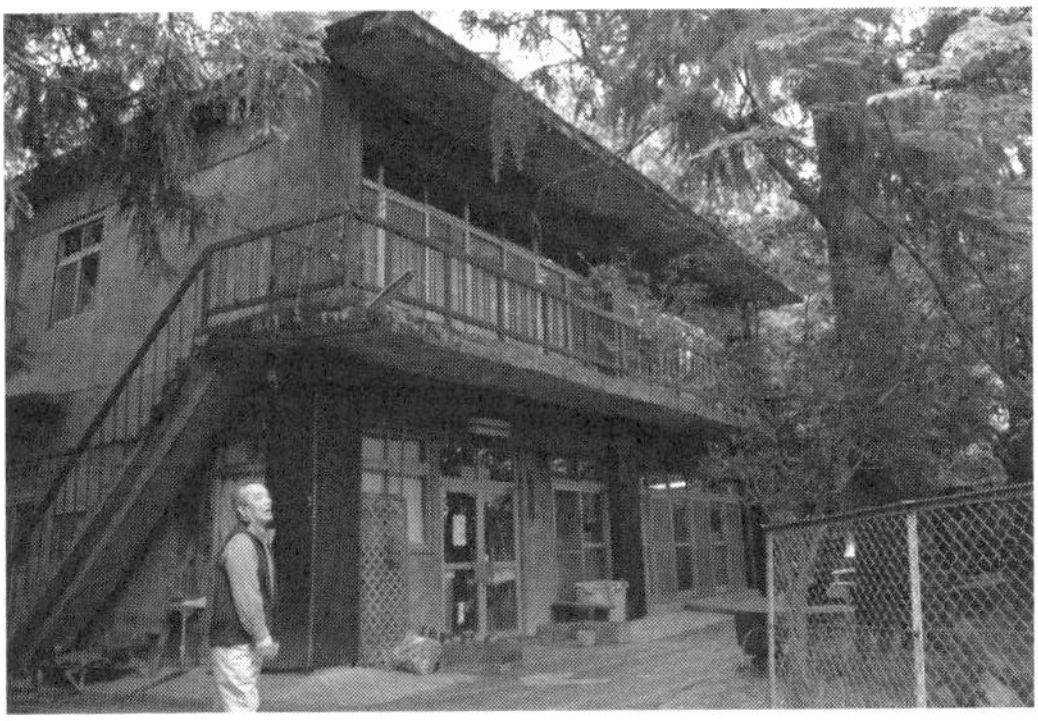

交流の家の前に立つ矢部。完成時に植えた樹木が成長し、施設を覆う

「隔離の時代に、少しは『種』をまいたかな」と矢部。ただ、社会にもっとそんな場が増えなければいけなかった、とも思う。

外来　一人でも多く社会生活を

ハンセン病が再発したのは、大阪でマイホームを建てたばかりのころだった。

「もう終わりかなと絶望的になった」

京都市・鴨川沿いに立つ京都大病院。外来棟三階の皮膚科で診察の合間に男性（81）が振り返る。

男性は一九七〇（昭和四十五）年ごろ、長島愛生園を退所。園内で知り合った女性と結婚し、大阪の運送会社で働いた。十数年後に受けた検査で再発が判明、再入所を覚悟した。

そんな時、愛生園時代の担当医で、当時、兵庫県立尼崎病院に勤めていた尾崎元昭（72）から手紙が届いた。「療養所に戻らなくていい。私がいる病院に来なさい」

男性の自宅から電車で約十分。月に一回、半日だけ仕事を休んで通い、飲み薬を服用した。二年後には治癒し、会社も辞めなくて済んだ。

「偽名まで使って仕事してたからね。病気を隠さず話せる場としてもありがたかった」。男性は今、尾崎が後に移った京都大病院へ三カ月に一回通っている。

尾崎は六八年に京都大医学部皮膚科学教室に入局。療養所以外でハンセン病患者を治療していた数少ない施設の一つ「皮膚病特別研究施設」にも所属した。施設は皮膚科から独立した建物だった上、通りから見えないよう、高さ二・五メートルの塀で囲われていた。

「治る病気になったはずなのに……」。違和感を覚えた尾崎だが、自身も一年後、愛生園に転勤する際、運送業者に荷物の運搬を断られ、施設が周りからどう見られていたかを痛感した。

愛生園で働き出すと、今度は、治っても島で暮らさざるを得ない人たちの実態に衝撃を受ける。「一人でも多く社会で生活できるようにしたい」

七七年に京都大病院に戻った尾崎は、八二年に特別研究施設が皮膚科に統合されると、ハンセン病患者の治療を本格化。二年後に移った尼崎病院でも独自に外来を始めた。

隔離政策下での外来治療は苦労の連続だった。療養所内だと治療費は国から全額出るが、一般外来は患者の自己負担で健康保険も使えない。やむを得ず別の病名を付けた。一般病院ではなかなか手に入らない薬も多く、愛生園から特別に融通してもらった。

京都大でのハンセン病治療は戦前、絶対隔離を推進した愛生園の初代園長光田健輔に異

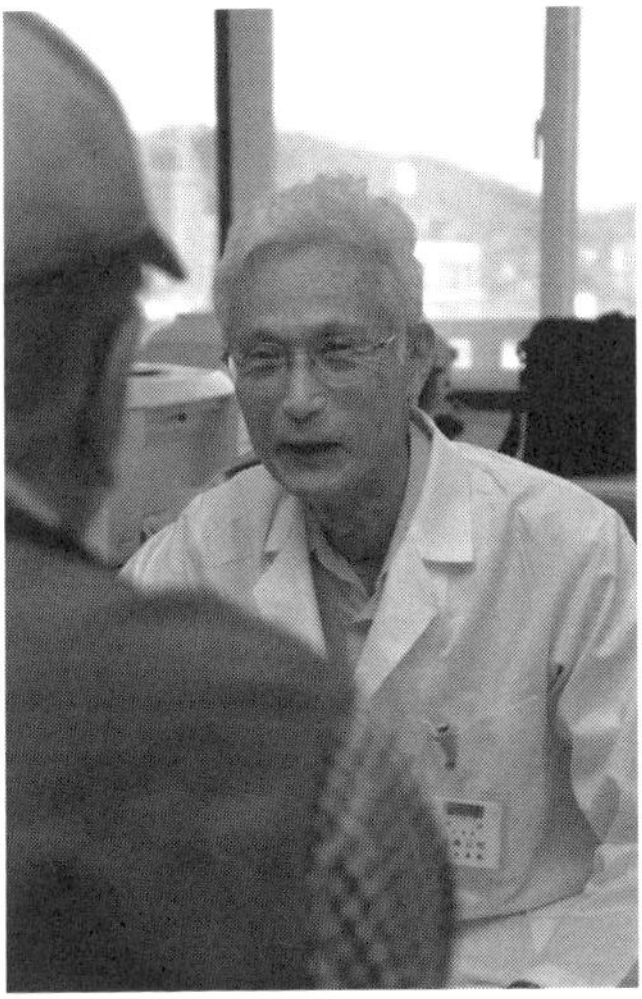

ハンセン病の回復者を外来診療する尾崎。病歴を隠した人を今も多く診ている

を唱え、学会で批判にさらされた小笠原登助教授（一八八八〜一九七〇年）をルーツとする。ほかにも東大や大阪大、東北大などでも外来治療は続けられたが、詳しい実態はあまり知られていない。尾崎が関わった特別研究施設は、皮膚科に統合後に取り壊され、跡にはあずまややベンチが残るのみだ。

皮膚科に訪れるハンセン病の「元患者」たちは、秘密におびえながら暮らし続けている。「もっと早く外来中心の『普通の病気』になっていれば……」。定年をとうに過ぎた今も支え続けねばならない人は多い。

ジレンマ　社会復帰遠ざけた予防法

「大阪の梅田駅で夕方、ラッシュアワーの人波の中にいるのが何とも言えず好きやった。外で生きているなって実感できてね」

邑久光明園の入所者榎本初子（73）は一九五九（昭和三十四）年から約十年間、夫（80）と共に関西で暮らした。十二歳で入所して以来、窮屈さを感じてきた榎本にとって解放感に満ちた日々だった。

時代は高度成長期。運送会社に勤める夫の収入は右肩上がりで増えた。会社の寮では家族同士仲が良く、一緒によく食事もした。

だが、過労がたたり、夫婦ともに病気が再発。療養所に再入所せざるを得なくなった。周りには「田舎に帰る」とだけ伝え、詳しい理由も場所も言わなかった。

「水くさい」と責められてつらかった。引っ越しは夜遅くにした。「みじめやったな。うそにうそを重ねて夜逃げ同然で……」

光明園に戻ると「隠さなくていい」という安心感からか、数年で病気は落ち着いた。「精神的なものの大きさをつくづく感じた」と言う。

五三年のらい予防法改正以降、国の隔離政策とは裏腹に、治療薬の普及と高度成長の追い風で社会復帰者は大幅に増えた。全患協（現・全療協）の調査では、五六年から二十年間で国立十三園と私立三園を合わせ、その数は約二千七百人に上る。

一方で社会に出た後、療養所に戻った人も多い。病気を隠して暮らすのは、さまざまな困難を伴ったからだ。

「偏見・差別を助長する予防法を改正すべき」。六三年、全患協は強制入所を改めることや汚染物の消毒規定廃止、退所者支援の法文化などを求める要請書を厚生大臣に提出。改正は実現しなかったものの、七〇年代から八〇年代にかけて予防法の議論はたびたび起きる。

ただ、全患協も容易に抜本改正や廃止を求める運動に踏み切れない事情があった。

「もう一度外へ出ようとは思わなかった」。光明園に戻った榎本は言う。

生活の場が大部屋から個室に変わり、入所者による重症者看護がほぼなくなるなど療養環境が大幅に改善されていた。加えて社会で一から出直すには厳しいとも感じていた。

「入所者の高齢化に伴い、将来の生活の場をどう守るかが大きな課題になった」と光明園の元自治会長の望月は言う。

望月が会長だった七六年、全患協の方針に基づき、園内で予防法改正を検討する研究委員会をつくった。その答申書では予防法を〈基本的態度として改正もしくは廃棄すべき〉としつつも、社会的偏見・差別の根強さに加え、運動で勝ち取った療養所の「福祉」を考慮すると〈全会員の合意を得ることが困難〉とした。

「予防法を盾に厚生省は療養所の予算を獲得していた。〝根拠法〟をなくせば、療養所がなくなるとの懸念が拭えなかった」と望月。八〇年代には高齢化社会の到来に伴う行財政改革の議論が本格化して、その不安はますます強まり、全患協も法改正をめぐって賛成派と慎重派の意見が鋭く対立した。

〈一律背反に悩まされつづけてきたことを付記したい〉。光明園の答申書はこう結んでいる。

長年の隔離政策が生んだジレンマは九六年の予防法廃止まで解消されず、結果的に社会復帰の道を遠ざけることにもなった。

インタビュー

対策法 取り締まり的狙い

愛媛大法文学部准教授・鈴木 静

――日本がハンセン病患者の隔離政策を導入する際に参考にしたとされるノルウェーの研究をしている。

ハンセン病問題に関する国の検証会議で、委員の長島愛生園入所者・宇佐美治さんの研究助手を務めた。隔離政策が始まった経緯を調べるうち、日本が参考にしたとされる「ノルウェー方式」を詳しく知りたいと思い、現地の公文書館やハンセン病博物館などをほぼ毎年訪問するようになった。

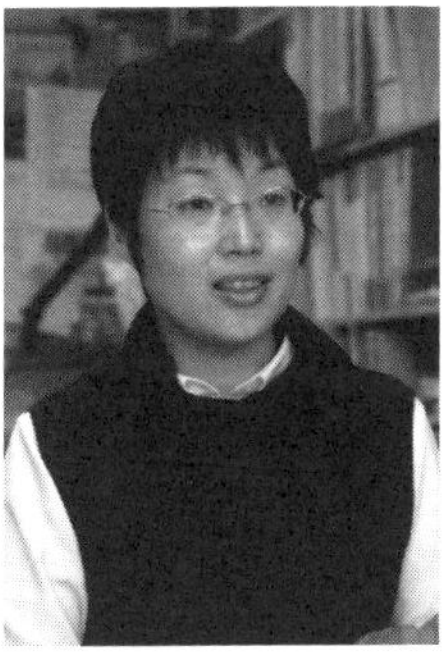

すずき・しずか　福島大卒業後、金沢大大学院社会環境科学研究科博士課程を単位取得退学。愛媛大講師を経て2006年から現職。社会保障法が専門。日本社会保障法学会理事。福島県出身。

――日本との違いは見えてきたか。

ノルウェーでは医師のハンセンが「らい菌」を発見した十九世紀後半、患者を隔離する法律ができた。ただ、病状が悪化した患者は入院を必要としつつ、その場合も、家がなく放浪する貧困者は絶対隔離、その他は患者の同意に基づく任意隔離だ。隔離施設もへき地ではなく街中にあった。

患者発生動向などの疫学調査を踏まえ、個々の状態に応じた対策が取られていた。

――ノルウェーの対策は一八九七（明治三十）年の国際会議で成功例として報告された。日本もそれに倣ったのではないか。

一九〇七年に最初のハンセン病対策法「癩予防ニ関スル件」が成立するまでの帝国議会の審議を見ると、患者を文明国日本にふさわしくない「国辱」と捉え、外国人の目に触れないようにするなど取り締まり的な狙いが強調されている。

法案提出者が警察関係者だったこともあるが、ノルウェーと異なり医学的根拠が乏しい議論だ。この段階では隔離の対象は放浪患者だったが、その後、全患者を収容する絶対隔離へ突き進むことになる。

――なぜ、取り締まり的な側面が強まったのか。

当時の公衆衛生対策でハンセン病は、コレラやペストなどの急性感染症に比べ優先順位が低く、これといった対策がなかった。

後に長島愛生園を立ち上げる医師光田健輔はノルウェー方式を知っていたが、「恐るべき伝染病」など と危険性を過度に強調している。国を動かすため、あえて不安をあおったのではないか。

――そこまでする必要があったのか。

なかったと思う。社会的にインパクトの強い出来事がないと必要な対策が取られないのは日本の医療政策全体の課題。例えば精神科病院は戦後、一般病院に比べて医師の配置基準や診療報酬が著しく低く抑えられ、早期治療と社会復帰の取り組みが立ち遅れた。精神科の長期入院は国際的にも際立っているが、思い切った対策が打たれていない。

――日本とノルウェーの人権意識の違いもあるのか。

らい菌を発見したハンセンは後に患者に無断でらい菌を移植した疑いで刑事訴追され、診療行為が禁じられた。世界的な発見をした医師でも患者の人権を侵害したために医師生命が絶たれた。

ノルウェーではこれを機に、患者の権利擁護の法整備が進んだ。この事件は詳細な記録が今も保管されており、失敗を隠すことなく直視し、教訓を得ようとする姿勢を感じた。

――日本が学ぶ点も多い。

私がノルウェーを訪問した際、国立公文書館などが公園でシリア難民などの写真パネル展をしていたことがある。難民の収容施設での生活状況などを紹介して「これは人権侵害か」と問いかける内容。目の前にある現実を肯定も否定もせず、提示して考えてもらう活動が自然に行われていた。

「差別は駄目」と教えるだけでは深い理解につながらない。ハンセン病療養所などに行き、入所者と話すことで差別を自分の問題として捉えることができる。

過去に学びながら現代の人権課題を考えることが大切だろう。

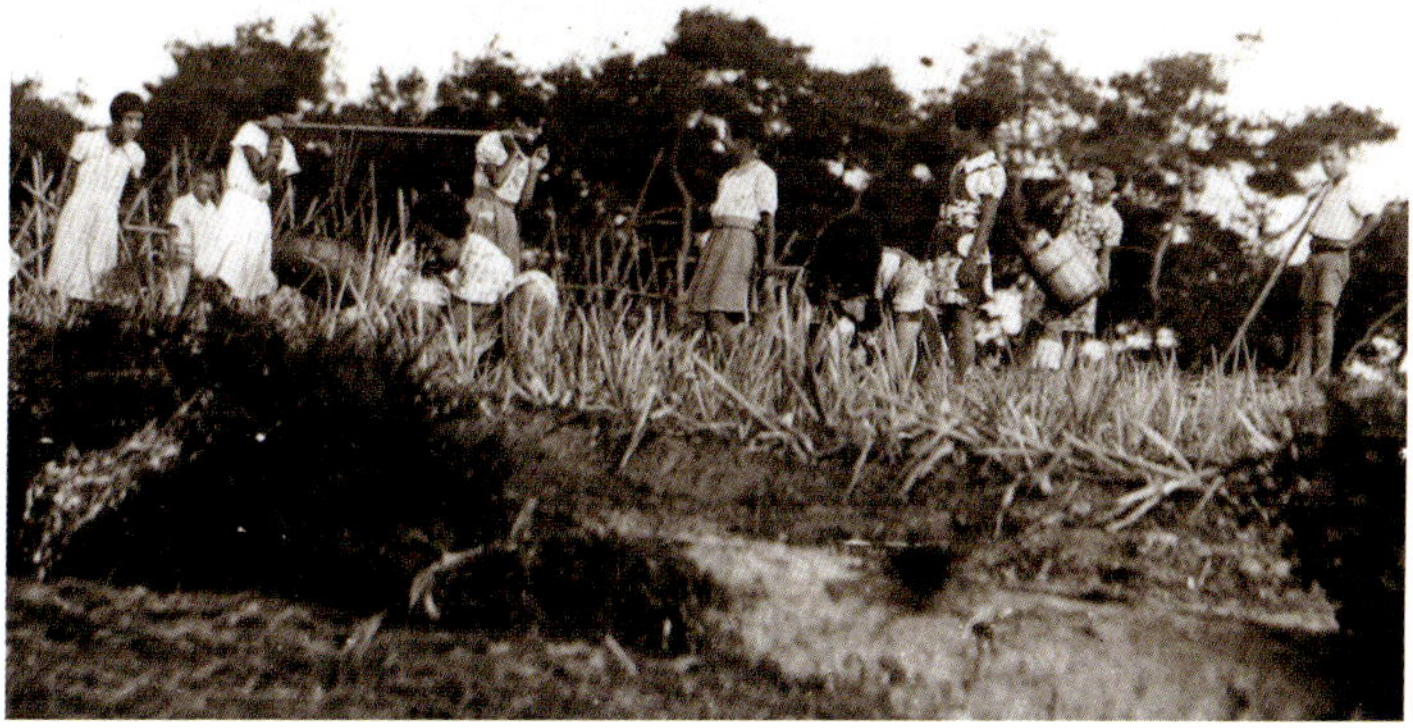

開墾した果樹園で働く子どもたち（年代不明、長島愛生園提供）

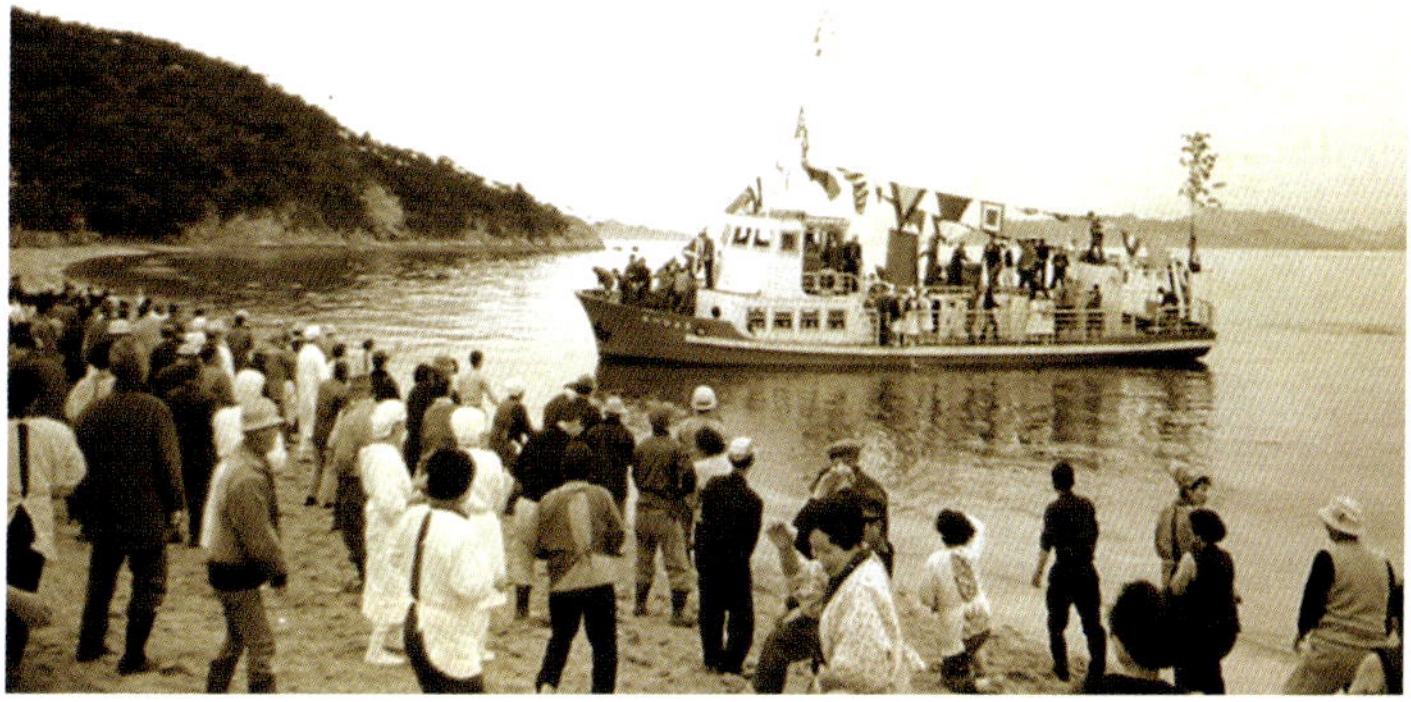

新造された官用船「せいしょう」の進水式（1968年3月26日。大島青松園入所者自治会提供）

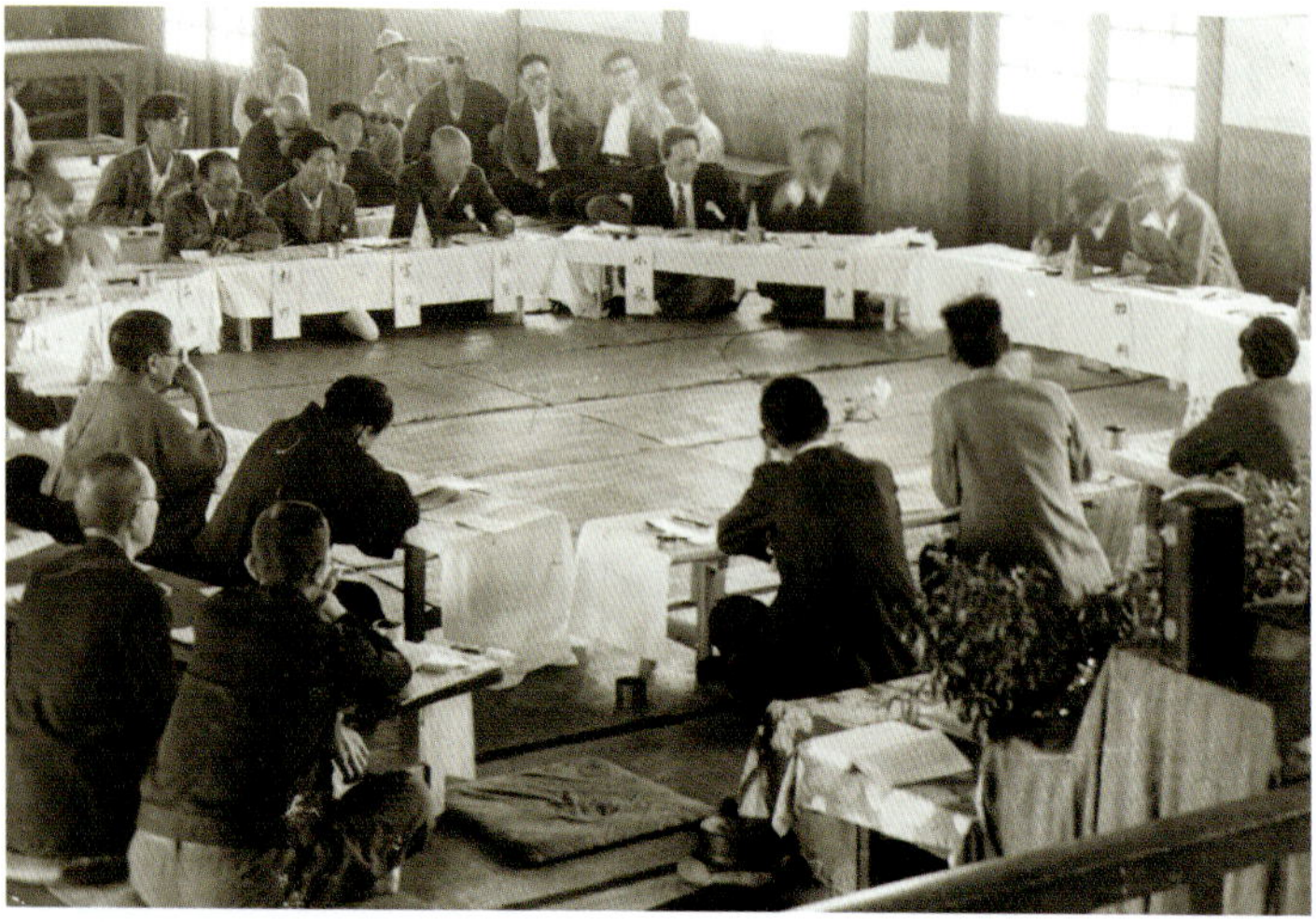

療養環境の改善や癩予防法改正などを話し合った全癩患協の第1回支部長会議（1952年5月、東京・多磨全生園。国立ハンセン病資料館提供）

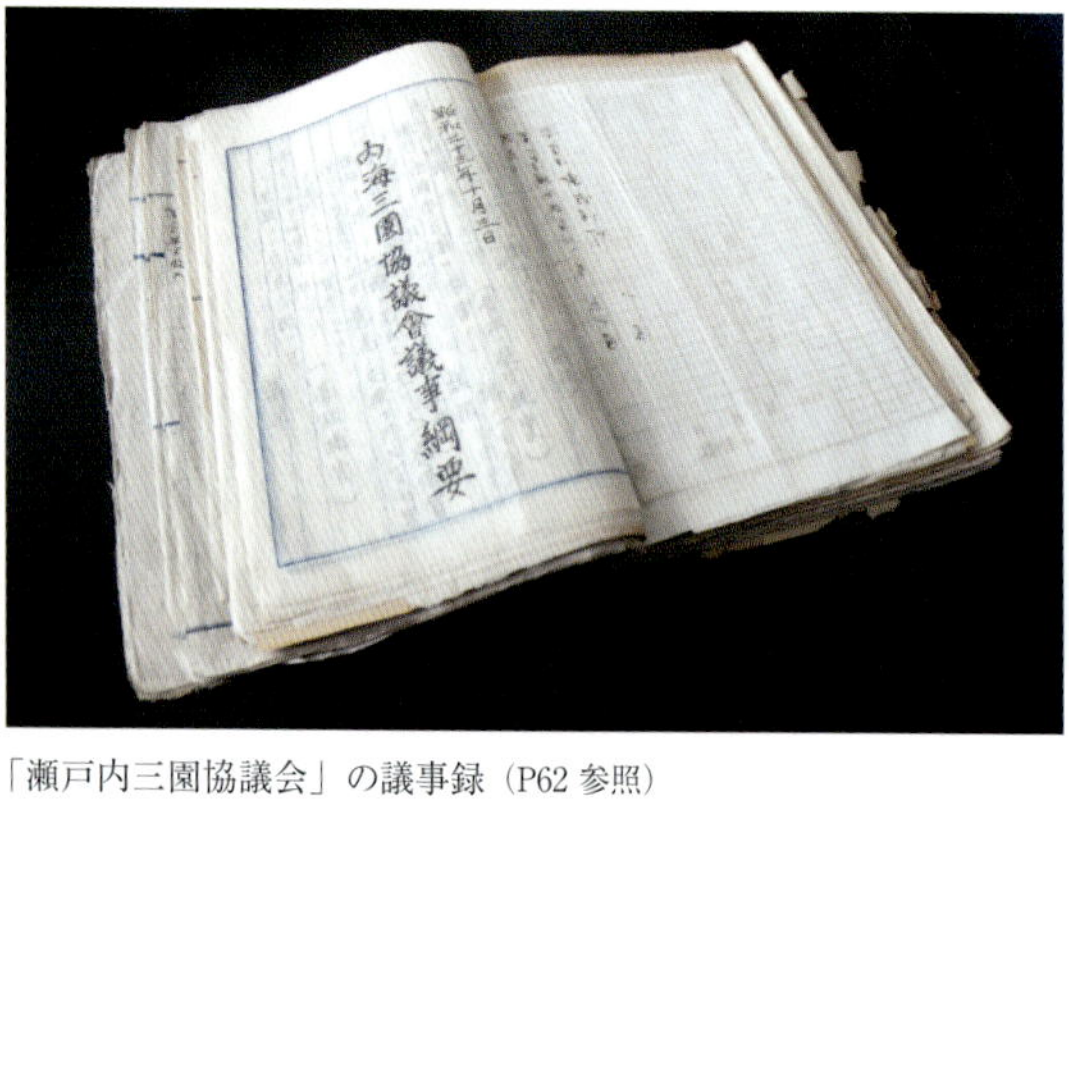

「瀬戸内三園協議会」の議事録（P62参照）

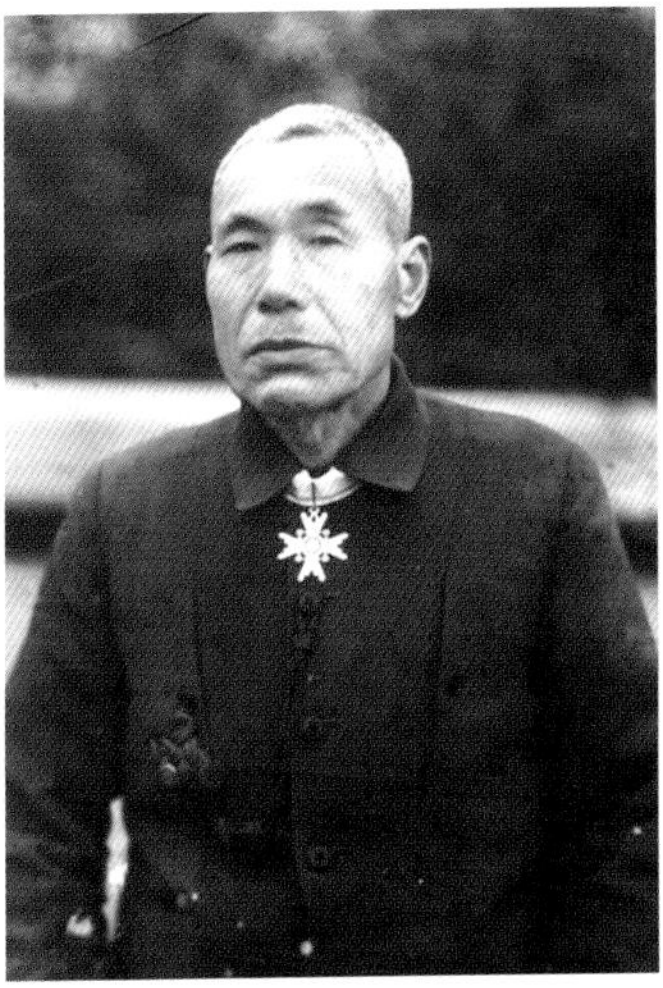

日本のハンセン病患者隔離政策を推進した光田健輔《みつだけんすけ》（1876—1964）。1951年、宮崎松記《まつき》菊池恵楓園長、林芳信《よしのぶ》多磨全生園長と国会で隔離強化の必要性を訴え、時代に逆行した発言が各地の療養所入所者の反発を招いた

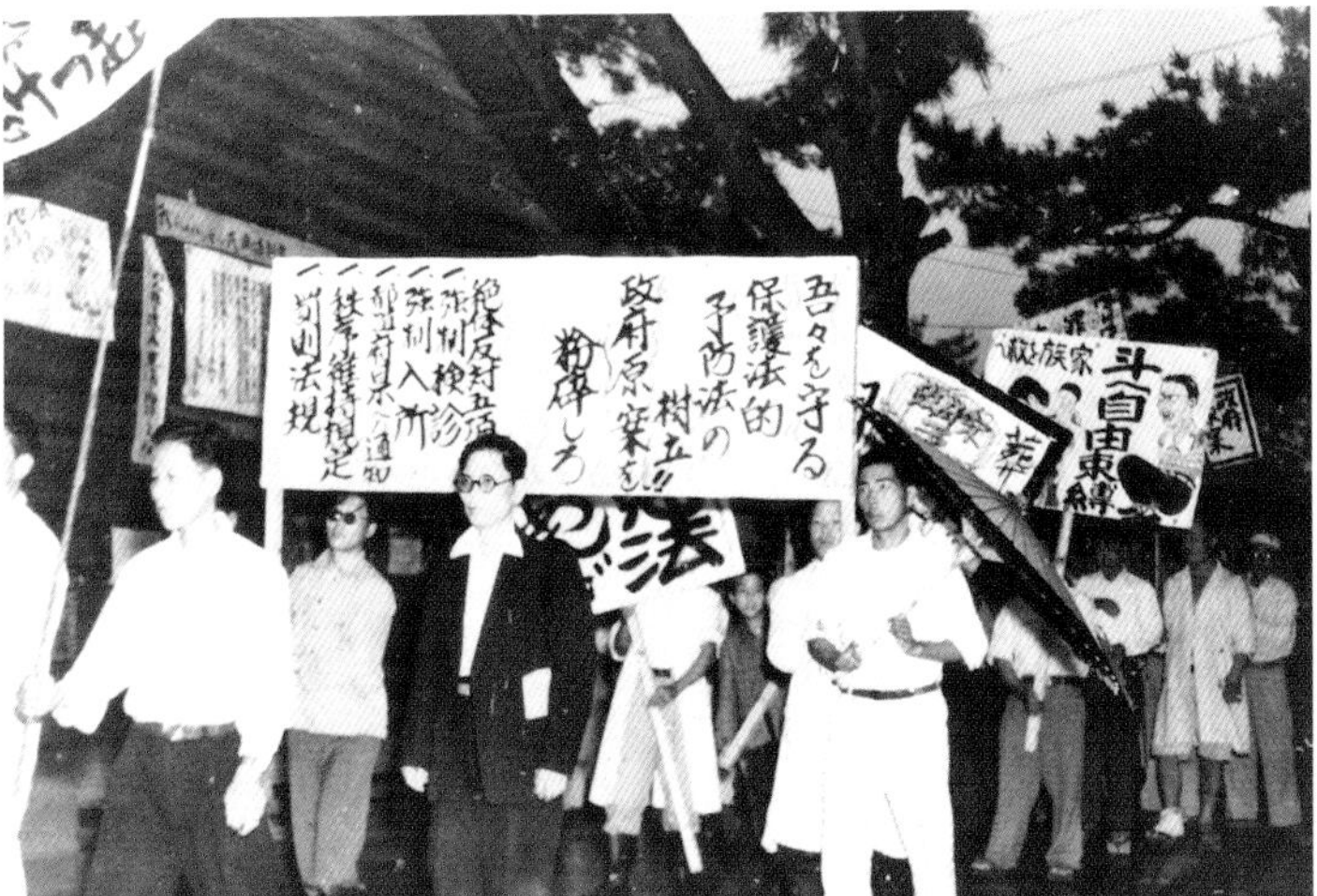
吾々を守る
保護法的
予防法の
樹立!!
政府原案を
粉砕しろ
一 強制検診
一 強制入所
一 罰則法規

新しいらい予防法への反対を訴えながらデモ行進する大島青松園の入所者（1953年6月。P66参照。国立ハンセン病資料館提供）

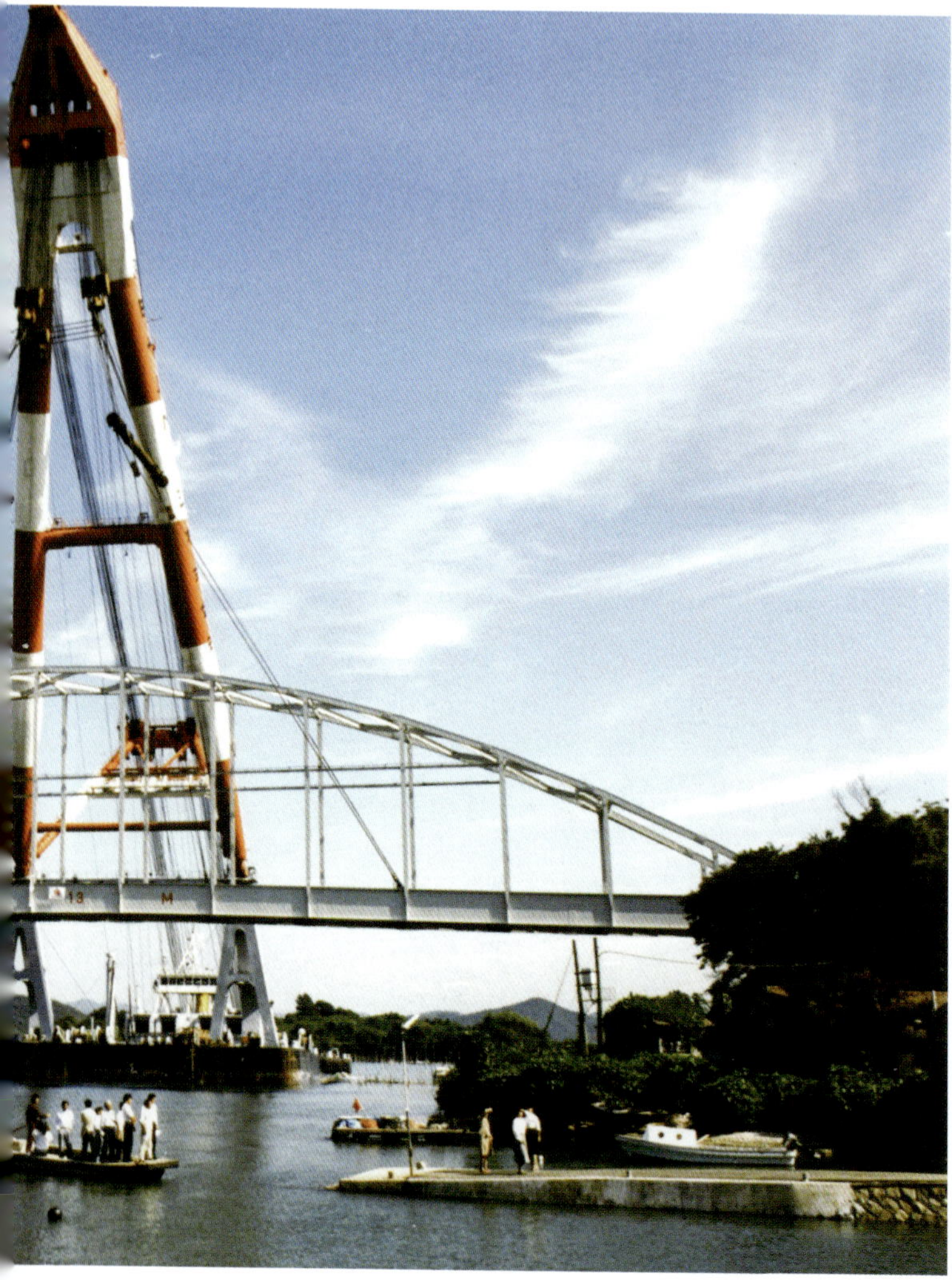

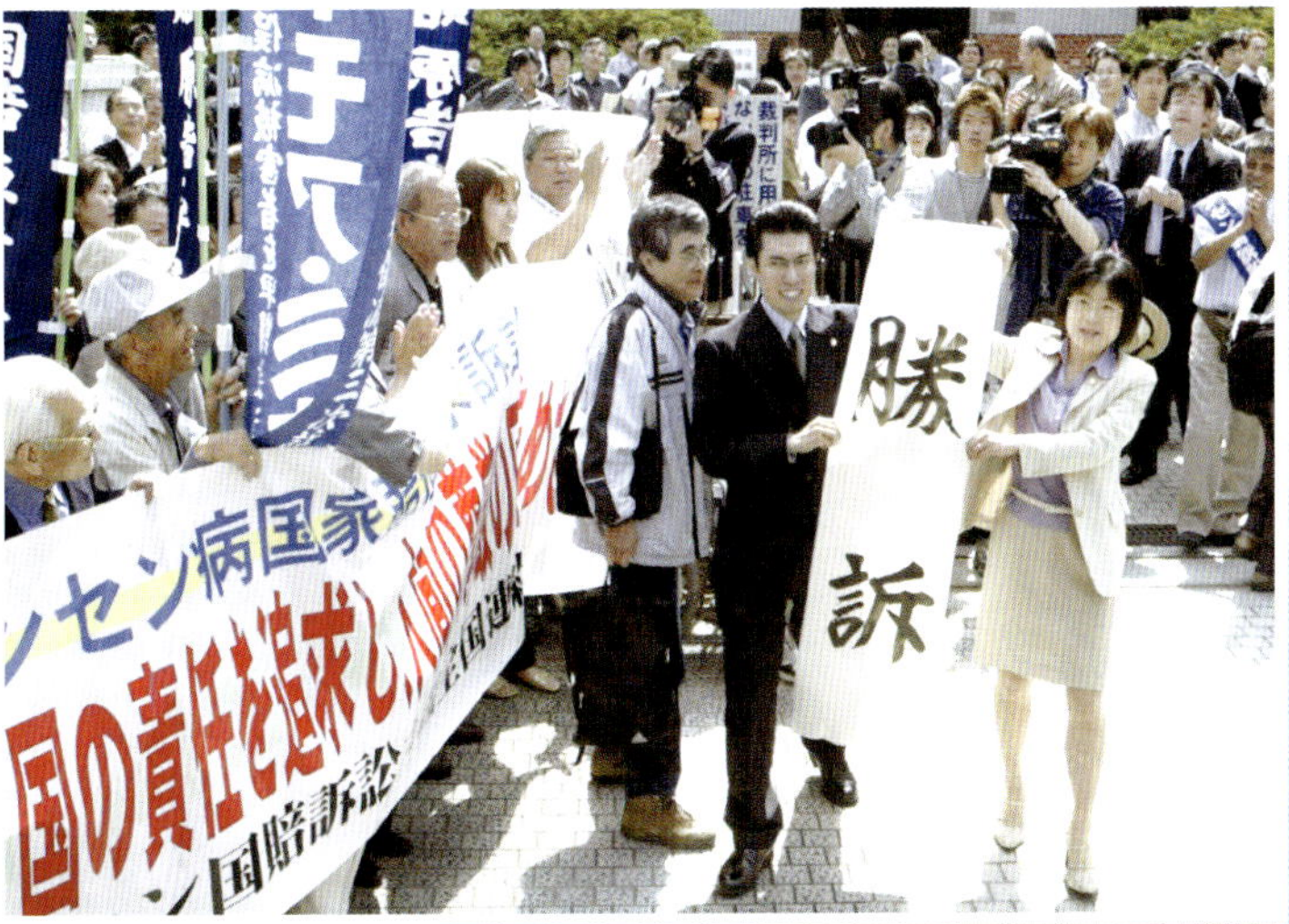

判決言い渡しを受け、熊本地裁前で「勝訴」の垂れ幕を掲げる弁護士（2001年5月11日。写真提供：共同通信社）

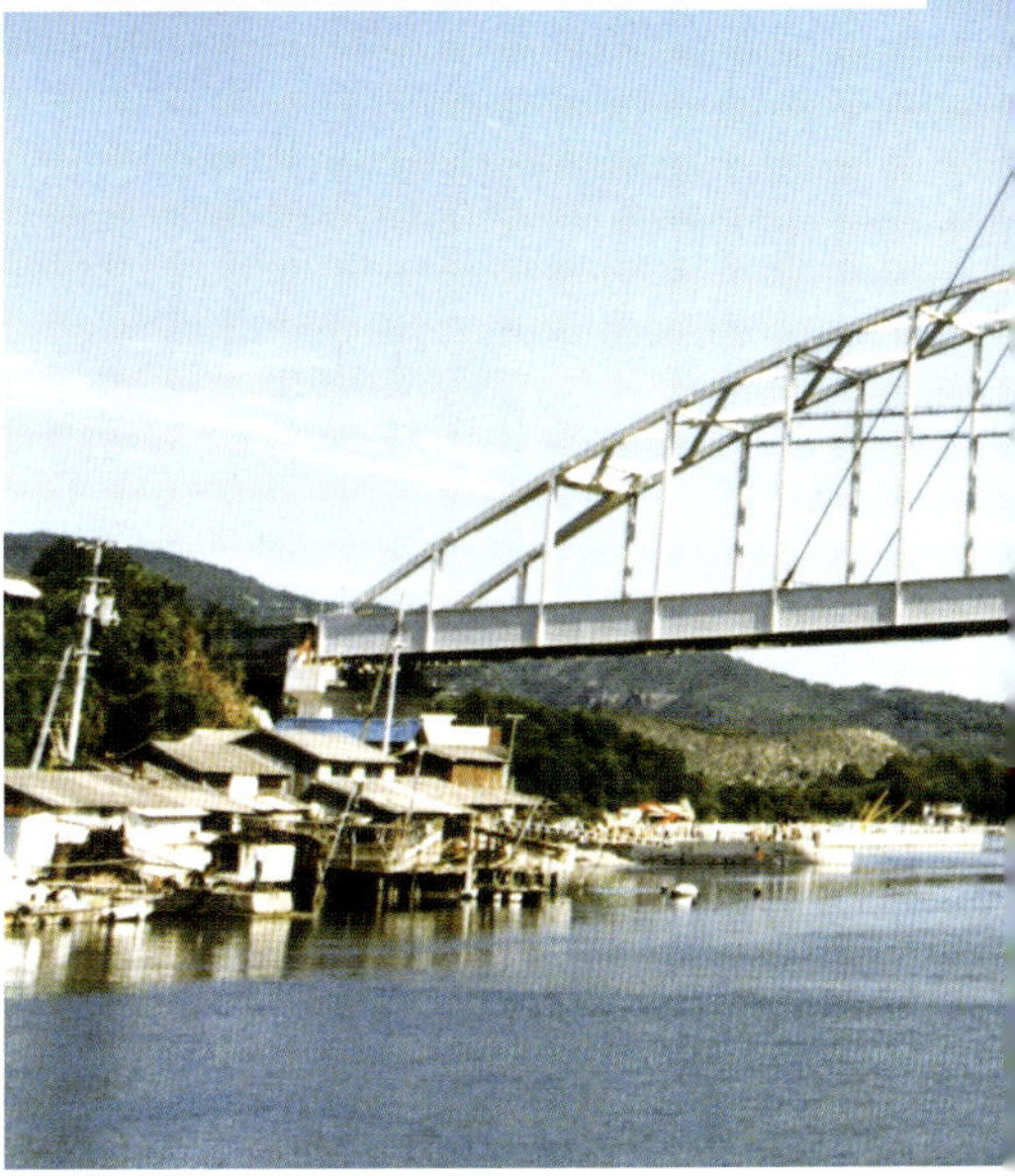

1987年、橋桁をつり下げ、長島の沿岸を通るクレーン船。多くの人が、長島と本土がつながる歴史的な瞬間を見ようとした（長島愛生園提供）

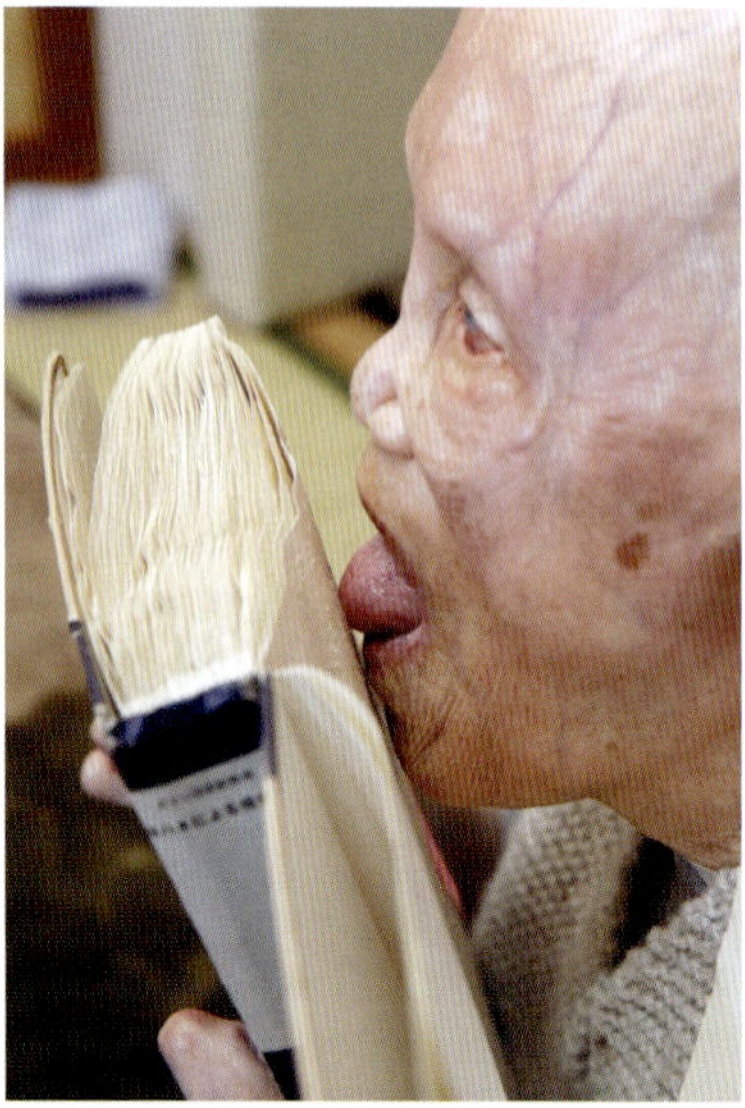

点字の聖書を「舌読」する邑久光明園の金地慶四郎。入所者の一人一人が計り知れない努力を重ねて苦難を乗り越えてきた（P48 参照）

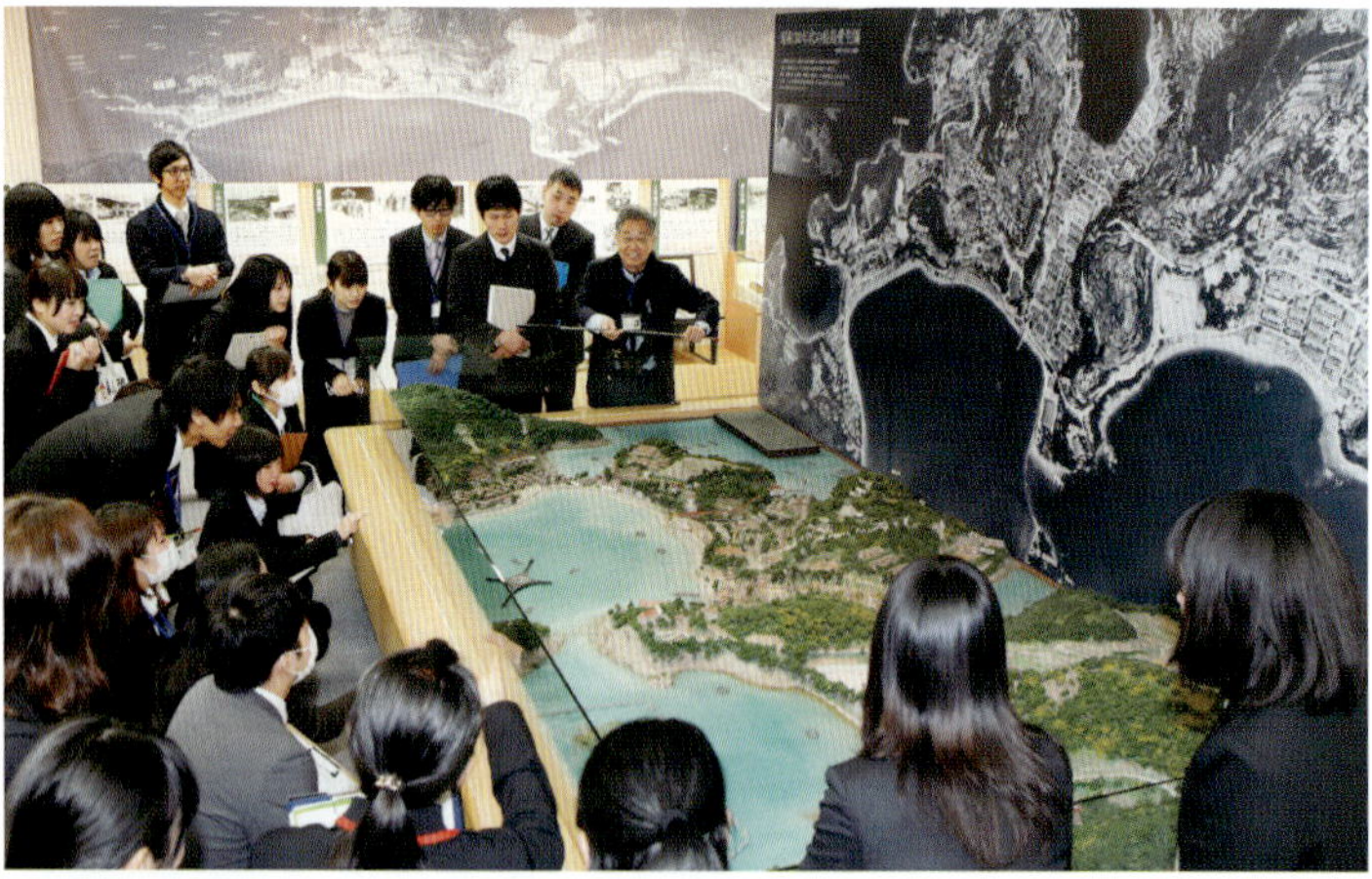

長島愛生園歴史館にある模型の前で、熱心に説明に聞き入る来館者。過ちを繰り返さないために、次代を担う若者にハンセン病問題は語り継がれる

第4部　光放つ人々

隔離政策の下、ハンセン病の治療薬が普及しても社会復帰を果たせなかった療養所入所者の中には、優れた音楽や文芸を生み出し、社会とつながった人も多くいた。

第4部は、懸命に生きる意味を探し求め、社会に発信した人たちを見つめる。

青い鳥楽団　人間らしく生きる目標

緞帳《どんちょう》が上がり、軽快なハーモニカの音色が流れ始めると、客席のあちこちから歌声が聞こえてきた。

〈探し求めた青い鳥　今此処《ここ》にみるこの集い　いざ友よ悩みをのり越えて　歌えば楽しく愛生の空に　いのちの翼が羽搏《はばた》くのだ〉

一九七五（昭和五十）年十月、東京・有楽町の第一生命ホール。長島愛生園のハーモニカバンド「青い鳥楽団」の演奏会は、冒頭の「青い鳥行進曲」から観客と楽団が一体となった。

「大勢いたんだろう。雰囲気で分かった」

堀川武（84）は拍手を送る観客たちを、その目で確かめることはできなかった。視力を失っていたからだ。他のメンバーも全盲や弱視だった。

らい予防法によるハンセン病患者の隔離政策が続いていた時代。東京のど真ん中での公演は、約八百人が詰め掛け盛況だった。結成から二十年余り。青い鳥楽団は社会へ大きく羽ばたいた。

楽団の発足は五三（同二十八）年十一月にさかのぼる。予防法改正の直後で、愛生園では国会で隔離政策の必要性を訴えた初代園長光田健輔の責任を追及する革新派と園長擁護派が激しく対立、ぎすぎすした雰囲気が漂っていた。

「園内を明るくできないか」。楽団の設立を呼び掛けたのは、不自由者棟で暮らす前畑三郎（故人）だった。

前畑には思いがあった。ハンセン病が進行し、目や手に重い障害を負った人は軽症の入所者の介助を受けて暮らしている。何かと見下されることが多く、予防法の改正運動をめぐっても蚊帳の外に置かれていた。

「このままでは駄目になる。人間らしく生きる目標を持とうじゃないか」

前畑に賛同した十一人が集まった。リーダーには目が見えなくなる前に園内の別の楽団で活躍していた近藤宏一《こういち》（故人）を担ぎ出した。

近藤の著書には、楽団スタートに向けた思いが記されている。

〈奇想天外であり半ば不安だった〉。近藤はそう振り返りつつ、音楽に活路を見いだそうとする仲間たちを〈飢え乾いた鹿が谷川の水にかけ寄る姿〉と例え、可能性も感じていた。

「幸せの青い鳥」から名付けた楽団だが、メンバーはほぼ音楽経験ゼロ。しかも、持ち寄ったハーモニカは音程が狂っていた。新品を買う予算もなく、たばこを我慢してお金をため、徐々に買いそろえた。

ハンディも立ちはだかる。近藤は楽譜を読めたが、視力を失い、曲がった手の指はまひで感覚がない。点字の楽譜を舌先で読み、それをドレミに直してカセットテープに吹き込み、メンバーに配って覚えさせた。手が不自由なメンバーのため、ハーモニカの両端を板で挟んで持ちやすくする器具も考案した。

初演は五四（同二十九）年一月の園内の盲人会総会。「ふるさと」など五曲を演奏した。「楽器は落とすし、間違えるし……。でも懸命な姿に心を打たれた」。愛生園の元看護師で後にマネジャーを買って出る上田政子（89）＝松江市＝は振り返る。

演奏は予定時間を超え、アンコールも受けた。園から正式なサークルに認められ、活動費も出るようになった。「俺たちにもできる」。ささやかな演奏会だったが、確かな手応えを感じた。

生きがい　外の世界へ導いた音楽

開演前はいつも緊張でハーモニカを持つ手が震え、口の中がカラカラに乾いた。唾液が出なくなると、滑らかな演奏ができない……。

「押しつぶされそうな重圧だったけれど、実は心地よくて。それまで味わったことのない感覚だったな」

長島愛生園の青い鳥楽団メンバーだった堀川は懐かしむ。楽団は初演以来、園内で評判となり、

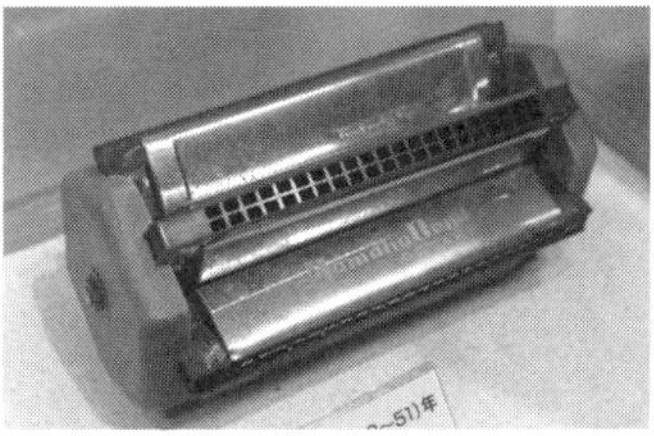

楽団で使用されたハーモニカ。複数のハーモニカの両端を板で挟み、不自由な手でも持つことができるように工夫された

定期演奏会に加え、文化祭などにも出演。曲目も童謡から歌謡曲、クラシックまで幅広く、一九七六（同五十一）年の活動休止までに、レパートリーは三百曲を数えた。

練習は厳しかった。全盲の楽団長・近藤はミスを絶対見逃さない。「十数人が演奏しているのに、誰が音を間違えたか指摘してくる。天才だと思った」。激しく怒られることもあったが、必死に食らいついた。

堀川たちが音楽に向ける情熱の背景には、園内で「座敷豚」とさげすまれた悔しさがあった。

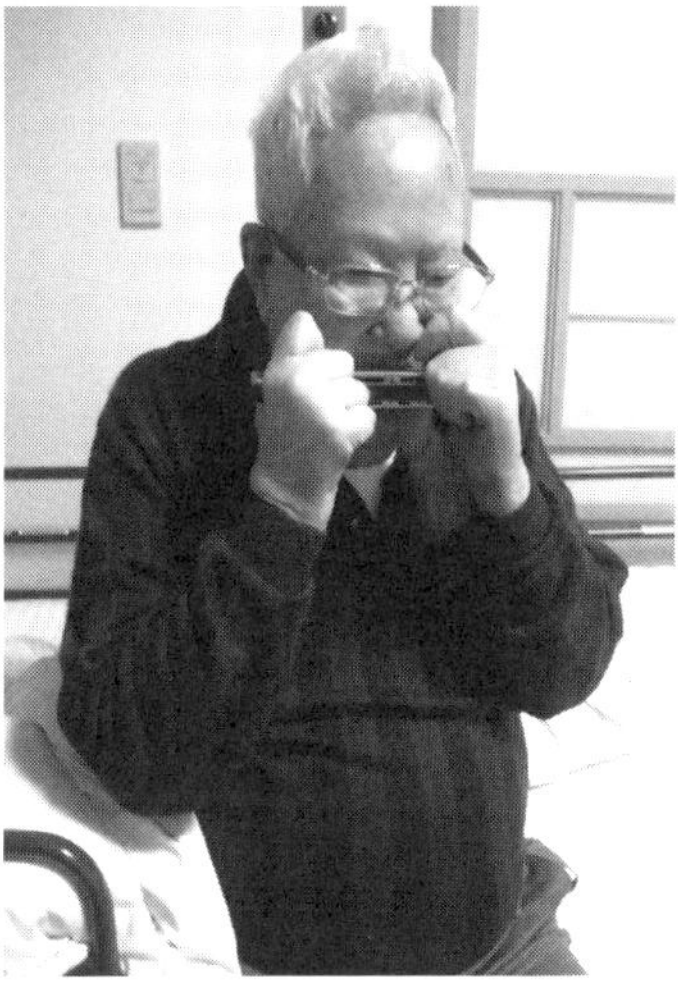

愛生園の居室でハーモニカを吹く堀川。青い鳥楽団に入り、生きがいを見つけた

高知県出身の堀川は五一（同二十六）年に入所した。翌年に左目を失明、右目も弱視になり、介助が付く不自由者棟に移ることになった。

当時、職員が不足していた愛生園では入所者が仕事に就くのが当たり前だった。体が不自由になった人も軽症者が世話をする。患者が働かなければ、園の運営が成り立たないハンセン病療養所ならではのことだ。

「食べさせてもらうだけの座敷豚」――。同じ入所者のそんな蔑視の気持ちが透けて見えたことがある。寮に世話に来た軽症者が、堀川が食べ終えた食器と自分の食器とをあえて重ねず、別々に片付けた時だ。

「わしらは汚いか」と思わずかみついたが、「世話を受ける身」ではそれ以上何も言えなかった。

だが、音楽の世界は違う。上達すればするほど、聴衆から大きな反応が返ってくる。猛練習の先にある喝采に「生きている」と実感した。

六七（同四十二）年、楽団は初めて園外で演奏会を開く。場所は愛生園の非常勤医師が勤めていた大阪府茨木市の精神科病院。前年に奈良県の寺から招待されたが、堀川ら二人がらい菌検査で陽性となって実現しなかったこともあり、団員たちは意気込んでいた。

「入院患者と職員対象の演奏会だったが、施設の外に行くことは、広い海に出るような解放感があった」

伏見次男は懐かしむ。伏見は十五歳の時に愛生園に入所。間もなく視力を失い、手や口にまひが残った。故郷の三重県には一度帰ったきりで、家族とは音信不通。重い神経痛に苦しみ、何度も死にたいと思った。

楽団と出合ったのはそんな時だ。戦死した兄の形見のハーモニカがたまたま手元にあった。「兄が導いてくれた」と運命を感じた。

楽団は学生団体「ＦＩＷＣ関西委員会」などの支援で、その後も大阪、京都、名古屋へと遠征を重ねた。演奏会が縁で伏見に文通相手ができるなど、音楽はメンバーを島の外の世界へと連れ出した。

〈癩は死の淵《ふち》に立たせると共に生の丘にも登らせた〉。近藤が後に語った言葉は伏見や堀川ら団員みんなの気持ちを代弁していた。

人間らしく　被害者は敗北者ではない

「ハーモニカにギターやドラムの音も加わり、ものすごい迫力と熱気で建物が震えているように感じた」

長島愛生園の元看護師で、「青い鳥楽団」のマネジャーを務めていた上田が振り返る。

上田が引きつけられたのは楽団長・近藤の妥協を許さない姿勢だ。「『障害があっても恥ずかしいものは見せられない』という人だった」。自分にも厳しく、体調を崩して脱水症状を起こしながらステージに上ったこともある。

「だからこそ団員がついていったし、園内外で多くの協力者が現れたのだろう」と上田は言う。

「闇を光に」。全盲の近藤が書いた本のタイトルには自身や団員の音楽に賭けた思いが表現されている。

近藤は一九二六（大正十五）年、大阪府高石市に生まれた。三八（昭和十三）年、十一歳で愛生園へ。出発の日、大阪駅で専用列車を待つ際、縄につながれて乗る四人の患者を見てがくぜんとした。

四三（同十八）年には大阪の軍需工場に就職して、一時帰省。軍国少年だった近藤は出征の夢を抱いて徴兵検査を待ったが、周囲への病気の発覚を恐れた父が反対、失意のうちに愛生園へ戻り、終生園内で暮らす。戦後、症状が悪化して手足が不自由になり、二十五歳で失明した。〈闇と向かい合い、命を絶つ方法を模索した〉。近藤は当時の心の状態を自著で振り返っている。

深い悲しみの中で気分を紛らわせてくれたのが、父に持たされたハーモニカだった。それが楽団結成につながり、どん底から立ち直る支えとなった。

近藤の生き方は園内外の多くの人に影響を与えた。

〈被害者は必ずしも敗北者ではない〉

東京の多磨全生園で暮らす佐々木松雄（69）は近藤の言葉をB5サイズほどの陶板に記している。

宮城県の東北新生園から新良田教室に進学。助っ人で楽団のボーカルを務めた縁で、近藤と親しくなり、兄のように慕った。

佐々木は高校卒業後の社会復帰が困難となり、焦りを募らせていた時、近藤に掛けられた一言を

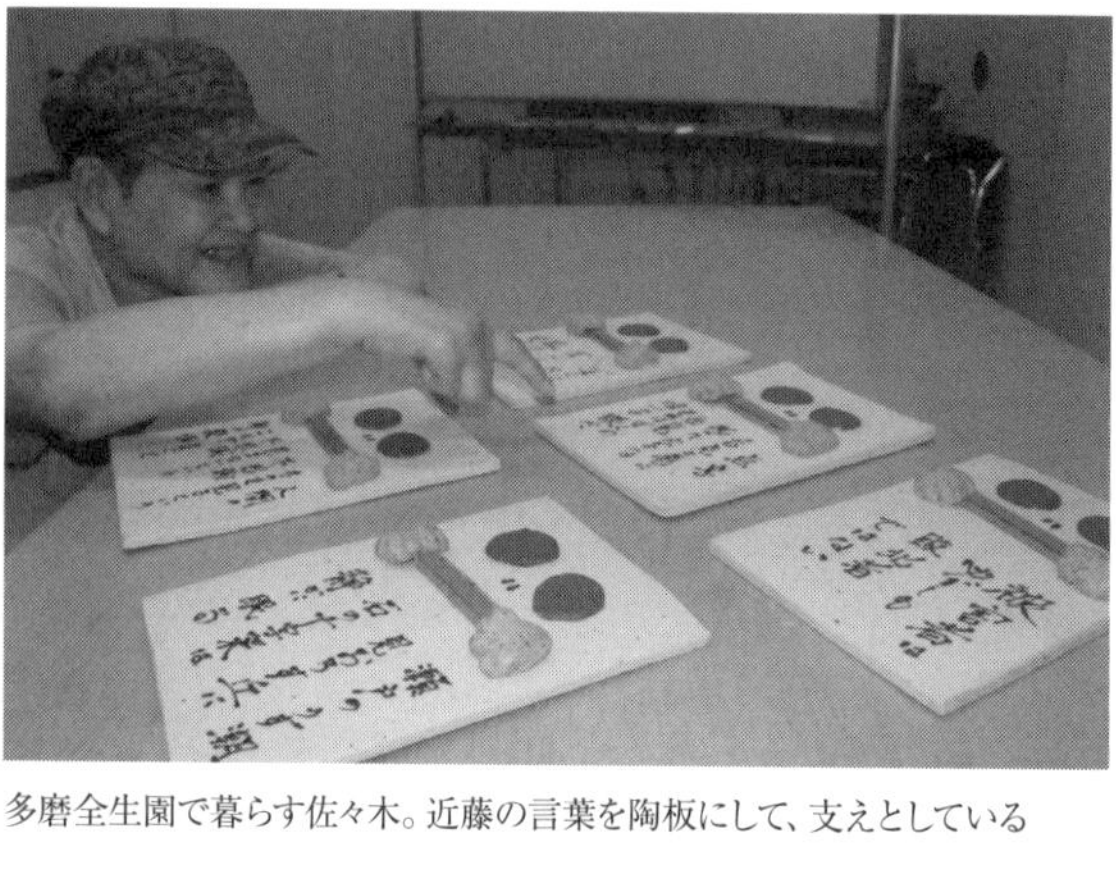

多磨全生園で暮らす佐々木。近藤の言葉を陶板にして、支えとしている

今もよく覚えている。

「園の中にいても外にいても同じ。要は心の持ちようだよ」

人間らしく生きることが大切だ――というメッセージ。療養所にいながら、楽団を通じて社会と太くつながっていた近藤の言葉で気持ちがすっと軽くなった。

佐々木は後に新生園に入所する女性と結婚し、東京へ移住。ビルの管理会社などに勤め、社会復帰を果たす。壁にぶつかる度、近藤に電話した。近藤は話をじっくり聞き、ハーモニカを吹いてくれたこともある。

その後、妻の病気や自身の後遺症などで社会生活が困難となり、妻とともに療養所に戻った。だが、今は悔いていない。

「どこにいても精いっぱい生きるだけ」。心からそう思える。

帰郷　本名名乗れない回復者

司会の生徒からの思わぬ声かけに壇上で絶句した。

「お帰りなさい」

二〇〇五（平成十七）年八月、大阪府高石市の羽衣学園中学・高校。近藤は支援者の仲介で同校に招かれていた。

高石市は近藤の生まれ故郷だ。愛生園のハーモニカバンド「青い鳥楽団」で大阪には来ていたが、地元で話すのは初めてだった。

「古里の皆さん」。近藤はしばらく間を置いてから声を絞り出した。「ただいま帰りました」

十一歳で長島に隔離されてから六十七年。「感無量のようだった」と講演の実現に尽力した元高校教師の三宅美千子（73）＝堺市＝は振り返る。

だが近藤はまず生徒たちに謝った。「本名を名乗れなくてごめんなさい」

講演のきっかけは、〇二年三月にさかのぼる。美千子と夫・洋介（75）に近藤と親しいフリーライターから電話がかかってきた。「泉北出身の近藤さんを迎えてくれませんか」

泉北は高石市を含む大阪府南部のエリア。三宅夫妻はこの地域でハンセン病問題の啓発に携わっていた。洋介はかつて新良田教室に美術教諭として赴任した経験もあった。

二人は、愛生園に近藤を訪ねて講演を打診した。近藤は迷っていた。入所前、「世間に知られては困る」と父から新しい名前「近藤宏一」と書いたメモを渡されて以来、故郷で自分の存在は隠されてきた。父は他界したが、親戚はいる。自分と一緒に入所した妹からも止められた。

しかし、三宅夫妻との対面で押し込めていた思いがこみ上げてきたのだろう。近藤は帰郷を決意する。

翌年、近藤はまず高石市の隣の和泉市で講演。生家のあった場所も訪ねた。思い出の詰まった小学校や神社、初恋の人の家……。車いすを押した洋介は全盲の近藤が地理を正確に覚えていることに舌を巻いた。

「『この先を五十メートル行くと右に折れる道があるでしょ』って具合で。古里への強い思いを感じた」

その二年後には、故郷で講演をした。終了後、親戚の男性が近藤の宿泊先を訪れ「苦労かけたなあ」とねぎらった。一方で、男性は近藤の義弟に、帰郷を諦めるよう近藤の説得も依頼してもいた。三宅夫妻は問題の根深さを感じざるを得なかった。

三宅夫妻は「ハンセン病問題を考えるネットワーク泉北」で、近藤の半生を描いた朗読劇、ハンセン病関連の映画上映やフォーラムなどを行い、問題への理解を深める活動を続けている。

〇七年五月、近藤はハンセン病啓発などに貢献した人に贈られる英国の「ウエルズリー・ベイリー賞」を受賞。スイス・トゥーンの授与式で行ったスピーチでこう語った。

「社会的に何一つ報われることなく亡くなっていった多くの仲間たち。今なお園内の納骨堂で眠っている仲間たち。彼らが初めて世界的に認められたのです」

親族に死亡すら知らされなかった人たち、遺骨になって

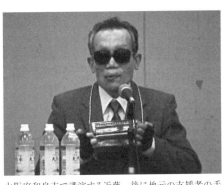

大阪府和泉市で講演する近藤。後に地元の支援者の手で帰郷が実現した＝2003年10月（ハンセン病問題を考えるネットワーク泉北提供）

もなお古里に帰れない人たちがいる。

〇九年十月、近藤は愛生園で八十三歳で亡くなった。近藤もまた生涯、本名を名乗ることはかなわなかった。

「回復者が名前を明かせる社会をどうつくるか」。三宅夫妻に大きな課題が残された。

詩　生きる希望を歌に乗せ

〈かかわらなければ　この愛《いと》しさを知るすべはなかった　かかわらなければ……〉

二〇一五年六月、岡山県倉敷市立庄小学校（同市上東）の体育館。シンガー・ソングライター沢知恵（44）がピアノの弾き語りで披露するブルース「胸の泉に」に、児童や保護者ら約千人が聞き入った。

一九九一年にデビューした沢は、谷川俊太郎や金子みすゞの詩を歌にしてきた。九八年に日本レコード大賞アジア音楽賞を受賞。東日本大震災などを受け、二〇一四年春に千葉県から岡山市へ移住し活動を続けている。

「胸の泉に」の歌詞はもともと大島青松園の入所者・塔和子（一九二九～二〇一三年）の詩だ。一九九九年に詩集「記憶の川で」で高見順賞を受賞。八十三歳で亡くなるまで千編の詩を残した。沢は会場で塔をこう紹介した。

「『ここに生きてます』とみんなに伝えたくて、詩をたくさん作ったんだよ」

塔は愛媛県西予市で農家の次女として生まれた。十三歳の時、病気が発覚して青松園に入る。結婚後、文学好きの夫の勧めで短歌を始め、後に詩の道へ。「塔和子」のペンネームでラジオ番組に作品を投稿、相次いで入選した。岡山県赤磐《あかいわ》市出身の永瀬清子（一九〇六〜九五年）が主宰する詩誌の同人にもなり、六一年に初の詩集を出版。日本現代詩人会の賞候補として新聞にも紹介された。

沢が塔の詩に出合ったのは九〇年ごろ。たまたま祖父宅で見た青松園の自治会の機関誌が最初だった。牧師の父が伝道のため、幼い沢を連れて青松園を訪れるなど縁もあった。

「塔さんの詩は行間が広くて各行の書き出しの位置もそろわず、独特な書き方だった」と沢。だが、詩の中身にすぐ引き込まれた。

〈私は
もぎたての果実のように
新鮮な
そのまぶしさの中で
ちっそくしそうです〉

（詩「はじらい」より抜粋。『塔和子全詩集　第一巻』）

恋する人への思いを少女のように、みずみずしい感性でうたっていた。愛することの切なさや苦しさを表現した詩からは、ハンセン病という過酷な体験がもたらす、社会への恨みや憎しみを感じさせなかった。

九六年から青松園に通い始め、塔と出会う。「沢さんのお嬢さんね」。父の傍らにいた沢を塔は覚えていた。

「普段はおしゃべり好きのおばちゃん。でも詩にかける思いは熱い」。いつか塔の詩を歌にしたいと強く思うようになった。

沢が最初に手がけたのが「胸の泉に」だ。「ピアノに向かったら自然にメロディーが出てきて一気に曲ができた」と言う。

〈ああ　何億の人がいようとも　かかわらなければ路傍の人　私の胸の泉に　枯れ葉いちまいも落としてはくれない〉

人は人と関わり傷つくが、それがなければ生きてはいけない。塔のこれまでの歩みを連想させ、誰もが共感できるみんなの応援歌だと思った。

千編から厳選した計八曲をアルバムにして二〇一二年に発売。「胸の泉に」はどの公演でも必ず歌う。

「一度は絶壁に立った塔さんの命をつなぎ留めたのが詩だった。そこから見いだした生きる希望はハンセン病という枠にとらわれない普遍性がある」と沢は信じる。

創作　苦しみ養分に分身生む

詩を推敲《すいこう》するときは床にうつぶせになる。組んだ両腕にあごを乗せ、書き上げた詩とにらめっこ。再びペンを走らせる。

「それがいつものスタイル。その間は何も話しかけられないぐらい集中していた」

大島青松園の職員丹生《にぶ》将一郎（47）＝高松市牟礼町＝は一九九八（平成十）年から八年間、介護員として塔和子の詩作を手伝った。他の病気もあって、手の指の自由が利かなくなると代筆を担った。いったん書き上げた詩を丹生が読み聞かせ、塔が手直しを求める。その作業を何時間も繰り返し、居室に届いた食事が冷めてしまうこともしばしばだった。

「私から詩を取ったら何も残らない。詩を書いているから私は生きている」

塔はよくそう語った。

十二歳の時に手足に赤い斑紋が現れた塔は、各地で調べてもらった後、福岡県の病院でハンセン病と診断された。古里に帰る船上で、憔悴《しょうすい》した様子の父が塔に告げた。「ここから一緒に飛び込もうか」。塔はこの時初めて死を意識した。

青松園に入所したのは四三（昭和十八）年。太平洋戦争の最中で、食糧難から栄養失調などで亡くなる入所者が相次いだ。何度も「帰りたい」と泣いた。

転機は文学との出合いだった。園内で結婚した赤沢正美から勧められ、短歌を始めたことで〈考える習慣を覚えてしまった〉と塔は自著に書いている。その後、詩の世界に飛び込むと、内なる思いはさらにあふれ、次々と作品が生まれた。

塔にとって詩は何だったのか。「証《あかし》」という作品にこうある（『塔和子全詩集　第一巻』）。

〈信頼する私の神様
どうか
生きていたのだという証明書を
一枚だけ私に下さい
それがないと
私はこの過剰な時代に
うすいうすい
存在のかげさえ
残すことができないのです〉

塔は苦しく悲しい現実も〈詩を産むための母体〉と表現した。それらを養分にして身ごもり、一つずつ作品を生み出す。〈詩はまさに分身〉とも記した。

「その分、激しい生みの苦しみも味わっていた。何度も電話で相談を受けた」と、塔の文通相手で初詩集の出版に携わるなど親交が深かった河本《こうもと》睦子（71）＝大阪府和泉市。「自分の詩は全部暗記してたんじゃないかな。私が『てにをは』を読み違えると指摘された。まさに『自分の子ども』だったんでしょう」

一九九九年の高見順賞受賞を機に、塔の元には訪問者が相次ぐようになる。

「お客さんが来る時は前の日から何を着ようかと服選びに付き合わされた。子どものようにはしゃいでいた」と丹生は笑う。夫が亡くなり、何も手に付かず、抜け殻のようになった時もあったが、「詩作し、人と会うことで立ち直っていった」という。

二〇〇三年に塔の半生を描いたドキュメンタリー映画が製作され、その中で作品を朗読した女優吉永小百合と対面。翌年には高松市で天皇、皇后両陛下と懇談した。香川県の「教育文化功労者」や山陽新聞賞（文化功労）の受賞と塔の名は世間に広まっていく。

それとともにある問題が浮上した。他の回復者同様、塔もまた本名を名乗れていなかった。

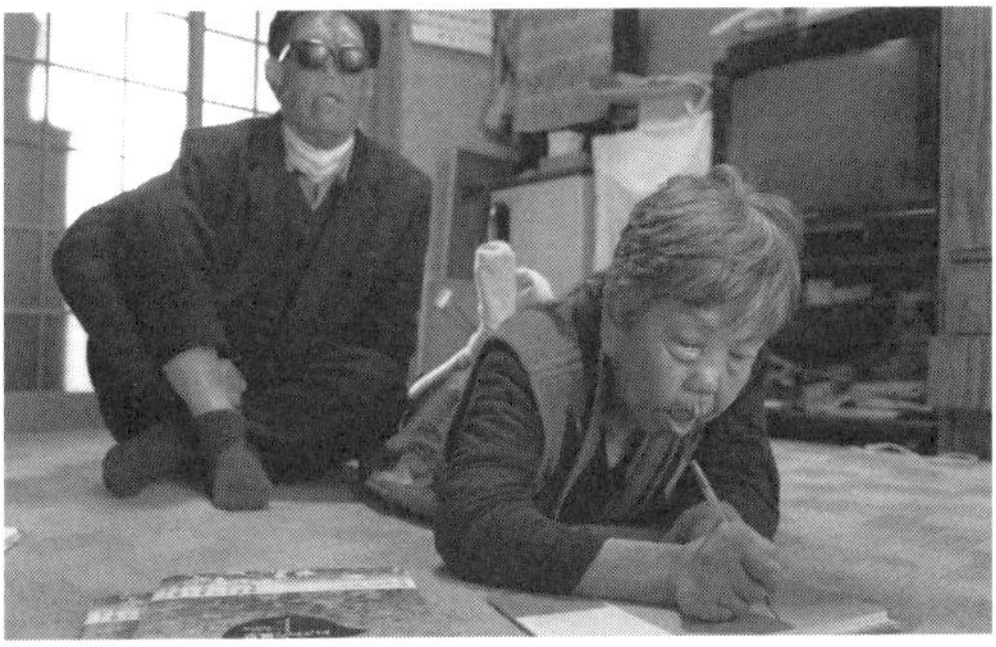

夫の赤沢正美の傍らで、うつぶせになって作品を推敲する塔＝1998年2月（撮影・太田順一）

本名　古里後押し　願いかなう

瀬戸内海に面した愛媛県西予市明浜《あけはま》町。集落を見下ろせる丘の一角にその墓はある。「井土《いづち》ヤッ子」

そこに刻まれているのは、二〇一三年八月に八十三歳で死去した塔和子の本名だ。遺骨はいったん青松園の納骨堂に納められ、翌年三月に古里に分骨された。塔は八人きょうだいの次女。本名が刻めたのは、弟の井土一徳（78）＝高知県土佐市＝が妹たちを説得するなど努力したからだ。

「名前は国に奪われたようなものだ」。国の隔離政策で故郷を追われ、七十年を島で過ごした姉を思うと、一徳は悔しさがこみ上げる。

一九七三（昭和四十八）年八月、一徳の自宅に一本の電話がかかってきた。「カズ?」。聞き覚えのない声だったが、親きょうだい以外にあまり使わない呼び方にピンと来た。姉は一徳が小学一年の時に突然、姿を消した。「親戚の養女になった」と聞かされていたが、父が亡くなる直前に「青松園にいる」と打ち明けた。

地元で子どもたちが差別に遭うのを恐れた父は、全員県外で暮らすことを勧めた。一徳も高校卒業後に大阪の専門学校へ進み、高知で写真館を開業していた。

電話があったのは、そんな時。姉に会うことに抵抗はなかった。

一週間後、高松駅前でベンチに座る女性を見て姉だとすぐ分かった。亡き母にそっくりだったからだ。

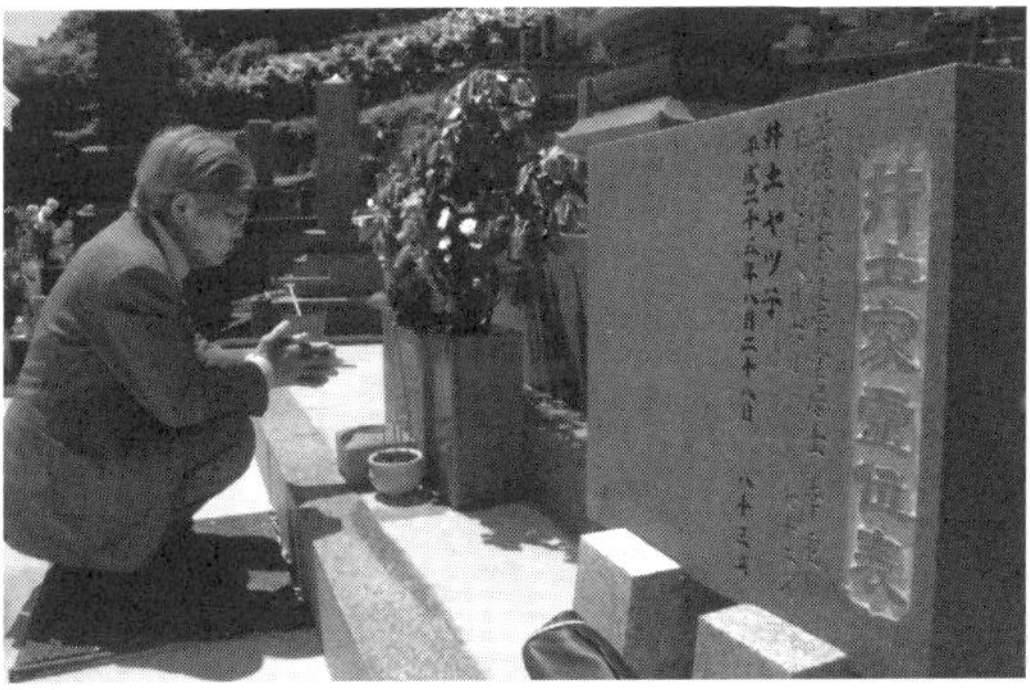

塔の遺骨が納められた墓に手を合わせる一徳（故人）。石には塔の本名「井土ヤツ子」の名が刻まれている＝愛媛県西予市明浜町

姉は園内で結婚し、「詩を書いている」と幸せそうに近況を報告してくれた。

二人でうどん店に入った時だった。店員が姉の手をじっと見ていた。指が曲がり、箸がうまく握れなかったからだ。店内で「姉さん」と呼べなかった。

その後、大島に通うようになるが、自分の心にできた壁は高く厚くなっていく。島へ渡る船は園が一日数本運航するだけ。港では入所者は顔を見られないようひたすら海を見詰め、船に乗り込むと、一般席とは区別された「専用席」に座った。園では家族と音信がない人や納骨堂の話に衝撃を受けた。

「知れば知るほど、姉がハンセン病患者だったとは、言えなくなった」

塔は一徳に打ち明けていた。「死んだら実家の墓に入りたい……。でも無理やろね」

詩人としての名声が高まるにつれ、塔が明浜町の出身であることは知られるようになったが、一徳は名前を公表することができなかった。「せめて古里に何か残してやりたい」と文学碑設置を計画。二〇〇七年、地元の人たちの寄付で碑は落成した。翌年には二つ目の碑も立った。

姉が亡くなった後の一三年十月、一徳は明浜で塔をしのぶ詩の朗読会に参加。同級生ら約四十人が拍手で迎えてくれた。文学碑建立に尽力し、朗読会に誘った増田昭宏（70）が声をかけた。「塔さんは明浜が誇る偉大な詩人。変に思う人はおらんよ」。古里の後押しでようやく胸のつかえが取れ、本名を明らかにする決心がついた。

長い歳月をかけて姉の願いをかなえた一徳。「本名を名乗るだけなのに……。どうして、こんなに悩み、苦労しなければならなかったのか」。墓前で問い直している。

文芸作品　進むべき未来を照らす

「地面の底がぬけたんです」――。一九七四（昭和四十九）年、邑久光明園の入所者藤本とし（一九〇一～八七年）が出した随筆集が衝撃的なタイトルとともに大きな反響を呼んだ。

東京出身の藤本は縁談が調った後に病気を宣告された。「地面の底が――」は、その時のショックの大きさを表したものだ。

発病後に自殺を図ったり、視力を失ったりするなど絶望を味わった藤本。〈育てよう、不屈のこころを。しかし、あたたかに……やわらかに〉。鋭い感性とともに日々をたくましく生きる姿が広く共感を呼んだ。

哲学者の故鶴見俊輔らが興した「思想の科学社」という小さな出版社にもかかわらず版を重ね、累計五万部のロングセラーに。光明園には文学碑も立った。この本を元にした同名の一人芝居は二〇〇一年から一〇年まで全国で百十二回公演され、五万人近くを動員した。

「一人の女性の不屈の人生が人間の普遍的なテーマとして人々の心に響いたのだろう」と一人芝居をプロデュースした木村聖哉（75）＝東京＝は言う。

日本のハンセン病療養所の大きな特徴は文芸活動が独自に発展したことだ。入所者の生きがいをつくるとの狙いから各園が奨励した面もあるが、趣味の範囲では収まらない優れた作品が世に送り出された。

〈深海に生きる魚族のように、自らが燃えなければ何処《どこ》にも光はない〉

この言葉で有名な長島愛生園の歌人明石海人（一九〇一～三九年）が三九年に出した歌集「白描《はくびょう》」は二十五万部発行のベストセラーとなった。多磨全生園（東京）の北条民雄（一九一四～三七年）が三六年に発表した小説「いのちの初夜」は文学界賞を受賞し注目された。

文芸活動は戦後、各療養所が同人誌を作るなどさらに活発化する。基本的人権の尊重をうたった新憲法や治療薬の出現で「『自分たちは外の人間と同じだ』という誇りを持ち始めた」と二松学舎大（東京）の特任講師・荒井裕樹（35）。五三年のらい予防法闘争など人権回復を目指す運動も重なり、文芸が「怒りの連帯感」を育んだという。

一方で予防法闘争が挫折して以降は「社会復帰できる人とできない人、後遺症の重い人と軽い人など環境の違いで作風が多様化してくる」と荒井。愛生園の近藤宏一や大島青松園の塔和子らの詩のように自らの境遇を受け止めながら、生きる喜びや希望をうたった作品も多くなる。

ハンセン病患者・回復者の文芸作品から社会は何を読み取るべきか。

「当時、彼らが何に悩み、苦しみ、喜び、笑ったのか。心をひもとく糸口がある」と荒井は言う。文芸作品はハンセン病患者が自分たちから遠い存在ではないという当たり前の事実に気づかせてくれる。だからこそ人々は共感し、なぜ、このような被害が生じたのか、自分に近づけて考えられるのではないか。

「患者一人一人に掛け替えのない人生があり、大切な人がいたはず」と荒井。「われわれがそこに思いを巡らせ、想像力を働かせることがハンセン病に限らず、『個』を尊重できる社会の実現につながる」

患者・回復者たちが放ち続けた光は、社会が進むべき未来も照らし出している。

インタビュー

歴史保存 地域から声を

ハンセンボランティア「ゆいの会」会長・近藤　剛

――長島愛生園と邑久光明園がある瀬戸内市・長島で活動を続けている。

主婦や元教師、会社員、医療関係者、弁護士など約四十人が園内のガイドや入所者の外出支援、病棟でお茶をしながらの交流など、さまざまな活動をしている。

これほど療養所と深く関わっているボランティア組織は、全国的にみてもほかにないのではないか。

――二〇〇一年のハンセン病国家賠償請求訴訟熊本地裁判決後に、会は発足した。

弁護士として国賠訴訟に関わる中で、社会復帰を希望する入所者に何人か出会った。長島愛生園の七十代男性を連れて岡山市内の公営住宅を見学に行ったが、男性は一人暮らしへの不安が強く、療養所生活の長い人たちが社会復帰する難しさを痛感した。サポート体制をつくろうと、社会福祉協議会の関係者や医療ソーシャルワーカーらとボランティアの養成実行委員会を立ち上げ、〇三年に初めて養成講座を開催した。それがゆいの会の始まりだ。

――活動内容は当初の社会復帰支援から少しずつ変化している。

高齢化のため実際に社会復帰できた人は少し。そこで療養所にいながらでも社会とのつながりを持てるよう、園外の人との交流に力を注ぎ、ボランティアのメニューも、それにつれて増やした。ボランティアする側も園の歴史を詳しく調べたり、入所者と密に交流したりと、より深く関わるようになった。長島には人を引きつける力がある。

――一五年からは、愛生園に残る「十坪住宅」の修復・保存運動を始めている。

十坪住宅は戦前を中心に国民の寄付で建てられた広さ十坪（約三十三平方メートル）ほどの小住宅。国家予算が厳しい中で光田健輔・初代園長が考案した。官民挙げて療養所へ収容した「無らい県運動」の象徴として後世に残す狙いだ。

――療養所の建物保存は、ほかにも考えているのか。

愛生園が世界遺産登録を目指しているが、国は慎重姿勢で、運動は具体的に進んでいない。十坪住宅の保存に向けて募金や署名活動を展開して市民の関心を高め、療養所全体の保存へ機運を盛り上げたい。既に大勢の建築士が強い関心を持ち、協力してくれている。いろいろな地域住民が運動に関われるようにしたい。

——海外での保存の例はどうだろう。

国賠訴訟の際、ハワイのモロカイ島の小さく突き出た半島にあるカラウパパ療養所を見学に行った。カラウパパは、断崖絶壁を背にし三方を海に囲まれた場所にあり、光田園長が患者隔離の参考にしたともされる施設。ここでは一九八〇年から、国と州政府が共同で歴史公園として管理に乗り出している。現在入所している回復者は約十人でありながら、十五～二十年間の公園の長期管理計画が作られており、歴史を残そうという意識の高さを感じた。

——日本はどうか。

残念ながら、療養所を「負の遺産」として積極的に残そうという動きは国にはみられない。国は歴史的建造物の保存に向けた検討会をつくっているが、補修リストしか示さず、結論は先延ばしにしたまま。納骨堂は残すと言うが、それだけでは過酷な人権侵害の実態は想像できない。

——地元住民や自治体への働き掛けも必要では。

療養所は国の施設だが、「無らい県運動」を展開したのは自治体や地域住民で加害責任はある。多磨全生園（東京）では地元の東村山市が入所者、研究者らとNPO法人をつくり、「人権の森」として保存する方策を示している。高松市・大島の大島青松園も含めて、離島に造られた瀬戸内三園は隔離政策の象徴であり、人権学習に、これほど活用できる場はどこにもないと思う。私たち地域の一人一人が残そうと声を上げることが大切だ。

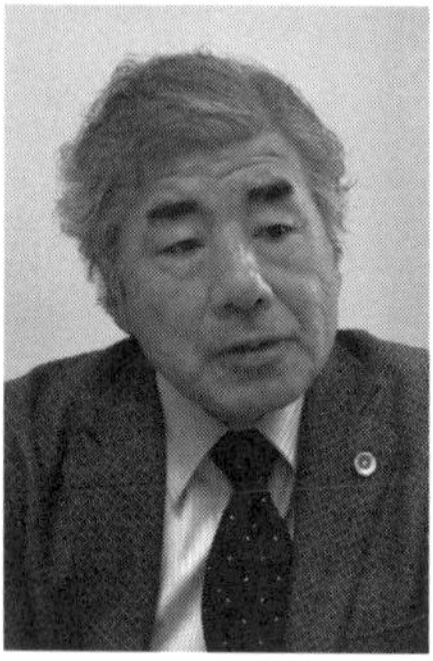

こんどう・つよし　1994年、岡山弁護士会に弁護士登録。瀬戸内ハンセン病訴訟弁護団事務局長。日本弁護士連合会人権擁護委員会委員など歴任。2004年3月から「ゆいの会」会長。倉敷市在住。

第5部　人間回復の橋

一九八八（昭和六十三）年に岡山県の本土と長島を結び開通した邑久長島大橋は、偏見の下で瀬戸内海の離島へ収容された人々にとって「隔離の必要のない証し」を社会に示し、自らを解放する大きな契機となった。

第5部は、構想から約二十年の歳月を経て夢を実現させた道のりをたどる。

交流祭《むすび》　少女の詩が運動後押し

秋晴れの空にブルーのアーチが溶け込む。島々の間を埋める無数のカキいかだとともに橋は瀬戸の風景にすっかりなじんでいた。

「こんなに近いのに壁があるなって、子ども心に感じていたんですね」

岡山県瀬戸内市の長島に架かる邑久長島大橋。岡山市で化粧品・エステ店を営む横山やよい（58）＝同市北区花尻あかね町＝は、三十メートルほどの幅しかない海峡を見下ろして言った。

やよいは長島の対岸にある虫明《むしあげ》地区で生まれ育った。一九六九（昭和四十四）年、地元の裳掛《もかけ》中（現・邑久中）一年の夏休みに書いた「交流祭」という詩が岡山県教職員組合発行の児童生徒詩文集「おか山っ子」に載り、大きな反響を呼んだ。

こんな一節があった。

〈なぜ、長島に橋を架けないのだろう〉

まさに長島に隔離された人々と同じ思いだった。

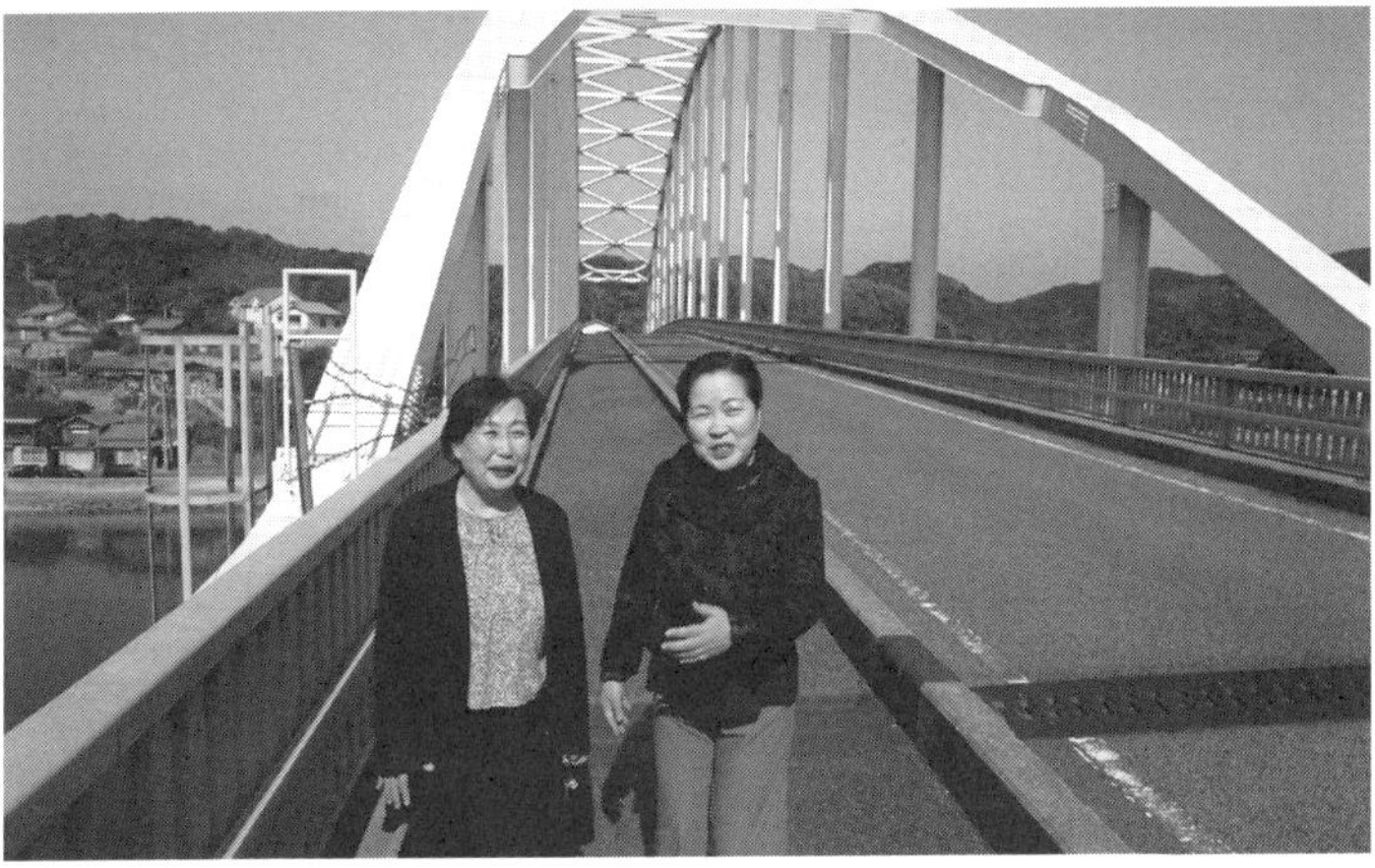

邑久長島大橋を渡る横山やよい（右）と広畑周子。ハンセン病への偏見が強い時代、橋によって交流が進むことを夢見た

三〇（同五）年に初の国立ハンセン病療養所・長島愛生園が開設されて以来、長島は「隔離の島」として社会から隔絶され、偏見の目を向けられてきた。

やよいは代々漁師をしていた家で生まれた。長島沖に網を張っていた祖父は、愛生園で自治会長を務めた田中文雄（本名・鈴木重雄）と親しくなり、田中を船に乗せたり、婚礼祝いに大きなスズキを一匹贈ったりした。父も田中の古里の宮城県へ一緒に旅行する仲だった。

「祖父も父も普通の友だちとして付き合っていた」とやよいは言う。

詩の着想は中学一年の夏の体験からだ。大阪の大学生たちが自宅に泊まりに来た。愛生園で交流の祭りをするという。翌日、付いて行ったやよいは準備や盛り上げに奔走する学生に感心する一方、虫明の人がいないことに疑問を持った。そういえば虫明の祭りでも長島の人を見たことがない。

〈虫明と長島の間にはもっともっと大きいへだた

りがある　長島と大阪の学生よりもっともっと距離がある〉
橋が架かれば交流が広がると思った。

素朴な思いをつづった詩は、やよいの担任広畑周子《ちかこ》（70）＝瀬戸内市牛窓町長浜＝の心を大きく動かした。

広畑が新任の国語教師として赴任した六七年、愛生園で歓迎会が開かれた。園内に分校があったためだ。

桜が満開だった。園長自ら、広畑に顕微鏡でらい菌を見せ、感染・発病する例が極めて珍しいことなどを説明した。「正しく伝えてほしいとの熱意を感じた」という。

広畑が手直しした詩は七〇年、高松宮さまを招いて岡山市内で開かれた「らいを正しく理解する集い」でやよい自らが朗読、会場は大きな拍手に包まれた。

「あの詩には励まされた」。邑久光明園の元自治会長望月拓郎は話す。偶然にも長島で架橋運動が始まろうとしていたからだ。

「自分たちは社会から嫌われているとばかり思っていた。子どもはちゃんと見てくれてるんだなと」

やよいは八二年に結婚し、虫明を離れる。子育てと仕事に追われ、長島からも足が遠のいた。「『普通の交流』が増えていればいいけど……」と思う。

やよいは、詩の最後をこう結んでいた。

〈むすびのまつりなどわざわざしなくてもいい　そんな心のむすびを　私はみんなに願う〉

運動　必要性理解へ長い闘い

「瀬溝に歩道橋を架けませんか」

岡山県邑久町（現・瀬戸内市）の長島にある邑久光明園。園側から自治会にそんな話があったのは一九六九（昭和四十四）年だった。

「瀬溝」というのは光明園の職員が手こぎの船に乗って通勤していた本土と島の間にある狭い海峡のこと。「瀬溝の瀬戸」と呼ばれ、大声で叫べば聞こえるほどの距離だが、雨や風で渡れない日もあった。

「入所者にとっても架橋は悲願だった」。光明園で後に架橋運動を担う望月は話す。

離島への隔離は患者に対する偏見を助長すると同時に、患者にとっては古里や家族との断絶を強く意識させた。「いつも逃げ場のない海で囲われているという感覚。泳いで脱走しようとして溺れ死んだ人もいた」

ちょうど対岸の虫明地区の中学生が架橋を願う詩を書いたり、光明園での行事で地元邑久町長が橋の必要性に触れたりしたことも重なり、機運は盛り上がった。

自治会は園とともに歩道橋の整備費を厚生省に要求することを決定。全国ハンセン病患者協議会

（全患協）の支援も取り付け、七一年に架橋の請願を岡山県議会に提出、採択された。

「どうせなら大型バスが通れる橋に」。長島愛生園との協議で架橋は両園始まって以来の大きなプロジェクトとなる。

七二年五月、両園は長島架橋促進入園者委員会を発足。長い闘いが始まった。


両園の要請に基づき岡山県はこの年、架橋計画報告書を作成。幅五メートル、長さ百五十メートルの橋で総工費は用地買収費などを除いて、当時の金額で二億三千五百万円と見積もった。

これをたたき台に両園は国へ支援を要請したが、反応は薄かった。

ハンセン病療養所は当時、どこも病棟の建て替えなど喫緊の課題が山積していた。厚生省は毎年、全国十三園に整備費を割り振っており、架橋はそれらに影響する恐れがあった。

「今、橋を架けるのは、雨漏りする家の人が自家用車を買うようなものです」。望月は厚生省でこう言われると、日本地図を広げて食い下がった。「二千人以上が住み、本土からこれだけ近くて橋が架かっていない島は、ほかにありますか」

国会議員らへの陳情にも力を注ぐが、無理解を痛感することも多かった。

長島架橋促進入園者委員会の初代委員長を務めた愛生園の日野三郎（83）は秘書に書類を渡そうとして机を指さされ、手渡しを拒否された。部屋を出た後、ドアノブを拭いているのを見たこともある。

「当時、感染・発病する恐れがほとんどないことが分かっていたのに、世間はまだそんなものの。

だからこそ架橋は重要だった」

七六年九月、台風一七号が日本列島を襲った。長島では四日間降り続いた雨が千ミリ近くに達した。「島が沈没するのではと思った」と望月は振り返る。

両園の自治会史によると、被害は建物・住宅の全壊が二十一棟、土砂流入十七棟、床下浸水四十八棟、崖崩れ百六十九カ所など。愛生園では十二日間断水するなど、孤立した島で人々は何日も不安な生活を余儀なくされた。

「やはり橋は必要だ」

台風は結果的に運動を盛り上げ、厚生省もようやく検討を始める。

平行線　負担めぐり国と町対立

長島愛生園と邑久光明園がある邑久町の長島に橋を架ける構想は一九七八（昭和五十三）年三月、ようやく行政レベルで一歩を踏み出した。

厚生省の出先機関の中国地方医務局と岡山県、地元邑久町による三者協議会が開かれた。初会合で「橋を架ける」点は一致。だが、事業方式をめぐって意見が分かれる。

厚生省は「架橋工事を厚生省がした前例はない」として、地元に応分の負担を求める公共事業方式を主張。邑久町は「国の施設に架かるので町民へのメリットが少ない」と反対、厚生省が責任を持ってすべきとした。

その後も、財政負担はできないとする邑久町に対し、厚生省は「地方自治体への肩代わりは法的に無理」などと発言、議論は平行線をたどった。

事態打開に向け、愛生園と光明園は地元選出の衆院議員・橋本龍太郎（故人）が厚生大臣に就いたのを機に、直接陳情の約束を取り付ける。だが、上京準備中に国会が解散、陳情は幻に終わった。

「また〝割り箸委員会〟を開いているのか」

七九年から光明園の自治会副会長として運動を担うことになった山本英郎（75）は「架橋促進入園者委員会」をそう揶揄《やゆ》する声があったのを覚えている。

「実現まではるか先という感じだった」。陳情を繰り返すも手応えはなく、時間だけが過ぎていた。

政治決着しかない——。両園は地元県議の元浜貫一（89）＝瀬戸内市牛窓町牛窓＝を通じて、橋本衆院議員らへの働き掛けを強めていく。

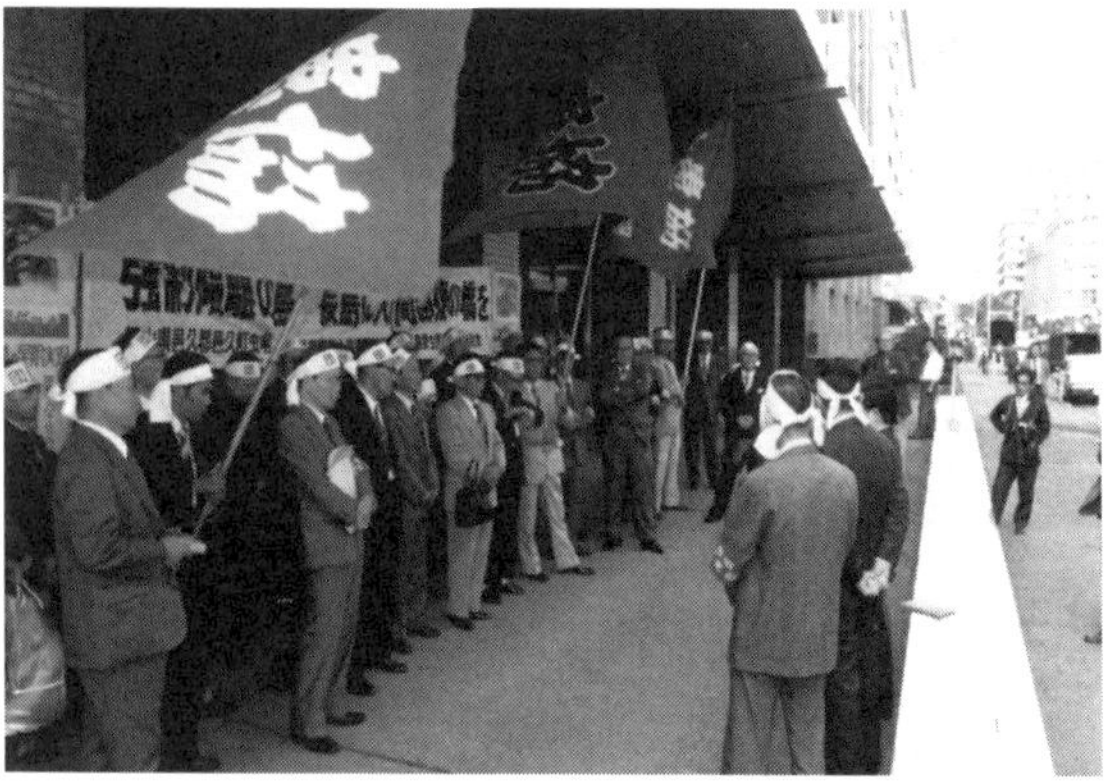

大臣への直接陳情を前に厚生省前で気勢を上げる長島愛生園と邑久光明園の入所者ら＝1980年（長島愛生園提供）

「霧で船が出ないと職員が渡れず入所者が食事できなかったり、救急患者を外の病院に連れていけなかったり……。何とかせねばとは思っていた」と元浜。国会議員や厚生省など関係方面への陳情では自ら積極的に動いた。

元浜自身は「厚生省が直轄でするしかない」と考えていた。「地元の理解は難しく、町の財政を圧迫する負担は到底無理だと思った」という。

愛生園の開設五十周年となった八〇年、架橋運動も一つの節目を迎える。

「人間回復の橋」という偏見・差別からの解放を象徴する理念を掲げて世論に訴えた。島内外で立て看板を設置し、架橋に寄せた入所者の思いを歌や詩、短歌などにして新聞やテレビに紹介してもらった。

参院副議長だった地元選出の秋山長造（故人）を通じて厚生大臣への直接陳情も依頼、了解を得た。九月三十日、両園は「長島架橋要求中央交渉団」を結成。愛生園では広場で約四百五十人が決起集会を開き、気勢を上げた。横断幕を張り付けたバスに光明園も含めて五十人が乗り込み、東京へ出発した。

「みんなに拍手で見送られて戦地に赴くような気分。何とかいい回答を引き出さねばと思った」。交渉団の一員だった日野は振り返る。

計画が行き詰まる中、ねじ込んだ厚生大臣との対面。そこで大臣から思わぬ発言が飛び出る。

決着　直接陳情で大臣が約束

一九八〇（昭和五十五）年十月、長島愛生園と邑久光明園の入所者五十人による交渉団は園田直厚生大臣への直接陳情に臨んだ。

大臣室には、カメラを構えた記者が大勢いた。

「隔離の必要がない証しに橋を架けましょう」

大臣の言葉に全員驚いた。「建設大臣には私が責任を持って話す」「自治大臣と話して地元が決断できるようにする」とも言った。

「大臣が約束したぞ」。厚生省前で待機していた愛生園の日野は一斉に拍手が湧き起こったのを覚えている。「これで胸を張って帰れると思った」

ただ、これには裏話があった。厚生省は埼玉県の産婦人科病院で発覚した医療ミス事件で前大臣が更迭されたばかり。「失地回復を狙った大臣のパフォーマンスという面は否めなかった」と日野は振り返る。

懸念通り、肝心の根回しはできていなかった。

大臣との会見後、厚生省の担当課長と会った光明園の山本は、財政負担を理由に地元邑久町が反対する「公共事業方式」の案を課長が崩さなかったことに落胆した。「実現は容易ではないと思った」

その後も進展が見られないことに危機感を募らせた山本たちは翌年夏、県議の元浜を通じて岡山に帰省した自民党国会議員の懇談の場に陳情をねじ込んだ。議員からは園田大臣のスタンドプレーに冷ややかな声も聞かれたが、厚生省にパイプがある橋本龍太郎に対応を一任することとなった。

ただ、大臣表明のインパクトは大きかった。マスコミは「人間回復の橋」や「隔離の必要がない証し」という架橋理念を強く支持。「政府は患者をだますのか」などと援護した。

新年度予算の復活折衝が大詰めを迎えた八一年の年の瀬だった。橋本の呼びかけで愛生、光明両園の自治会代表と全患協の代表、県の担当部長、邑久町長が東京に集まった。

橋本は「公共事業方式は困難」として「予備調査の予算を確保するため大蔵省と厚生省に働きかける用意がある」と切り出した。条件として、本土側の取り付け道路は県と町が整備する、全国十三園の了解を得る――などを提示した。

「事実上、厚生省の直轄事業にかじを切ったと理解した。よく決断してくれたと思った」と、この場に出席した日野。全員が橋本の提案を歓迎し、同意した。

一週間後、長島架橋の予備調査費二百十万円が復活折衝で認められた。

「〝長島架橋〟実現へ」。山陽新聞も大きく報じ、ようやく確かな一歩を踏み出した。

八三年にルートが、八五年には橋の概略設計が公表され、ついに着工された。

八七年、長さ百三十五メートルの橋桁をつり下げたクレーン船が兵庫県の工場から長島の沿岸に

やって来た。橋桁が迫ってくると、どこからともなく万歳三唱が起きた。(口絵110頁)
「隔離の島でなくなる」。誰もがそう実感した。

開通　隔離政策　歴史的な一歩

邑久光明園と長島愛生園がある長島に橋を架ける事業は、正式決定後もまだ課題が待ち受けていた。地元の理解と協力だ。

架橋ルートが決定した後の一九八三(昭和五十八)年六月、長島対岸の虫明地区で邑久町が住民約四十人を集めて開いた説明会では厳しい声が相次いだ。

「患者はうつる病気ではないか」「治癒したのなら退院させればよい」……。事業決定後に説明の場が設けられたことに対する不満も背景にあったとみられる。

架橋工事には地元漁協の承諾が必要だが、漁協には「メリットがない」との考えが強く、むしろ社会の偏見に伴う風評被害を懸念する声もあったという。愛生、光明両園は邑久町長木下友次(故人)へ陳情に行くなど各方面に理解を求め、漁協への説得を要請した。

最終的に漁協は、漁船の航行に支障が出ないよう架橋地点の海峡部を拡幅することや釣りなど遊漁者対策を取ることを条件に承諾。架橋は最後のヤマを越えた。

開通を半年後に控えた八七年十二月にも問題が起こった。長島側の橋のたもとに造られた検問ゲートだ。幅約十メートル、高さ四・五メートルの鉄筋コンクリートの建物で、高速道路の料金所のような遮断用のバーが取り付けられていた。治安対策や遊漁者の規制などが目的だった。島の入り口に位置する光明園の入所者には賛同する声があり、両園の架橋促進入園者委員会でも了承された。

しかし、ゲート問題が新聞やテレビで取り上げられると、「社会との交流を促す橋本来の意義を損ない、偏見、差別を助長する」などと島内でも反対の声が高まり、最終的には撤去された。

この問題は「隔離」の長い歴史と、そこから解放に向かう過渡期の混乱を象徴する出来事でもあった。

報道機関のヘリコプターが上空を舞い、花火が上がる。八八年五月九日、邑久長島大橋は待望の開通式を迎えた。

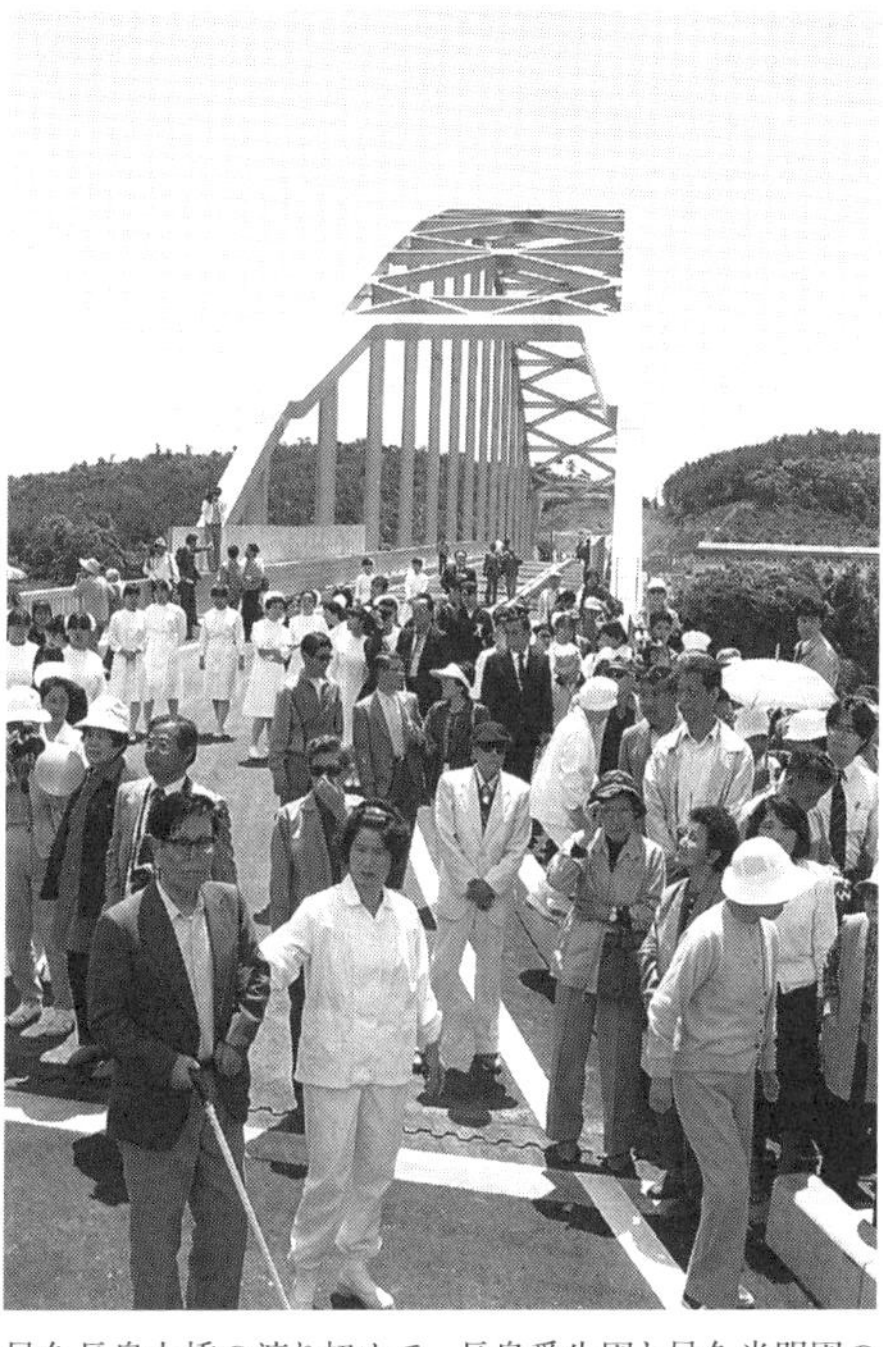
邑久長島大橋の渡り初めで、長島愛生園と邑久光明園の入所者らは隔離の島でなくなった喜びをかみしめた

幅八メートル、長さ百八十五メートルのアーチ橋で総工費は六億九千万円。一カ月前に開通した瀬戸大橋よりはるかに小さいが、日本のハンセン病患者隔離政策にとっては歴史的な一歩といえた。

〈『人間回復の橋』いま渡る〉。山陽新聞は翌朝一面トップで開通式の模様を詳しく報じた。地元の邑久高校吹奏楽部の行進に続き、両園の最高齢男女四人を先頭に入所者が渡り初め。完成を待ちわびながら亡くなった人の遺影を持ったり、万歳したりと、それぞれが喜びをかみしめながら橋を歩いた。

「『島の人』でなくなるのは大きく言えば隔離からの解放。あれほどの高揚感は後にも先にもない」架橋運動に初期から携わってきた光明園の望月は言う。

開通式の後、本土側の岡山いこいの村（瀬戸内市）で祝賀式があった。望月は、一月まで町長を務めた木下があいさつのときに絶句した姿が忘れられない。

「国との折衝、本土側の取り付け道路の用地買収、漁協同意……。ハンセン病患者に対する偏見・差別が強い時代に、並々ならない苦労があったと思う」

構想から実現まで十九年。運動を通じて島外に多くの仲間を得たことも大きな宝となった。

元委員長　描いた絵だけが古里へ

「おじさん、行くで」

邑久長島大橋の開通式で、長島愛生園の川北為俊（81）はスーツの胸ポケットに写真を一枚入れて渡り初めした。

写っていたのは、同じ三重県出身で、妻幸子（77）との仲人でもある加川一郎だ。七五年から八年間、長島架橋促進入園者委員会の委員長を務めながら予算が初めてついた翌年に六十五歳で急逝した。「橋に命をささげた晩年だっただけに、ひと目見せたかった」

川北は園内の中学で加川に勉強を教わった。加川は現役の教師だった。

「大勢の子どもと接する先生がハンセン病になったんや。大変な目に遭って三重を追われたと思う」

古里へと通じる橋に特別な思いがあったはずと推察する。

加川が勤めた小学校は三重県久居町《ひさい》（現・津市）にあった。記録では三九年から十年間勤めた後、隣の小学校へ転勤。そこで発病したとみられる。

「大柄の優しい先生で、みんなから慕われていた。戦争で亡くした父親の姿を重ねる子どもも多かった」

津市内に住む小堀高生（79）は五、六年時の担任が加川だった。卒業してからも同級生たちと加川の家を訪ね、奥さんにかき餅を焼いてもらって庭先で食べた思い出がある。

だが、その後、衝撃的なうわさを耳にした。

「先生が『らい』で隔離された」

小堀が心配したのは自身への感染だった。当時、らい病と呼ばれたハンセン病は恐ろしい病気と擦り込まれていたからだ。「皮膚科まで行った。今思えば、本当に申し訳なかった」

小堀は大学生の時、列車で加川らしき男性を見かけた。マスクをしていて、はっきり分からなかったが、声をかけた。男性は小堀をじっと見た後、一言も発することなく視線を手元の書物に落とした。本人か確認できないまま、小堀は次の駅で降りた。

「たまたま帰省していて私に会って……。自分と関わると面倒だからという先生なりの優しさではなかったか」。小堀には、そう思えてならない。

加川が愛生園に入所した後、ハンセン病ではないとみられる妻も園で暮らし始めた。「地元に居づらくなったのでは」と川北は推測する。

加川は生前、多くの絵画を残していた。その一枚が川北の部屋に飾られている。園内の桟橋で竿《さお》を伸ばす釣り人の絵だ。鉛色で描かれた人物は、なぜか海に背を向けている。

「この島で生きていく強い覚悟の表れだろう」と川北。妻の幸子は、三重県の方向の山が明るい色で塗られていることから「古里への複雑な感情も出ているのでは」と思いを巡らせる。

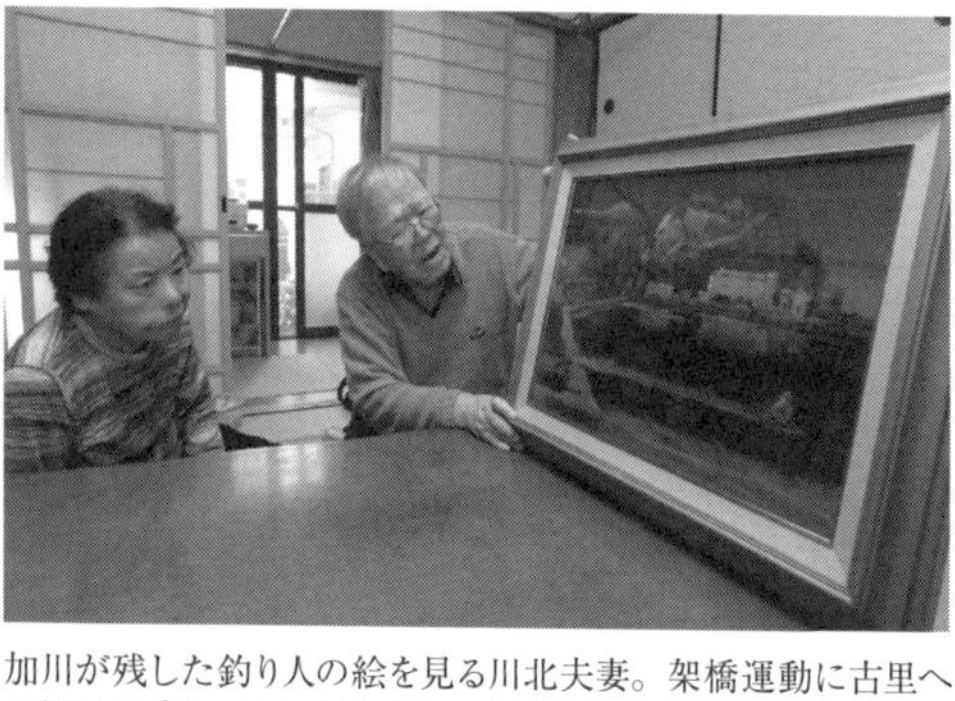

加川が残した釣り人の絵を見る川北夫妻。架橋運動に古里への思いが重なっていたはずという

釣り人の絵を含む加川の油彩画十点は二〇一〇年、津市で展示された。架橋から二十二年を経て、絵だけが橋を渡って古里の地を踏むことができた。

展示を企画した三重県の高校教諭岩脇宏二（59）＝津市＝は〇二年から長島を訪れ加川の存在を知った。

「加川さんが一番居たかった小学校に絵を飾ってあげたい」と岩脇は言う。それが古里へ続く橋を誰よりも望んだ〝先輩〟への報いになると思うからだ。

架け橋の会　美術展で啓発 心を結ぶ

橋の両側に集まった人々が手に手に風船を持ち、歩み寄る。中央でがっちり握手を交わすと色とりどりの風船が飛び立ち、笑顔が広がった。

一九八八年五月十五日、邑久長島大橋の開通式から六日後に開かれたイベントの一こまだ。企画したのは奈良県の「架け橋長島・奈良を結ぶ会（架け橋の会）」。奈良からの参加者三十人が本土側から、長島愛生園と邑久光明園の入所者計百人が長島側から歩いた。風船を飛ばした後、橋のたもとで乾杯、「ふるさと」を合唱した。

「あれでようやくお互い一つになれた気がする」。同会の元事務局長・鈴木京子（81）＝奈良県葛城市＝は振り返る。

鈴木がハンセン病について知ったのは、奈良県勤労者音楽協議会の事務局長だった七八年。知人の県職員田中魁《すぐる》（故人）からだ。田中は県でハンセン病の担当官をした経験があった。

隔離の実態に衝撃を受け、七九年夏から七、八人で車に乗り合わせて光明、愛生の両園を定期的に訪問。落語家やフォークシンガーを連れて行ったが、形式ばった交流になりがちだった。

「細長いテーブルで向き合って座って……。向こうは〝お客さん〟に失礼ないようにと思ってのことだけど、正直、対等な関係での交流にならないと思った」

外部からの訪問者が少なかった時代。鈴木たちは、交流会場であらかじめばらばらに座って入所者を隣に案内したり、茶菓子を一つの皿に入れてみんなで食べたりと工夫した。「でも、どこか壁があった」と鈴木は振り返る。それを大きく変えたのが橋だった。

「解放感からか、みんな明るくなった。同じ地面でつながるのが、ここまで大きいのかと……」

架け橋の会が行う交流行事の大きな柱は二〇一四年、奈良県内で三十回を迎えた「架け橋美術展」だ。「療養所入所者が美術作品を作っても外で発表する場がない」と聞いたのがきっかけで始めた。

初回は一九八二年、奈良市の県立文化会館で開催。大島青松園を含め瀬戸内三園から絵画や陶芸、書など百五十点以上を展示した。全盲の入所者が作った陶芸の亀は、甲羅や目まで精巧に作られ、訪れた人を驚かせた。

美術展が地元の新聞に大きく取り上げられ、家族が入所者に連絡してきたこともある。ただ、それは「必死に隠して生きてきたのに、寝た子を起こすな」と批判する内容だったという。

「理不尽やけど、これを乗り越えないと解放なんてあり得ない」。鈴木たちは長島架橋の翌年から奈良県内各地で美術展を開催。各市町村でそれぞれ実行委員会をつくり、多くの人にハンセン病について学んでもらうようにした。展覧会場の最寄りの学校で入所者に講演もしてもらい、交流の輪を広げてきた。

鈴木は長島で、よくこう語った。

「私たちに橋は架けられないけど、心の懸け橋にはなれる」

夢再び　事実を打ち明ける決意

邑久長島大橋が架かった一九八八（昭和六十三）年、長島愛生園の自治会の渉外担当だった石田雅男（79）は、社会復帰を夢見たころの思いを橋に重ねていた。

石田は兵庫県明石市で生まれ、十歳の時、転居先の鳥取県で発病した。以来、愛生園で暮らしてきたが、六〇年代半ば、関西で数年間働いたことがある。

鉄工所や運送店に勤めた後、三十歳で新幹線の車輪や車の部品を造る会社の工場で運転手となった。四トントラックに製品を積み、主に阪神間を行き来する。ハンセン病の後遺症で細かい手作業が苦手な石田には向いていた。信頼されて仕事もたくさん任された。

銭湯でひと汗流した後、立ち飲み屋に寄って鯨のベーコンをつまみに飲むビールは最高だった。一時は病気のことも忘れ「このまま社会で……」と期待した。

ある時、左足に小さな傷ができているのが見つかった。後遺症による知覚まひで痛みに気づかず、徐々に悪化した。

周りにハンセン病を隠しているため病院にも行けない。部屋でこっそり消毒して包帯を巻き、仕事に出た。同僚が部屋に来て、洗濯した大量の包帯を見つけた時は「友人に頼まれて置いている」とごまかした。

傷はどんどん広がった。小指が付け根から取れかかって、はさみで切断した。愛生園の友人から抗生物質を取り寄せたりもしたが、傷は足の甲深くまで及び、周辺が黒く変色してきた。

このままだと足を落とす。悪くすれば命も……。「潮時か」と思った。

年の瀬だったので仕事納めまで頑張ろうと決めた。十二月三十日の夕方、アパートで荷物をまとめ、会社宛てに手紙を書いた。

〈兄が事故で亡くなり、後を継がないといけなくなりました〉

愛生園へ帰る列車に乗る前、何度も街を振り返った。もうここに戻ることはないのかと思うと、言いしれぬ寂しさに襲われた。

翌日の大みそか、愛生園で緊急手術を受けた。「こんな状態になるまで、よく頑張ったな」。医師からねぎらいの言葉をかけられ、全身の力が抜けた。

再び社会へ出ていく気力は湧かなかったが、「療養所にいながらでも社会とつながっていたい」との思いは強くなっていく。

間もなく持ち上がったのが長島架橋の計画だった。「『社会』との交流がもっと増えるはず」。石田の中に再び夢が広がってきた。

架橋工事が着工された翌年の八六年十一月、兵庫県相生市に住む十三歳上の長姉から電話がかかってきた。「義母の三十五日法要がある。一応知らせておく」

石田は六人きょうだいの五番目。幼くして両親を亡くし、八歳の時、子どもを欲しがっていた親戚の養子になった。

義父母は実の親同様に愛情を注いでくれたが、石田のことは「結婚して四国で暮らしている」と周りに伝えていた。長姉は事情を知らない親戚から「雅男は葬式にも来ずに何をしているのか」と言われて渋々連絡してきたようだった。

石田の中で長島架橋と義母の法要の知らせのタイミングが符合した。義父も既に他界し、もう誰かに迷惑をかけることはない。

「親戚に本当のことを打ち明けたい」

石田は電話口で切り出した。

古里への道　ありのままに生きる

「やめろ」。長姉は電話の向こうで激しく反対した。

十三歳上の長姉は両親を早くに亡くした後、五人のきょうだいを苦労して育てた。養子先で発病した石田以外にも弟と妹がハンセン病となり、相次いで療養所へ送られた。頼りにしていたすぐ下の弟も別の重い病気で寝たきりとなった。

石田家の不幸を一身に背負った形の長姉は親戚との関係もぎくしゃくし、縁談を機に逃げるように明石を出たのだった。

「今さら蒸し返してどうする」と長姉は怒った。親戚は石田が結婚して四国にいるという亡き義母の話を信じており、義母に恥をかかせることにもなる。

だが、石田の決意は固かった。邑久長島大橋が架かろうとする今、「うその人生をこのまま歩みたくない」との思いが勝った。

明石市のJR魚住駅前のビルの二階にある喫茶店で石田はいとこの女性三人と落ち合った。

「まーちゃんやな」。相手はすぐ分かってくれた。石田が長島にいることを伝えると「新聞やテレビに出てくる、あの橋が架かる島か」と返ってきた。

石田は両手をテーブルに広げ、三人に触らせた。ハンセン病の後遺症で指が曲がっているが、病気は治っている。感染する恐れもない。その証拠に長島に今、橋が架かろうとしている……。二時間かけて説明した。

「つらかったな」

三人は石田をねぎらった。「明石へ帰ったらいつでも寄って」と言ってくれた。石田が「義母がお世話になった」と年長の一人にお金を渡すと「じゃあ、まーちゃんに」と返してきた。「私のお金だからどう使ってもいいでしょ」。ほかの二人も笑顔でうなずいた。

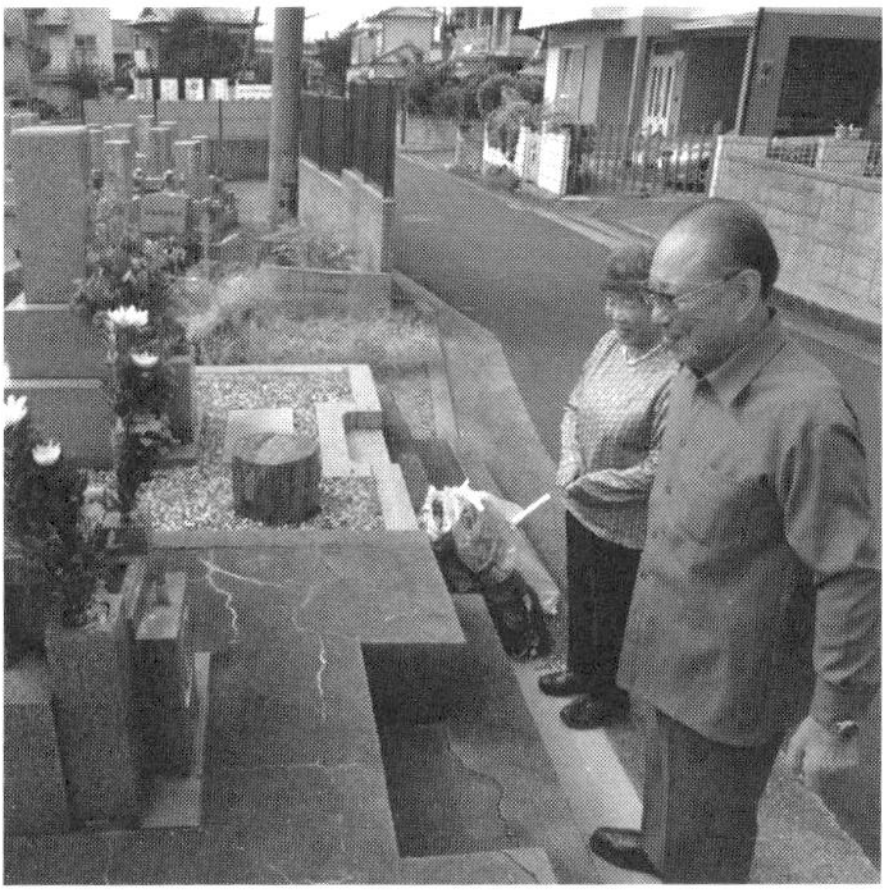

兵庫県明石市にある義父母の墓に参る石田夫妻。ありのままに生きる道を選んだ

ありのままの自分が受け入れられたことに自信を得た石田は、その足で相生市に住む長姉を訪ねた。長姉は怒っていた。だが、「昔のように遊びに帰っておいで」という、いとこたちの言葉を伝えると、長年張り詰めていたものが崩れたのか、泣いて喜んだ。

二〇一五年十月下旬、石田は魚住駅近くの墓地にいた。道を挟んで実の両親と義父母の墓があり、今も定期的に花を供えに来る。

長姉やいとこにはその後、会っていない。「理解してほしいという目的が達成されたら、これ以上姉たちの生活をかき乱すまいと思った」。心が通じただけで十分だった。

石田は架橋後、愛生園の自治会長を務めるなど園の中心的存在となった。九九年には同じ入所者の懐子《なつこ》（65）と結婚。今は多くの仲間とともに、最期までこの島で過ごそうと決めている。社会への未練はもうない。

「『人間らしく生きる』のに、どこにいるかは関係ない。要は自分の心の持ちようだ」と石田は言う。マスコミや来園者に対して自身の体験を積極的に語り、交流の輪を広げてきた。

石田の背中を押したのが邑久長島大橋の存在だった。

「橋は社会から私たちに贈られたプレゼント。だからこそ恥ずかしくない生き方をしたい」

完成から三十年近くたった今も、橋は輝きを増している。

インタビュー

療養所残し過ち学ぶ場に

全国ハンセン病療養所入所者協議会会長・森　和男

――全国の国立ハンセン病療養所で、入所者の平均年齢が八十三歳を超えている。

入所者の減少に伴って職員も減っており、その確保が喫緊の課題だ。医師は国立十三園で定員百四十六人(二〇一六年二月一日現在)に対して欠員が二十九人。定員を満たした療養所でも、週二日勤務の医師がいるなど実態は厳しい。療養所の多くは都市部から離れた場所にあり、もともと職員を集めにくい。処遇改善など実効性ある確保の対策を国に求めている。

――自治会の運営も難しくなっている。

全国ハンセン病療養所入所者協議会(全療協)は、支部に当たる各園自治会と共に、処遇改善などを求めてきた。だが、今はどこも自治会の存続自体が危ぶまれる状態。奄美和光園(鹿児島県)、宮古南静園(沖縄県)は休会している。

運動をけん引してきたリーダーたちが、ここ数年で相次ぎ世を去ったことも大きい。

――高齢化に伴う権利擁護も大きな課題ではないか。

入所者の多くは長年の隔離政策で家族を頼れない。親しい入所者に「世話人」となってもらい、終末期の医療方針など重要な意思決定を委ねてきたが、今はその仕組みも困難になっている。

邑久光明園では弁護士ら外部の人を加えた「人権擁護委員会」を園内に設け、支援などを行っている。他の療養所にも、この取り組みを広げたい。

――当事者という立場から、今後のハンセン病問題の啓発をどのように考えるか。

全療協は療養所の地域開放をうたった「ハンセン病問題基本法」に基づき、園内の歴史的建造物の保存を求めてきたが、二〇一五年からは全十三園の永続化(永久保存)を要求することにした。

愛生、光明両園がある瀬戸内市・長島や大島青松園がある高松市・大島は島という立地そのものが日本の隔離政策を象徴しており、療養所全体を残すことに意義がある。保存の在り方は国と今後、協議を進めるが、私たちには時間がなく、国にもスピード感を持って臨んでもらいたい。

――なぜ、療養所の保存が必要なのか。

過酷な人権侵害を受け続けてきた私たちが、一番願っているのは「同じ過ちを繰り返さないこと」。だからこそ療養所を「負の遺産」として残さなければならない。「そっとしておいて」と保存に否定的な入所者もいるが、「忘れ去られたくない」との思いは誰しもある。人権を学ぶ場として地域の人にとっても活用できる。

――入所者に代わり啓発を担う人の育成も急務だ。

国立ハンセン病資料館（東京）や重監房資料館（群馬県）のほかに、各療養所には社会交流会館の整備が進み、専門の学芸員も順次配置されている。ただ、学芸員が一人しかいないなど体制面は不十分で、拡充を国に求めたい。

交通手段が船しかない大島のような場所では、誰もが来られる環境整備が必要。私たちがいなくなった後も、多くの人が療養所を訪れ、学びを得られる環境をつくりたい。

――隔離政策の歴史から何を学ぶべきだろう。

戦後間もなくプロミンが登場し、私たちは「ハンセン病は治る」「感染・発病もめったにしない」と訴えてきた。だが、世間は患者の声を聞かず、一部の専門家の意見をうのみにしたため、誤ったらい予防法が延々と続いた。マスコミや宗教関係者など療養所を訪れる人もいたが、園長などに話を聞き、われわれの話に耳を傾けることはまれだった。

福島第一原発事故で崩壊した「安全神話」の例がそうだが、日本人は国や権威を信じやすい。真実が何か、自分の頭で考えることの大切さを隔離の歴史が物語っている。

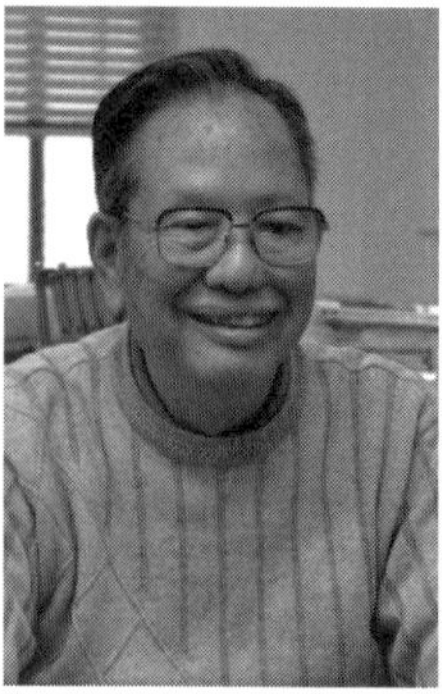

もり・かずお　1949年、大島青松園に入所。2000年2月から現在まで通算7回、同園自治会長を務める。神《こう》美知宏《みちひろ》前会長の急逝を受け、14年8月から全療協の会長に就任。徳島県鳴門市出身。

第6部　解放に向かって

一九九六（平成八）年の「らい予防法」廃止で、日本の絶対隔離政策はついに終えんした。だが、誤った法を長く放置した傷痕は深く、国の責任を司法の場で追及すべきとの声が療養所入所者の間で上がる。

第6部では、失われた名誉を取り戻すため国を訴えた人々の闘いを追う。

予防法廃止　九十年近い隔離政策に幕

「らい予防法は改正ではなく廃止すべきだ」

一九九四（平成六）年五月、盛岡市で開かれた日本らい学会総会。ハンセン病の啓発などに取り組む藤楓《とうふう》協会理事長の大谷藤郎（故人）が発表した「個人見解」が大きな波紋を広げた。

大谷は九二年に厚生省が設置した「ハンセン病予防事業対策調査検討委員会」の座長。京都大医学部で学んだ後、厚生省に入り、医務局長まで務めた。ハンセン病に対する知識が深く、政策への影響力も持つ大谷の見解だけに注目された。

予防法には、強制隔離や施設の消毒など差別を助長する条項が残っている。全患協は長年「改正」を求めてきたが、大谷は「それらを削除すると現行法は体をなさない」と指摘。ハンセン病だけを特別とするのではなく、他の感染症と同様、一般衛生法規の中で扱えばいいとした。

大谷見解を機に、長年くすぶり続けてきた予防法問題は急展開をみせる。

「最初は廃止慎重派の方が多かった」。邑久光明園で当時、自治会長として説明に回った山本英郎は振り返る。

予防法が誤った法律とはいえ、入所者の間では療養所での生活を保障する根拠法との認識が根強くあった。あまりにも長い隔離政策で、家族を頼れない高齢の入所者にとって、廃止は「もろ刃の剣」とも映った。

「当時は（らい予防法が）老人福祉法に組み込まれるとの臆測もあり、これまで運動で勝ち取ってきたものが振り出しに戻るとの心配もあった」

長島愛生園も同様だ。五三年の予防法改正をめぐって、園内で深刻な対立が起きたことが一層対応を慎重にさせた。

「外出の規則が緩和され、本土と橋が架かって自由に行き来できるようにもなっていた。廃止のメリットが見えにくい面はあった」と自治会長だった日野三郎は言う。

大谷は予防法が「死文化」したとはいえ、国家が感染の危険性を説く、この法律は「国民の間の根強い差別の温床になっている」と指摘。入所者の生活は新法で保障すべきと説いた。

大谷見解を受け、全国国立ハンセン病療養所所長連盟や日本らい学会が予防法廃止を求める統一見解をまとめるなど廃止の流れは強まっていく。

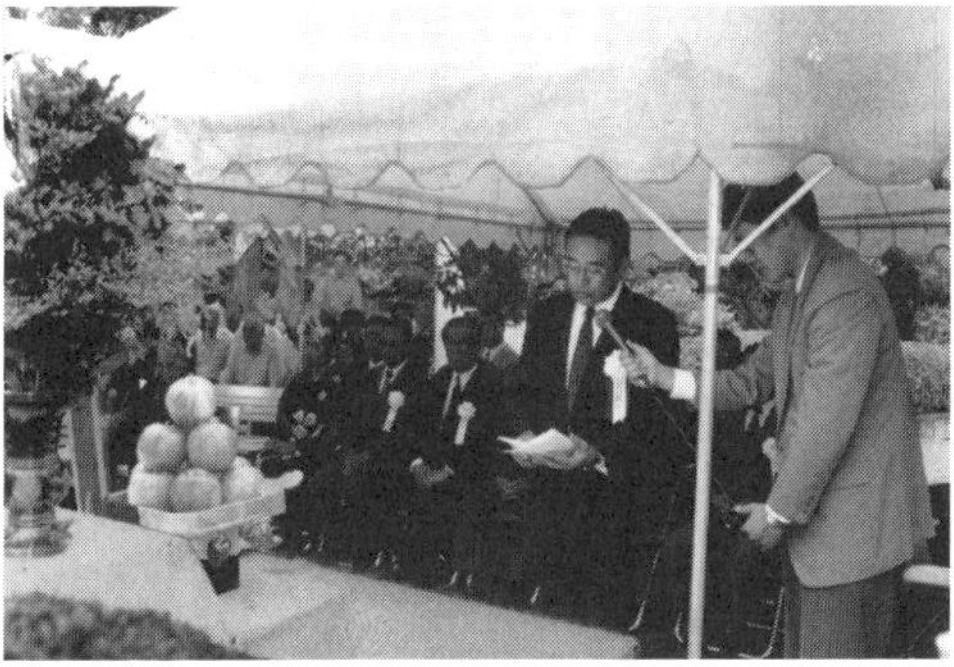
らい予防法の廃止に伴い長島愛生園で開かれた墓前報告会

慎重な意見が根強くあった全患協でも、入所者の医療を国費で賄うことなど新法による保障面が見えてくることで、次第に合意形成されていった。

九六年一月、厚生大臣の菅直人は全患協と会見。法廃止が遅れ、身体的、精神的痛みを与えたことに対する「お詫《わ》び」を表明した。

廃止法案が国会に提出され、三月末に成立。九十年近くに及んだ日本の隔離政策はようやく幕を閉じた。

この年、愛生園と光明園、大島青松園の瀬戸内三園でも記念行事や墓前報告会が行われた。光明園の記念式典で、自治会長の望月拓郎は「法の下での平等と復権がかなったことは感激」とした上で「偏見の解消は道なお遠しの感がある。入園者の高齢化も進み、自らの問題として積極的に取り組まねばならない」と述べた。

その言葉通り、予防法廃止は新たな闘いの始まりでもあった。

提訴 全患協元会長 原告入り

大島青松園の曽我野一美（故人）は一九九八（平成十）年の秋、一通の手紙を受け取った。

〈原告になっていただけませんか〉

曽我野は八三年から八年間、全患協（後の全療協）の会長を務めた。歯に衣着《きぬ》せぬ言動と是々非々を貫く行動力で人望は厚く、全国の療養所関係者の間で一目置かれる存在でもあった。
手紙の差出人は大分市の弁護士徳田靖之（71）だった。

らい予防法による隔離政策で尊厳を傷つけられ、精神的な苦痛を受けた――。菊池恵楓園（熊本県）と星塚敬愛園（鹿児島県）の入所者計十三人が、国に対し一人当たり約一億円の損害賠償を求め、九八年七月に熊本地裁に提訴した。

徳田は、その裁判の原告側代理人で弁護団の共同代表だ。

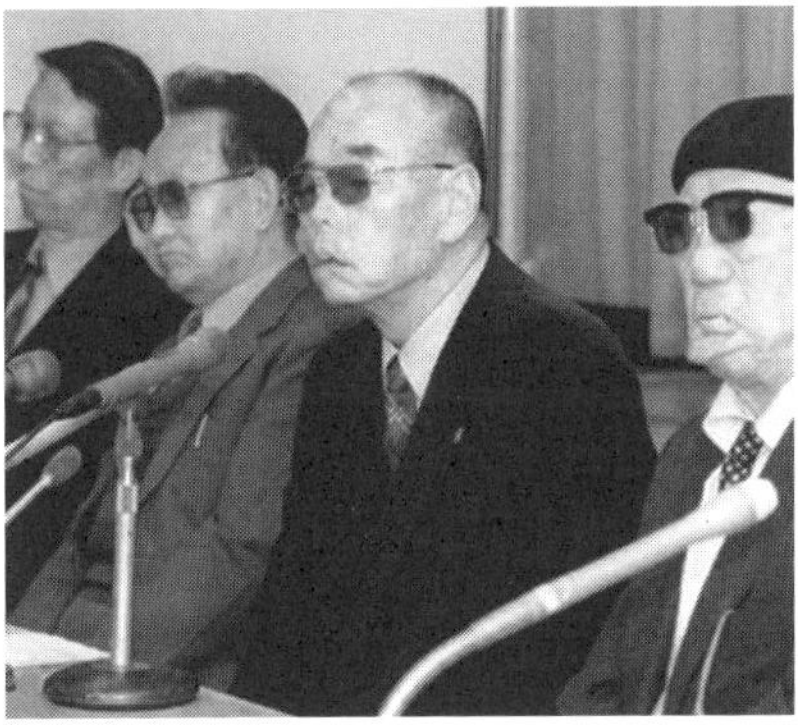
大島青松園の曽我野一美（右から２人目）。全患協元会長の原告入りで裁判は全国に広がり始めた＝2001年12月（写真提供：共同通信社）

訴訟のきっかけは九五年、敬愛園に入所する島比呂志（故人）から九州弁護士連合会（九弁連）へ届いた手紙。らい予防法が廃止に向けて動きだす中、人権を守る立場の法曹界が何の見解も示さず、傍観していることを批判する内容だった。「むちに打たれた思い。何もしていなかったことを恥じた」と徳田は振り返る。

その後、厚生大臣が法廃止の「遅れ」を謝罪したものの、法自体の誤りは認めず、入所者の反発を買う。国による社会復帰支援策も最高支給額百五十万円（後に二百五十万円に増額）にとどまり、「人生を台無しにされた損失補償としては少なすぎる」との声が上がった。

九八年二月に九弁連が福岡市でハンセン病をテーマとしたシンポジウムを開いた際、登壇した徳田は会場にいた恵楓園の志村康（82）に強い要求を突きつけられた。「高齢になり金も支援もないが、裁判を引き受けてくれる弁護士はいないのか」

「もはや逃げることは許されない」。そう思った徳田は裁判を引き受ける。

徳田の熱意に応えて九州から集まった弁護士は百三十七人。ただ当初、原告は入所者団体が静観したこともあって、個人での参加が中心で広がりに欠けた。

徳田が曽我野に期待したのは、その類いまれなリーダーシップだった。

曽我野は全患協会長として活動していた当時、予防法の廃止に道筋を付け、自分の役目は終わったと思っていた。加えて全国の療養所入所者約五千人の平均年齢は七十歳を超え、長期に及ぶ裁判の負担は重い。「最初は乗り気ではなかった」と妻の山本千沙子（88）は振り返る。

だが、弁護団が持ち込んだ国の答弁書を読み、曽我野は考えを一変させる。

〈療養所からの外出は自由にできた〉〈断種、堕胎は同意を得ていた〉〈患者作業は慰安の面もあり、強制労働ではなかった〉

「詭弁《きべん》だ」

曽我野は声を荒らげ、憤りを隠さなかった。「国は隔離政策による人権侵害をなかったことにしようとしている」。すぐに園内放送で裁判への参加を呼び掛けた。

「こうと決めたら行動が早い。曽我野さんの一声で多くが決心した」。訴訟世話人に指名された野村宏（79）は、わずか一カ月で入所者約二百五十人のうち五十九人の原告を集めた。九九年三月、「全患協元会長が提訴」と新聞で報じられた。その衝撃は大きく、裁判は瀬戸内をのみ込み、全国へ広がっていく。

責め　名誉回復へ闘う決意

「岡山でも原告を増やしたいので協力してほしい」

倉敷市の弁護士清水善朗（60）の下に、旧知の九州の弁護士から連絡があったのは一九九九（平成十一）年の春だった。

前年の夏に、熊本と鹿児島にある二つの療養所の入所者が熊本地裁に提訴したハンセン病国家賠償請求訴訟。世論を盛り上げるためには、長島愛生園、邑久光明園という二つの療養所がある岡山での原告拡大が不可欠だった。

清水はかつて倉敷市・水島コンビナートの大気汚染被害を訴えた倉敷公害訴訟で共に闘った弁護士たちに連絡。九九年五月下旬、愛生園に九州の弁護団を含め約十人で訪問した。

既に九州の訴訟に加わっていた愛生園の入所者金泰九《キムテグ》（89）に園内を案内してもらい、夜は同じく原告の宇佐美治（89）を交えて話を聞いた。そこで語られる隔離の実態は初めて聞くことだらけ。誰もが衝撃を受けた。

すぐに行動に移した弁護士がいる。倉敷市の近藤剛（63）だ。愛生園への訪問の様子をワープロで一枚紙にまとめ、弁護士十数人にファクスで送った。

タイトルは「ハンセン病国賠岡山弁護団便り1号」。まだ岡山で裁判をするかどうか正式には決まっていなかったが、近藤は見切り発車的に弁護団を名乗り、早急に方向性を出そうと呼び掛けた。「らい予防法の廃止でハンセン病問題はもう終わったと思っていた自分が恥ずかしかった。絶対に岡山で声を上げて闘うべきだと思った」と近藤は言う。

近藤は大学院生時代、結核で半年間、隔離病棟に強制入院させられた経験がある。「ある日突然、日常を奪われる。ハンセン病患者とは比べものにならないが、どれほど耐え難いことか」

弁護団には岡山県内から山本勝敏（59）、大熊裕司（58）、井上雅雄（54）らが名乗りを上げ、弁護団長にはベテランの平井昭夫（70）が就いた。大阪から神谷誠人（54）、神戸から大槻倫子も加わった。近藤が事務局長を引き受けた。

いずれもハンセン病問題に深く関わるのは初めてだ。誰もが、これほどまでに大きな人権問題を放置してきた責任を感じていた。

長島通いを始めて、近藤たちが不思議に思ったのは、入所者自身が人権侵害を声高に叫ばないことだった。「仕方なかった」「苦しくてもみんなで支え合って生きてきた」などという言い方も目立つ。

なぜか――。その答えは、光明園でいち早く九州の訴訟の原告となった中山秋夫（故人）の「責め」

という詩に端的に表れていた。

〈『救らい』という名の下に作り上げられた網の中で私たちは生きてきた〉

中山はそう記し、網を〈偽りの保護〉と指摘した。そこに住み慣れた者は網を外されても、年を取りすぎていて、それに気づく力も、網の外で生きていく力も失っている、と。

中山は網の中で失われた数々の命から「責め」を受けながら自分は生きている、と詩を結んでいる。

責めを負わなければならないのは、人権を守る担い手である弁護士たちも同じだと感じていた。

「隔離の被害を埋もれさせてはならない」と近藤は思った。

葛藤　入所者個々に重い選択

「らい予防法」の違憲性を問うため、熊本地裁で始まったハンセン病国賠訴訟。一九九九（平成十一）年夏、岡山地裁での提訴に向けて動いていた近藤は、もどかしさを募らせていた。長島での原告集めが難航していたからだ。

入所者の口から語られる理由はさまざまだった。

「国を訴えたら療養所を追い出されるのではないか」「原告になると自分の存在が故郷に知られて家族に迷惑がかかる」「そっとしておいてほしい」……。

国によって古里や家族から引き離されたのは、誰もが同じはず。入所者が原告として一歩を踏み出す難しさを痛感した。

「おまえらに何が分かる。俺たちはここがなかったら、のたれ死にしていた。ここに救われたんだ」

九州の訴訟の弁護団代表・徳田は九九年春に愛生園で開いた訴訟説明会で、会場の一番後ろから、車いすの男性が大声を上げたのを鮮明に覚えている。「こういう人こそ被害者だ」と徳田は思った。

三〇（昭和五）年に国立第一号の療養所として開設された愛生園は、日本の絶対隔離政策の本格的な始まりを象徴する施設だ。初代園長・光田健輔は、ハンセン病の権威として国に離島への患者隔離を進言するなど政策に深く関わり、裁判でも「隔離を推し進めた張本人」と批判されていた。

だが、愛生園では「光田に救われた」とい

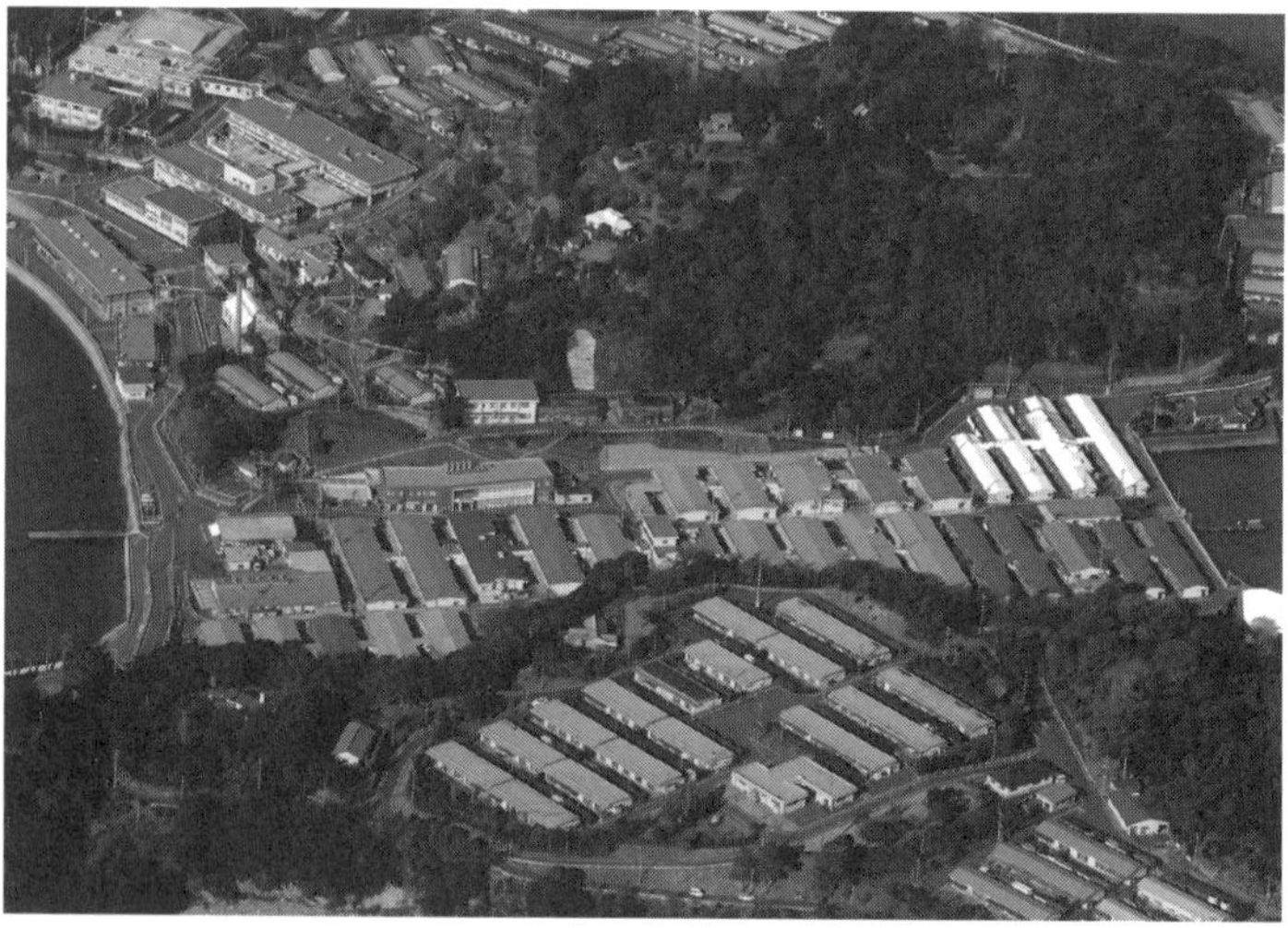

ハンセン病国賠訴訟をめぐる対応に揺れた長島愛生園。原告になるべきかどうか、入所者は重い決断を迫られた＝2013年12月14日

う入所者は多い。社会からの差別が激しかった裏返しともいえるが、「患者によく目をかけていた」「面倒見がよかった」などの証言もあり、光田の評価は園の中と外で大きく食い違っていた。

「非人道的な行いをしてきたのは確かだが、巡り合えて幸せだと思った人もいた。他園の人や弁護士には理解しにくかったと思う」と、当時愛生園の自治会長だった石田は証言する。

愛生園では裁判の原告に加わるかどうかで、入所者の間に対立も起きた。

その板挟みにあったのが石田だ。「自治会として裁判への態度を明らかにすべき」という声も寄せられていた。

石田自身、隔離政策の被害者として裁判の意義は十分理解できた。だが、それにも増して裁判をめぐって園内の人間関係が壊れるのがやるせなかった。仲間同士が島内の道で会ってもいがみ合ったり、互いに口を利かなくなったりするという話をよく耳にした。

五三年の予防法改正をめぐり、光田園長の責任を追及する人々と擁護する人々が対立し、自治会が一時閉鎖された苦い記憶がよみがえった。

原告への参加を呼び掛けるべきか――。葛藤した石田は園内放送で「それぞれの思いを尊重する」と中立の立場を表明した。「今まで自分たちは支え合って暮らしてきた。皆が高齢化し、正念場を迎える時に対立してはいけない」と訴えた。自らは最後まで、原告に加わらなかった。

個々の入所者に重い「選択」を迫った裁判。一世紀近い隔離の歴史が生んだ差別という問題の根深さを物語っていた。

決断　差別や偏見なくしたい

一九九九（平成十一）年九月、邑久光明園と長島愛生園の入所者計十一人が国への損害賠償を求め岡山地裁に提訴した。九八年に熊本地裁に起こされた西日本訴訟、その翌年の東京での東日本訴訟に続き、瀬戸内訴訟が幕を開けた。

全国三カ所に拡大したハンセン病国賠訴訟だが、瀬戸内ではまだ原告に名乗り出る人は少なかった。邑久光明園からは西日本訴訟から移った中山秋夫（故人）以外に竹村栄一（故人）のみ。「一億円という請求額もあり、みんな警戒していた」と当時の自治会長山本英郎は園内の雰囲気を語る。

「金目当てと思われるかもしれんから。かなり勇気はいった」と竹村の妻貴美子（87）は言う。「でも生きているうちに差別や偏見をなくしたい。夫の望みはそれだけやった」

竹村は福井県小浜市に生まれ、四〇（昭和十五）年に入所。温厚、実直な人柄で慕われ、園内で青年団長や自治会の副会長を務めたリーダーでもあった。

六〇年代から墓参などで度々帰省していたが、列車内で好奇の目にさらされ、旅館や食堂で利用を拒否されるなど予防法の壁を痛感することも多かった。

そんな半生を古里で話したのは法が廃止された後。「若い世代にきちんと事実を伝えたい」との思いからだが、患者隔離の歴史や実態があまりに知られていないことに驚いた。

そこへ裁判の話が舞い込む。だが原告に加わるのはためらった。「かつて自治会役員として仲間を患者作業に駆り立て、規則違反者を監禁室へ送り込むなど加害者でもあった自分に、国を訴える資格があるのか」

背中を押したのは親友だった大島青松園の原告・曽我野だった。

「おまえさん、予防法は廃止すべきと言ってきたやろ。正しいと思うことはやったらいい。ここで立たないと男じゃないぞ」

全幅の信頼を置く曽我野の言葉に決意を固めた。

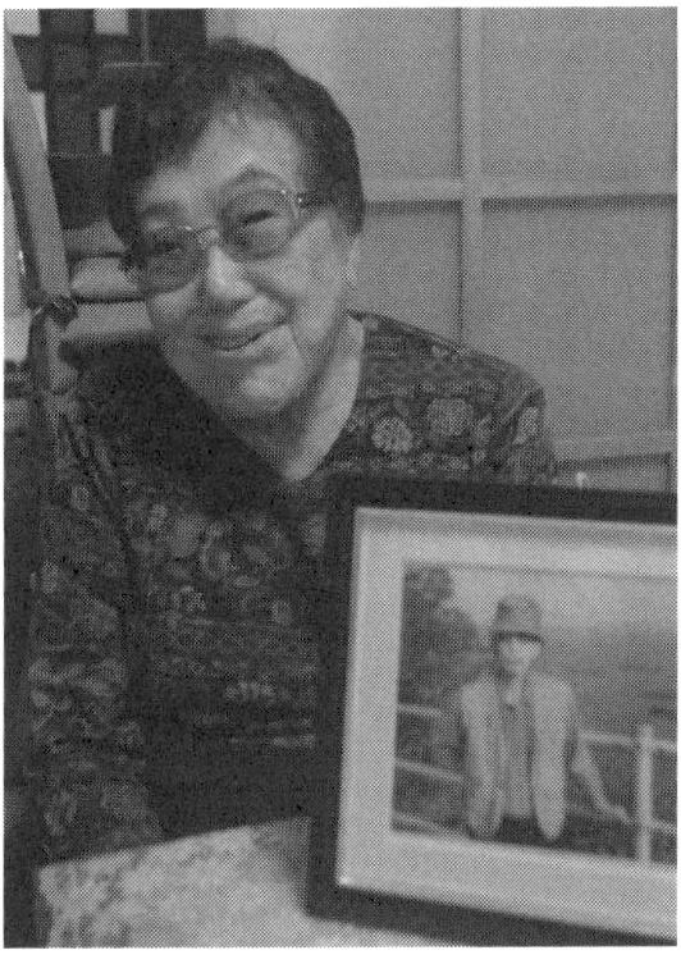

竹村の遺影を前に裁判の様子を思い起こす貴美子。夫の願いが伝わったと思っている

「悔しい、情けない……。そんな思いで亡くなった先輩たちの思いを語ります」

二〇〇〇年十月、岡山地裁の法廷に初めて立った竹村は、自身の体験を生々しく話し始めた。一度療養所に入れば簡単に出られないと先輩に教えられたこと、患者作業は園の運営に不可欠で、決して慰安ではなかったこと——など、国の主張を突き崩す反論を展開した。

結婚時に受けた優生手術の話もした。

「園内で飼っていたブタの去勢手術を見ました。ブタでさえその行為が分かるのか、必死に逃げ惑うのです。その姿が手術台の上の自分と重なり、悲しくて……」

竹村は両親を早くに亡くし、唯一の家族だった弟も発病して光明園に入所した。竹村家の血筋が自分の代で断たれた無念さや憤りをにじませ、優生手術がいかに入所者の尊厳を傷つけたかを訴えた。

感情を抑えた竹村の語りは、静まり返った法廷にひときわ重く響いた。

「原告に手を挙げた時は園内で『変わりもんや』と指さされてたけどな。裁判の後に『竹村さんが一生懸命やってくれたおかげや』ってお礼言われて、照れてたわ」と貴美子は笑う。思いは伝わった。

代弁　国の主張崩した専門家

一九九八（平成十）年の熊本地裁提訴を皮切りに東京、岡山地裁でも始まったハンセン病国賠訴訟。国側の主張を突き崩す重要な役割をしたのが、熊本の法廷に立った医療や行政の専門家だ。

隔離政策が「不要だった」と断言したのは大島青松園の現役医師、和泉真蔵（78）だった。東京の国立多摩研究所（旧国立らい研究所）にもいた和泉は「らい菌は感染しても発病するのはまれ」と指摘。患者と接触していないのに発病した人も多く、各種疫学調査などから「隔離で予防が促進された事実はない」と説明した。

らい予防法廃止に道筋を付けた元厚生官僚の大谷は「らい予防法は死文化して処遇改善が進み、人権侵害がなくなった」とする国の主張に異を唱えた。七二（昭和四十七）年から療養所課長として施策を推進した立場だが「小手先のこと。本当の意味の解放ではなく、人権回復という面で不十分だった」と自戒を込めて語った。国側も証人申請していた大谷の発言は、原告側に大いに有利に働く。

戦後間もなく治療薬プロミンが登場したにもかかわらず、国は五三（同二十八）年の予防法改正以降も隔離政策を続けた。「薬の効果は限界があり、伝染の恐れがあった」というのが理由だ。

これに反論したのが長島愛生園の元医師犀川一夫（故人）だった。プロミン治療に初期から携わりながら日本の絶対隔離政策に疑問を抱いた。六〇（同三十五）年に台湾へ渡り、ハンセン病の在宅治療に努める。世界保健機関（ＷＨＯ）の専門官も経験し、国際動向に明るかった。

犀川は五三年にインドで開かれた会議に出席した経験などから、当時のハンセン病を取り巻く情勢について「国際的には既に治る時代を迎え、社会復帰の促進や外来治療の普及に向かっていた」と証言した。

戦後、日本が連合軍の占領下で海外の情報が一時入りにくかった面はある。犀川はそう指摘しながらも、五八（同三十三）年に東京で開かれた国際会議が「外来治療を実施すべき」と決議したことや、翌年、ＷＨＯの専門委員会がハンセン病の特別法廃止を強調したことを踏まえ「らい予防法は、遅くとも六〇年の段階で廃止されるべきだった」と結論づけた。

犀川の証言の背景には、愛生園時代の苦い経験がある。

プロミンに希望を見いだした犀川は「治る病気になったから」と、自宅にいた患者に入所して治療を受けるよう説得して回った。それに応じて愛生園に入った若い女性が病気は治ったものの、弟に嫁が来たために、家に戻ることはかなわなかったというのだ。当時、プロミンは飲み薬も出ていた。「なぜ、あの時、患者の家に薬を届けなかったのか。隔離社会に閉じ込めてしまうために働いたんじゃないか。医師として大きな矛盾を感じるようになった」

在宅治療への転換を周囲に訴えた犀川だが、聞き入れられることはなく、苦渋の決断で愛生園を離れた。「苦しむ患者の役に立ちたいと思って、皆がこの世界に入った。そのためには療養所で働かざるを得なかった」。状況を放置してきた厚生省と国会、そして国民全体の無関心に責任がある、とも述べた。

社会から置き去りにされた療養所で、誰もがもがき苦しんでいた——。犀川の証言は現場の声を代弁していた。

共通被害　入所者八百十八人に聞き取り

邑久光明園の園長青木美憲（50）は大学院生だった一九九八（平成十）年の夏、大島青松園で聞き取り調査をしていた。

青木は大阪大医学部の学生だった時、サークル活動で青松園を訪れ、医療が加害者となっていることに衝撃を受けた。学園祭で独自にらい予防法のシンポジウムを開くなど、ハンセン病問題に関わってきた。

聞き取り調査を行ったのは、九六年に予防法が廃止された後も「何も変わらない」との声を入所者から聞いたからだ。光明園と隣の長島愛生園、青松園の三園で一人ずつ健康状態や過去に受けた被害を聞く地道な作業だった。

調査中、園内放送が告げた。「九州の療養所入所者が、国を相手に損害賠償を求める訴えを熊本地裁に起こしました」

「ついに始まったか」。いずれ賠償問題になると思っていた青木は身震いを覚えた。


ハンセン病国賠訴訟は原告が一人一億円の損害賠償を求めたことに対し、国は「個別に被害を立証しないと、共通被害は分からない」としていた。

弁護団が注目したのが青木の調査だ。一年半かけて聞き取った入所者は八百十八人、当時三園で暮らしていた人の六四％にも及ぶ。被害の全体像を明らかにするのに、これほどまとまったデータはなかった。

二〇〇〇年一月、九州の弁護団が開いた勉強会に招かれた青木は、代表の徳田から直接、法廷での証言を依頼された。

春から光明園に医師として赴任することが決まっていた青木は「上司に迷惑をかけるのではないか」との懸念が一瞬、頭をよぎった。だが、医療の加害責任を追及してきた自身が進むべき道は明らかだった。

「ここで背を向けるのは、患者を苦しめる立場に立つのと同じだ」。青木はその場で依頼を快諾した。

青木が証言した調査結果は、通り一遍のデータの羅列ではなく、被害の中身を深掘りするものだった。

例えば「強制入所させられた」と感じている人は五四％にとどまったものの、残り四六％も「家族を被害から守るため」「家にいても治療の場がなかった」などと回答。結果的に強制と同じだったことを裏付けた。

未婚を含め男性の三四％が断種、女性の一一％は堕胎を経験していた。愛生園では三五～五四年に既婚男性のほぼ全員が断種し、このうち九〇％は「強制だった」。残りも「みんなそうしている」「ここで子どもは産めない」と答えた。青木は「（子どもを持つかどうかという）選択の余地がなかった点では、強いられたのと同じ」とした。

社会復帰の希望者は二五％。そのうち八五％が高齢化などで「現実には考えていない」と答えた。

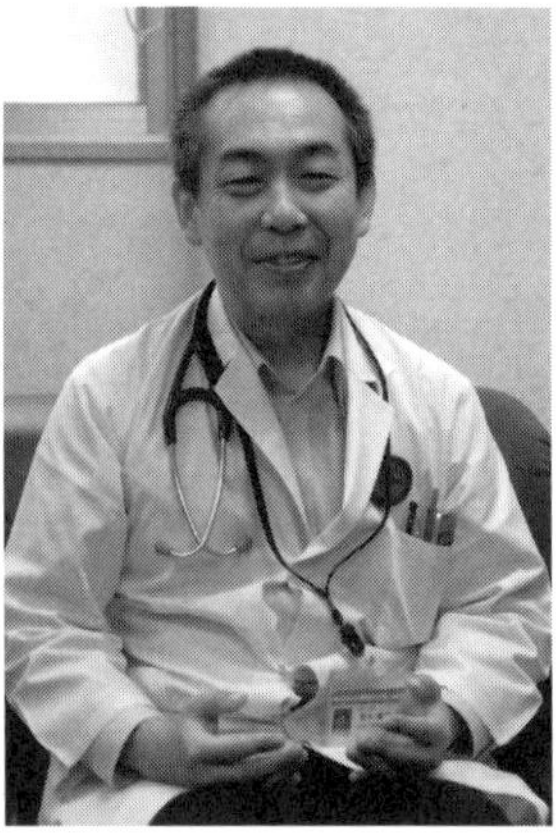

瀬戸内３園の入所者 818 人に聞き取りを行った邑久光明園長の青木。共通する被害を明らかにした

「国が長い間放置したことによる修復不可能な被害」と青木は厳しく批判した。

調査は共通被害を客観的に示した。ただ、青木自身は「限界がある」とも言う。家族の話題に触れた途端、「軽々に聞くな」と一喝されたからだ。「胸に秘め、数字に表れない被害がある」と感じた。

青木は主尋問の最後をこう締めくくった。

「国は目を見開いて被害を解消する努力をしてほしい」

胎児標本　非人道的な行為の象徴

岡山地裁に提訴した瀬戸内訴訟の弁護団は二〇〇〇年の初め、裁判の証拠とするため、邑久光明園と長島愛生園の現場検証を計画した。離島に置かれた長島の二園は隔離の実態を裁判官に訴えやすい場所だったからだ。

準備を進めていたその年の九月、弁護団の井上雅雄は光明園の自治会長だった山本から「解剖霊安棟が取り壊される」と聞いた。解剖霊安棟は光明園が開園した一九三八（昭和十三）年に建てられた。入所者の通夜をした後、解剖が行われた場所だ。入所と同時に解剖承諾書を書かされた人も多く、終生隔離を物語る建物として重要だった。

弁護団は急きょ、裁判所に証拠保全を申請。山本たちと下見に訪れた井上は、思わぬものに出くわす。

平屋の霊安棟内には霊安室と解剖室があり、その隣に普段は鍵がかかっている臓器室があった。「解剖後の臓器が置かれている部屋」と山本は聞いていたが、中を見たことはない。

部屋に入った。薄暗い奥の棚に直径三十センチほどのガラス瓶が十数本並んでいた。ホルマリン漬けされた臓器だと思って近づいた井上は目を疑った。

頭や腕、脚が見えた。

赤ちゃんだ——。

目や鼻、口も確認できた。新生児と言っていいほど成長している子もいた。棚にはチョークで「人工早産」の文字。堕胎手術で、この世に生を受けられなかった胎児であることは明白だった。

「ショックが大きすぎて誰もが言葉を失った」と井上。山本たち入所者も胎児が標本になっていることは知らされていなかった。

検証当日。弁護団と原告、裁判官ら約二十人が、この光景を目の当たりにした。裁判官はぼう然と立ち尽くし、写真撮影を終えた書記官は涙を浮かべ、じっと手を合わせていた。

なぜ、当事者に無断で標本を残す必要があったのか。ハンセン病の胎内感染を研究するためとも推察されるが、既にそうした感染はしないとの考え方が確立していた。胎児にはメスなどの人工的な傷もなく、理由は今も分かっていない。

自治会長の山本は後の身元調査で自身の妹が含まれていることを知った。山本が二歳のときに光明園に入所した母は、その直前に身ごもり、園で堕胎手術を受けたようだった。「当時の医師に罪の意識や倫理観が欠けていた証しだ」と憤る。

光明園では最終的に胎児標本が四十九体見つかり、二十八体については身元が判明した。裁判後に山本たち自治会は園とともに丁重に荼毘《だび》に付し、碑を建てた。

国の第三者機関から「胎児が生まれて肺呼吸をしていたら、殺人に当たる可能性があるので解剖して調べたい」との依頼もあった。しかし、山本は「これ以上死者を冒とくするな」と拒否した。声を上げることすらできなかった犠牲者を一刻も早く弔いたいと思ったからだ。

胎児標本は光明園を含め全国の療養所で計約百二十体が見つかった。これ以外にも廃棄された可能性があり、実際はもっと多かったとみられる。この事実は、隔離政策下の非人道的な行為の象徴として判決文にも盛り込まれることになる。

現場検証　入所者の声　裁判長動かす

邑久光明園と長島愛生園がある瀬戸内市の長島。光明園側にある木尾湾の桟橋に、弁護士四人が乗った小船が近づいてきた。

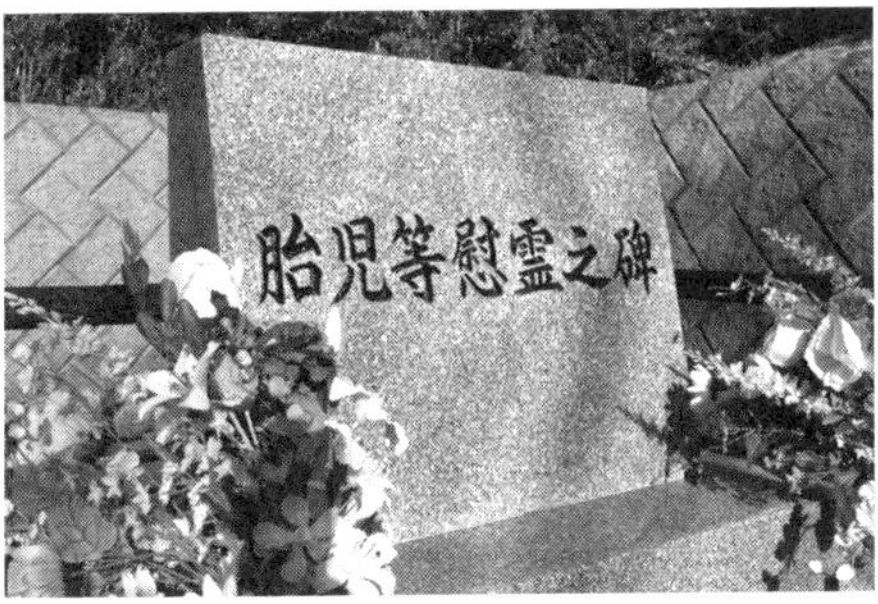

園と自治会が胎児を手厚く葬り、冥福を祈るために建立した慰霊碑＝邑久光明園

岡山地裁の裁判官や事務官ら七人が待ち受けていた。

「ここは患者と家族用の桟橋で、職員用の桟橋はあちらの対岸です。感染の恐れがあるからと、船も別々にされていました」

二〇〇一年一月、岡山地裁で係争中のハンセン病国賠訴訟の現場検証が光明園で行われた。大阪市の弁護士神谷誠人が説明したのは、一九三八（昭和十三）年の開園時から長く続いた収容風景だ。

瀬戸内訴訟では第一回口頭弁論の直前、弁護団が再三、原告の意見陳述を求めたにもかかわらず、岡山地裁の裁判長は却下した。

「裁判長は入所者の魂の声を聞こうという姿勢が見受けられなかった。だからこそ現場で何かを感じてほしかった」。弁護団の検証班リーダー・清水善朗は狙いを話す。

「泳いで逃走しても波にのまれて遺体が漁師の網にかかったり、浜辺に漂着したりしました。私も捜索に行ったことがあります」

本土までわずか約三十メートルの海峡「瀬溝の瀬戸」では入所者の竹村栄一が説明した。衣服を

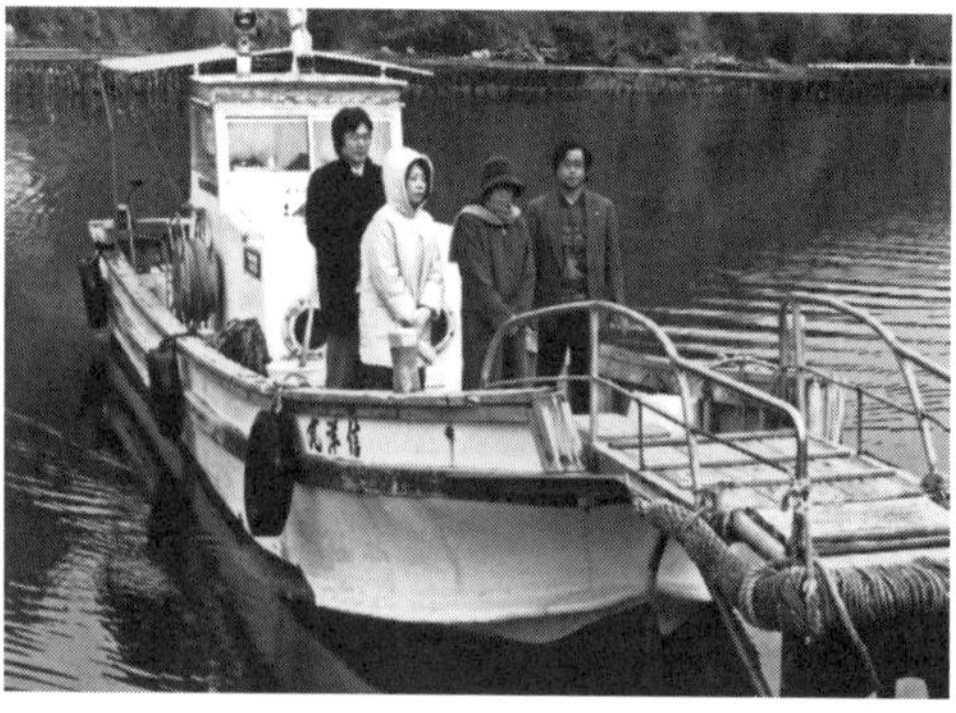
邑久光明園の桟橋に接岸する小船。弁護士が乗り、患者の収容風景を再現した＝2001年1月（瀬戸内訴訟弁護団提供）

油紙に包んでたらいに入れて泳ぎ、成功した人もいるが、向こう岸で職員に見つかって連れ戻された人もいたことなど、入所者だからこそ話せるエピソードを紹介した。

入所者自身が食事を運搬したトロッコのレール跡、棺桶《かんおけ》を作った木工所、入所者自身が遺体の焼却作業を担った火葬場などを回った後、山林の中にある監禁室へ向かった。規則違反者らを閉じ込めた人権侵害を象徴する建物の一つだ。

その道中で弁護士の井上は目を見張った。数日前、下見に訪れた時は歩くのも困難なほど生い茂っていた草や雑木がなくなっていたからだ。竹村がこの日に備えて、不自由な手に草刈り機を縛り付けて、たった一人で刈り取っていた。

「私たちは草刈りを諦めていたのに……。竹村さんは入所者がどんな思いであの狭く冷たい部屋に入ったのか必死に伝えようとしていた。思いの強さに頭が下がった」

一カ月後には愛生園でも現場検証が行われた。その時、弁護団の大熊裕司は、裁判長の態度に今までにない手応えを感じた。

高校や農園の跡地を巡った後、少年舎跡に向かう坂道に立った時のこと。十二歳で入所した千葉龍夫（故人）がたっぷりと水の入った二つの飯ごうを両手に持って坂を上り、「六、七歳の幼子が重い食事を持って、毎日、この急な坂を運搬させられた」と証言した。そして「裁判長、持ってみてください」と飯ごうを差し向けた。弁護団が考えたシナリオにはない行動だった。

裁判長は千葉から飯ごうを受け取って数歩進み、「確かに重いね」と答えた。「原告の意見陳述を認めなかった人と同じとは思えない」。大熊は驚きをもって、この光景を見詰めた。

監房でも裁判長は上部を一部覆っていた土砂に革靴でよじ登り、中の構造をうかがうなど関心を示した。「裁判長の中で明らかに大きな変化があった」。後に原告の意見陳述を認めたのが、その証拠だった。

「七十歳を超えた原告たちが、他の入所者たちの思いも背負い、体を張って訴えた。その姿が裁判長を突き動かしたに違いない」と大熊は言う。

人生被害　原告に寄り添った判決

二〇〇一（平成十三）年五月十一日、熊本地裁前には約五十席の傍聴券を求める三百人以上が列をつくっていた。岡山、東京を含め三地裁で提訴されたハンセン病国賠訴訟は、最初の判決の日を迎えた。

判決を書いた杉山正士裁判長が異動していたため、主文は代読された。

「被告は原告に対し……」。その瞬間、法廷にいた岡山の弁護団事務局長の近藤は「勝った」と確信した。主語が被告の場合は通常「賠償金を支払え」と続き、原告側勝利を意味する。問題はどこまで主張が認められるかだ。

判決は、九六年まで続いた「らい予防法」について、医学的知見や国際動向から「六〇年には違憲性が明白だった」として、原告百二十七人に一人当たり千四百万～八百万円を支払うよう国に命じた。

賠償請求権が認められる除斥期間（二十年）は既に過ぎたと指摘されることも考えられたが、判決は被害が継続的、累積的に発生したとして起算点を九六年の予防法廃止時とした。国会が法を改廃しなかったことを立法不作為とし、違法性を認定した。

いずれも原告側の主張に添った内容。ほぼ「完勝」と言えた。

原告らが法廷を出ると、報道陣が次々と入所者にマイクやカメラを向けてきた。原告に加わっていた長島愛生園の金泰九は「驚天動地の瞬間に居合わせた自分が、この上なく幸せだった」と振り返った。


記者会見に向け判決文を読み込んだ近藤は驚く。予想以上に原告の心に深く丁寧に寄り添っていた。

断種や堕胎、患者作業による後遺症の悪化など、原告が受けた損害は入所時期や個々の状況で異なるが、判決は隔離の被害を広く捉え、共通性を指摘した。例えば、隔離が居住・移転の自由などを物理的に制限しただけでなく、進学や就職、結婚、出産などの機会を奪ったことも認め、人間が当然持つはずのありとあらゆる発展の可能性を損ねたと厳しく非難した。

精神的苦痛も同様だ。戦前からの「無らい県運動」や予防法で偏見・差別は助長され、退所の規制が緩和された後も、原告たちは「社会で平穏に生活することを妨げられた」とした。

杉山裁判長はそれら共通する被害を「人生被害」と呼んだ。

「判決文では珍しく情緒的だが、弁護団でも思いつかないほど、隔離の被害を見事に言い当てた言葉だった」と近藤は振り返る。

テレビ中継を見守っていた瀬戸内三園の原告らは勝訴の知らせに沸き立った。

愛生園の自治会では弁護士や原告らが立ち上がり、肩を抱き合って喜ぶ中、金田由男は一人だけ椅子に座って涙を流し続けた。「長かった……」。テレビ局の記者からマイクを向けられると、一言絞り出すのが精いっぱいだった。

邑久光明園にいた竹村栄一は納骨堂で先輩たちに勝利を報告。妻の貴美子には「やっと普通の人間になれたわ」と穏やかな顔で語った。

大島青松園の野村宏は判決に安堵《あんど》し、解放感に浸った。「予防法が廃止されても心は晴れなかった。国の過ちがきちんと認められ、頭を押さえ続けられてきた重しがようやく取れた」

これ以上の判決はもう出ない——。「宝物」ともいえる判決を得た原告、弁護団は、国に控訴を断念させることを次の目標に定めた。

控訴断念　原告ら行進 世論を喚起

ハンセン病国賠訴訟で熊本地裁が原告勝訴の歴史的な判決を下してから八日後の五月十九日、原告や弁護士ら約五十人が国に控訴断念を求め、長島と本土を結ぶ邑久長島大橋を行進した。目的地は約十五キロ先のJR邑久駅。かつてバスの乗車拒否に遭った入所者らが歩いた道のりをたどり、世論を喚起する狙いだった。

「国は責任を認めろ」

邑久光明園の浜本さとの（78）は声を張り上げ、こぶしを突き上げた。

浜本は八歳の時、兵庫県から二歳上の姉とともに、隣の長島愛生園に連れて来られた。父親が愛生園に収容された後、母親は二人の子どもを残して実家に帰った。浜本は当初、未感染児童の寮にいたが、十歳で発病。姉と引き離され、患者の寮に移った。

「もう一生ここから出られない」。出口のないトンネルに入っていくような心境は、今も忘れられない。

判決は、暗闇に覆われた半生に差す一筋の光のように思えた。

弁護団は約七百五十人だった原告を増やすとともに、小泉純一郎首相との面会を要求するなど控訴断念への働き掛けを強めていた。特に力を入れたのが、国会議員へ訴えて回るローラー作戦だ。

判決後、「ハンセン病問題の最終解決を進める国会議員懇談会」の江田五月会長は「立法に携わる者として襟を正さねばならない」とコメント。懇談会は、国会の謝罪と国の控訴断念の二つを求めていく方針を決め、原告を後押しする。

浜本は政権与党の幹部とも面会した。「政府として責任を認めて謝罪してください」。隔離の下で味わってきた悔しさをぶつけた。

浜本は成人後、大阪にいた姉を頼って愛生園から逃げ出した。しかし、仕事が見つからずに戻り、その後、光明園に移った。姉の縁談は自分の病気のため破談に。夫のがん治療で島外の病院に付き添ったときも、ハンセン病のことは明かせなかった。

「夢も希望も奪われ、年老いた。これ以上苦しめないでほしい」。浜本は幹部に向かって、こう話した。

浜本は百人を超す原告とともに首相官邸前に座り込む。一方、岡山地裁では二百二十一人が一斉に追加提訴。三地裁で新たな原告は九百二十三人も増えていた。


「国が控訴へ」。五月二十三日の朝、テレビのニュースが大々的に報じた。

原告の間に諦めが広がったが、午後になって急きょ、座り込んでいた原告に、官邸から「首相が会う」と連絡が入った。大島青松園の曽我野一美や愛生園の千葉龍夫ら代表の九人をみんなが祈るように送り出す。

一時間後、戻ってきた千葉の表情は晴れやかだった。「小泉は泣いとった。あれは控訴せんぞ」。原告の必死の訴えに小泉首相は「反省したい」と涙を浮かべ、一人ずつ両手で握手したという。

「首相が控訴を断念」

吉報がもたらされたのは、それから間もなくだった。

帰途に就く新幹線で知らせを受けた浜本は、同乗の原告とがっちり握手を交わした。涙が自然とあふれる。国賠訴訟が一審で確定するのはまさに異例だった。

「これからは自分たちを支えてくれた人に恥ずかしくない生き方をしよう」。浜本は裁判後、語り部として啓発活動を始める。社会は変えられるという確かな手応えを得たからだ。

墓参　家族との関係修復大切

「療養所の納骨堂にだけは入りたくない」

長島愛生園の宇佐美治（89）が、知人の難波幸矢《さつや》（71）＝岡山市中区倉田＝にそう漏らし始めたのは二〇〇九（平成二十一）年の春だった。

宇佐美は一九四九（昭和二十四）年に愛生園に入所。ハンセン病国賠訴訟の愛生園原告団長で、国の検証会議の委員も務めた。隔離政策に抗してきた自分が、療養所に骨を埋めるのは矛盾しているとの思いがあったが、実家とは長い間絶縁状態になっていた。

「うちのお墓に入る？」。検証会議への送迎などでボランティアとして支援していた難波が水を向けると、宇佐美は「頼む」と即答した。

お墓が決まり一安心したのか、宇佐美は裁判でもあまり語らなかった家族の話を急に始めた。特に気になっていたのが兄の息子のことだ。発病後に自宅の二階で宇佐美だけ離れて暮らしていた時、赤ちゃんだった甥《おい》を祖母が「内緒だよ」と抱いて見せに来たという。

「甥は私の存在を知らない。死ぬまでに一度会いたい」。宇佐美のわずかな記憶を頼りに、難波は手紙を書いた。

濃尾平野の西部に位置する愛知県津島市。甥の宇佐美清毅(71)が手紙を受け取ったのは〇九年六月だった。住所の番地がなく、宛名も「清機」となっていたが、郵便局員が「お宅ではないか」と届けてくれた。

市の教育長を務めていた清毅はその数年前、叔父の存在をある市議から知らされていた。地元出身で著名な原告でもある治に講演依頼に行った、という。

「何も知らなくて……。頭が真っ白になった」

叔父のことはもちろん、隠さざるを得なかった祖父母たちの苦悩を想像して胸が詰まった。

とはいえ、急に現れた叔父の存在を受け入れるのは容易ではない。「会うべきか」――。思い悩んでいた時に届いたのが難波の手紙だった。運命を感じた清毅は会う決意をする。

JR岡山駅から難波の車で愛生園へ行き、治の居室を訪ねた。「おじいさんにそっくりだった」。清毅が結婚した時、一緒に撮ったという祖父母の写真が飾ってあるのが目に留まった。自然と涙があふれた。

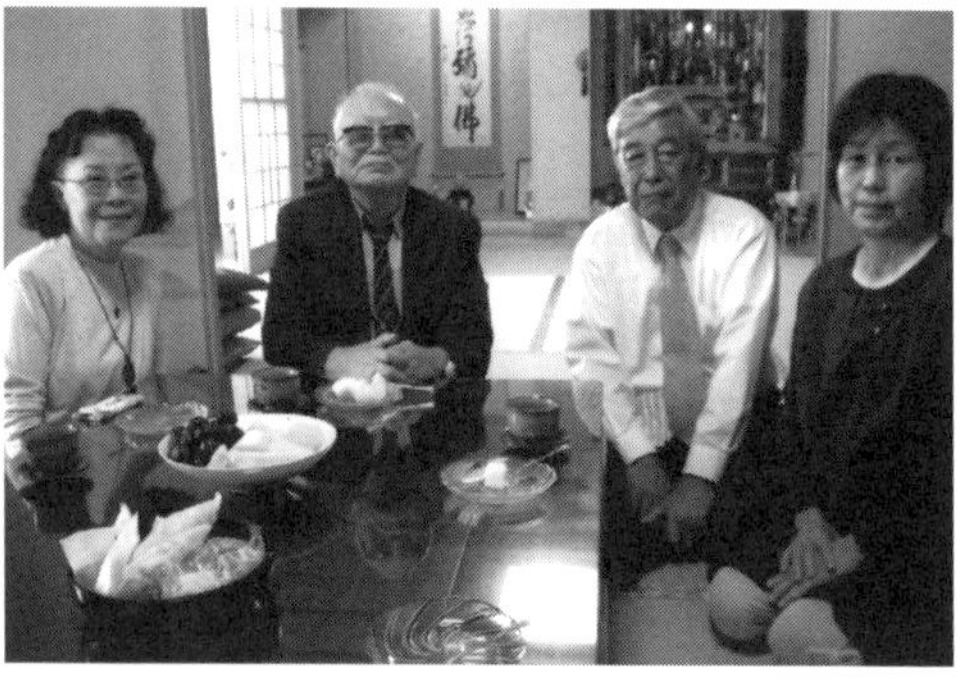

記念写真に納まる宇佐美治(左から2人目)と難波(左端)。念願の帰郷を果たした。右の2人は清毅夫妻(宇佐美清毅さん提供)

治と清毅は外で昼食を取った後、難波の自宅で治の誕生日を祝った。治は親戚や近所の人の近況を矢継ぎ早に質問した。「私が遮らないといけないほど。あんなに興奮した姿は見たことがない」と難波。半世紀以上に及ぶ記憶の溝を一気に埋めるかのようだった。

「叔父さん、うちのお墓に入っていいからね」と清毅は声をかけた。

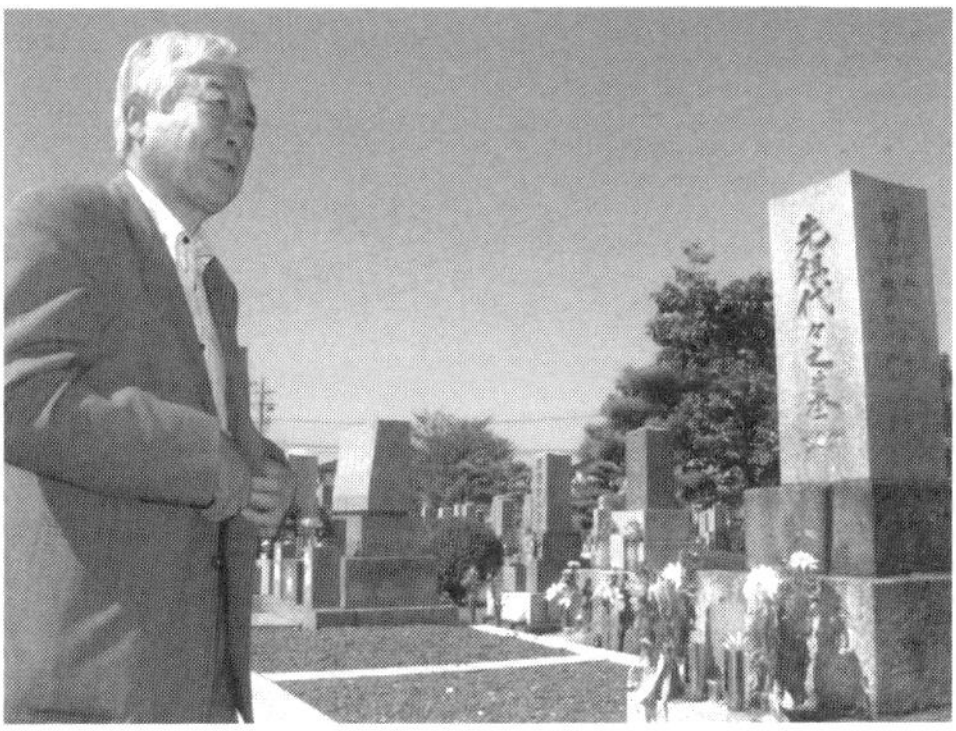
宇佐美家の墓の前に立つ清毅。こうべを深く垂れた治の姿が忘れられない

清毅を岡山駅に送った帰りの車中で、治は「来たな。来たな」と、夢ではないことを確かめるように何度も言った。

その年の秋、治は清毅の案内で墓参りも果たした。両親が眠る墓の前で治は黙って深々と頭を下げた。「『迷惑をかけてすいません』という言葉が聞こえてくるようだった」と同行した難波は振り返る。

難波は勝訴判決が確定してもなお、家族と連絡が途絶えたまま亡くなっていく入所者を大勢見ている。治も最近まで例外ではなかった。

「宇佐美さんは清毅さんとの再会で初めて〝自分〟を語れるようになった。裁判で名誉を取り戻した今、真の解放に向けて家族との関係修復がいかに大切か思い知らされた」と難波は言う。

救済の行方　入所者高齢化 募る不安

居室は一階で十分な広さだ。手すりもスロープもあり、家賃は安い。「ここがいいんじゃないですか」二〇〇二（平成十四）年三月、岡山市内の県営住宅。ハンセン病国賠訴訟弁護団の則武透（53）は長島愛生園の七十代男性とともに下見に訪れた時、返ってきた言葉が忘れられない。

「僕はここで誰を頼ればいいの」

男性は半世紀あまり療養所で暮らし、買い物や通院、人間関係など全てが療養所の中で完結してきた。十分なサポートがないまま一人暮らしをするのは、もはや困難だ。結局、男性は諦めた。

〇一年の熊本地裁判決の確定後、国は入所者全てに賠償金と同額の補償金を生活支援のために支払い、在園保障や社会復帰支援などに取り組むことで原告と和解した。

則武ら弁護団は早速、社会復帰の支援を開始。並行して岡山県は〇二年から社会復帰支援員制度を始めた。福祉の専門家・ソーシャルワーカーらが療養所に出向き、一二年春までの十年間で十人が社会復帰を果たしたが、それ以降は希望者がなく、制度は廃止された。

「長い隔離の影響は、想像以上に大きかった」と則武は言う。

「治療に来たのに働かされて。みんな、そうしないと生きられなかった」

高松市沖の離島・大島にある大島青松園。二〇一五年十月下旬、大西笑子（79）は親子連れら約五十人の来訪者に自らの体験を語った。

国賠訴訟の前後で大島をめぐる環境は激変した。社会的に大きく注目され、島への訪問者は急増、一四年は四千六百人に上った。

大西はうれしさの一方で不安もある。島の行く末が見えないことだ。戦後間もない頃、七百人いた入所者は、十分の一の七十人を切り、平均年齢は八十二歳を超えた。

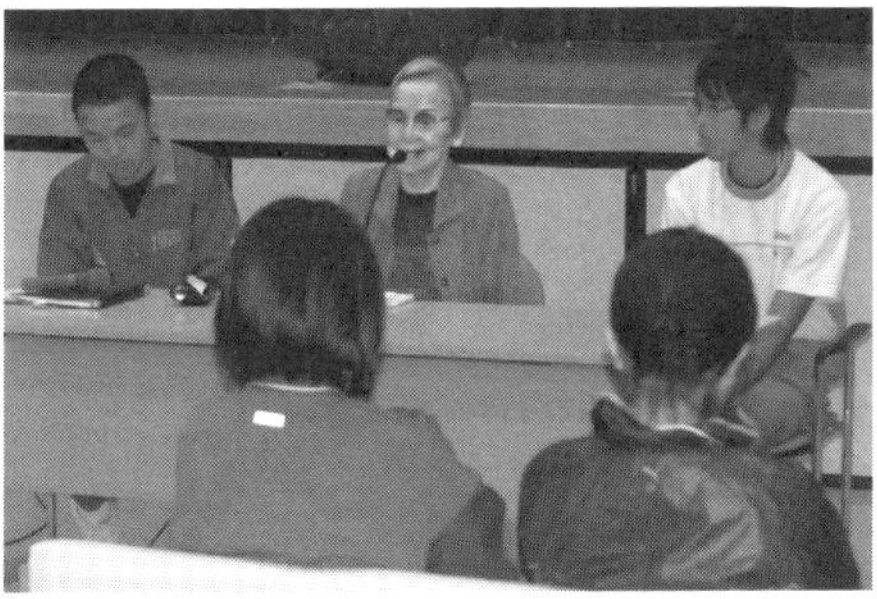

大島への訪問者に暮らしぶりを話す大西（中央）。島の将来に不安もある

裁判後、全国十三の国立療養所は「療養所ごとの社会復帰」を目指し「将来構想」づくりに着手した。青松園では高齢者施設の誘致案などが浮上したが、交通手段が船しかないハンディもあり断念。高齢化した入所者は新たな道を示せてはいない。「裁判がもう二十年早ければ……」。自治会長の森和男（75）は悔やみつつも「交流の拡大をどう生かすか、もう一度真剣に考えなければ」と前を向く。

救済面から積み残された課題がある。例えば療養所へ入所しなかった人とその遺族への補償。療養所中心主義の下、非入所者やその家族は蚊帳の外に置かれてきた。

一〇年には母親が非入所の患者だった鳥取県の男性（70）が国

などに損害賠償を求めて提訴。鳥取地裁は一五年九月、時効などを理由に請求を棄却する一方、「子どもらの偏見・差別を排除する必要があった」と国の責任を認めた。

この判断を機に、九州を中心に元患者の子どもらやきょうだいが今、家族固有の被害に対する賠償を求めて集団提訴する動きを見せている（二〇一六年二月に熊本地裁へ提訴）。

司法自身の検証もこれからだ。一九五一（昭和二十六）年に熊本県で起きた殺人事件で、療養所の入所者が逮捕され、園内の裁判で死刑判決を受け執行された。冤罪《えんざい》の疑いが強いとされ、再審を目指す動きがある一方、最高裁はこの事件を含め療養所内で開かれた特別法廷の検証を進めている。

「ハンセン病問題は終わっていない」

岡山の弁護団事務局長の近藤は強調する。

「なぜ、この問題が長く放置されてきたのか。社会全体が加害者という立場を忘れず、考え続けていく必要がある」

※特別法廷について検証していた最高裁は二〇一六年四月、「ハンセン病という理由だけで設置したのは裁判所法違反だった」と認め謝罪した。

インタビュー

自身の「加害者性」認識を

ハンセン病国賠訴訟西日本弁護団共同代表・徳田靖之

——「らい予防法」を違憲と断じた二〇〇一年の熊本地裁判決から十五年がたとうとしている。

判決は国の政策の誤りを全面的に認め、当時の小泉純一郎首相が控訴を断念して、元患者に謝罪する事態に至った。社会的に注目され、ハンセン病に対する人々の見方は大きく変わった。

だが、マスコミをはじめ社会の関心は次第に薄れ、既に風化が始まっていると危惧している。

——熊本地裁判決の確定以降の課題は。

主に二つある。

一つは療養所など隔離施設で開かれた特別法廷の検証。ハンセン病への偏見に基づき、患者が公開で裁判を受ける権利を奪われた重大な人権侵害だ。その最たる例が一九五〇年代に起きた菊池事件。ハンセン病患者とされた男性が入所勧告した役場職員を刺殺したとして菊池恵楓園（熊本県）で死刑判決を受け、執行された。男性は無実を主張したが、国選弁護人が矛盾点の多い検察側の証拠にすべて同意するなど、信じられない経過をたどった。特別法廷の検証は司法の責任だ。

——もう一つは。

元患者の家族の被害救済。二〇一六年二月中旬に元患者の子どもやきょうだいら五十九人が、国に謝罪と損害賠償を求め熊本地裁に提訴した。家族は一家の大黒柱を強制収容によって奪われ、困窮を極めたり、結婚や就職で差別を受けたりしているが、国はその被害を認めていない。家族の解放なくしてハンセン病問題の最終的な解決はない。

——社会の厳しい偏見・差別の背景に「日本社会の病理」を指摘している。

戦前から戦後にかけて官民挙げて患者を療養所に送り込んだ無らい県運動と、それを支えた「救らい思想」に注目したい。

社会で苦しむより、療養所にいる方が患者は幸せだという考え方だが、この救う行為が逆に偏見・差別を助長した。

――「救う」という考え方自体に問題があるのか。

例として一九三六年に長島愛生園で、患者たちが劣悪な生活環境に抗議して園長の辞職などを求め、園内作業をボイコットした事件の反響を紹介したい。

当時、患者救済に当たっていた宗教団体の幹部は、患者たちに対し、国家の保護を受け、社会の同情を受ける患者が人並みの主張をするのは、「身の程知らず」と述べている。

救われる側が救う側に対し従順であれば同情し哀れむが、逆らうと排斥するという二面性が救らい思想にはある。

――同情や哀れみに基づく福祉観は日本社会に今も根強くあるのでは。

二〇〇三年に熊本県の黒川温泉のホテルが菊池恵楓園の入所者を宿泊拒否した事件がそうだ。

入所者たちがホテルに抗議するテレビ映像が流れた後、療養所では電話が鳴りやまず、中傷の手紙などが三百通以上寄せられた。「少し謙虚になりなさい」「権利を振りかざすのは身の程知らず」といった内容で、まさに長島事件と同じ反響だった。

かつて小泉首相の控訴断念を支持した人たちも、その中には多くいただろう。

――同じ過ちを繰り返さないためには何が大切か。

まずは自分も差別する側にいるという「加害者性」を認識すること。戦争の問題でも、日本人は自分たちを被害者として見がちだが、アジアを侵略した加害者でもある。それを認識しないと本当の問題は見えない。

元患者の家族による裁判は国の責任を問うが、今回裁かれるのは社会を構成する私たち一人一人でもある。社会の責任を明らかにし、多くの人に自身の加害者性を考えてもらいたい。

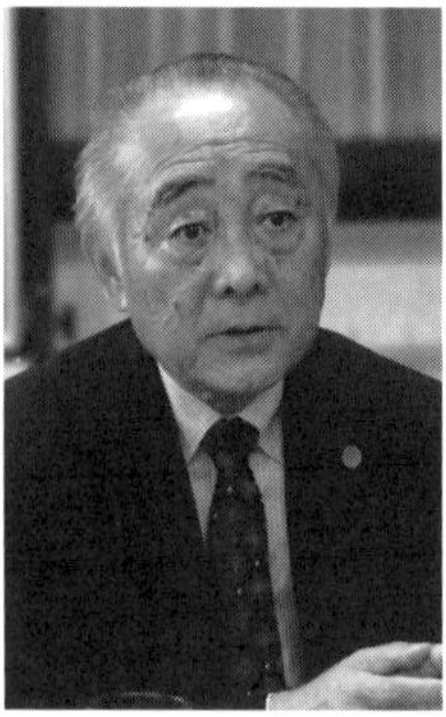

とくだ・やすゆき　1969年、弁護士登録。大分スモン訴訟、九州ＨＩＶ訴訟、豊田商事事件の損害賠償訴訟などの弁護を担当。ハンセン病市民学会の共同代表も務める。大分県別府市在住。

第7部　未来へつなぐ

国賠訴訟で国に隔離政策の過ちを認めさせ、名誉回復を果たしたハンセン病の回復者たち。現在、全国の療養所では入所者の高齢化が進み、問題の風化が懸念されている。

第7部は、瀬戸内三園や教育現場で歴史を継承しようとする動きをリポートする。

芸術祭　作品が語る隔離の歴史

部屋には三段の木製たんすが置いてあった。柔らかい日が注ぐ縁側には碁盤がぽつん。出掛ける時に使っていたのか、色がくすんだ義足と白杖《はくじょう》も見えた。

高松市沖の大島青松園。入所者の居室に見える六畳の和室は〝ギャラリー〟だった。

名古屋造形大教授の高橋伸行（48）は二〇一〇年と一三年に岡山、香川県の島々を舞台に繰り広げられた現代アートの祭典「瀬戸内国際芸術祭」に携わった作家の一人。大島では古いカメラや書籍、かんななど入所者が使っていた品々をそのまま展示した。

「生活用具を並べただけでアートか、と思われるだろうけど、そこから住む人の暮らし、そして隔離の歴史を想像してほしかった」

意外性のある展示は人気を呼び、若い女性やカップル、家族連れらが連日来園。一〇年は多い日で百五十人、百五日間の開催中約五千人が島に足を運んだ。

「入所者が減り、人通りの少なかった島の風景が一変した」と自治会長の森和男は振り返る。

国の隔離政策を違憲と断じた熊本地裁判決（〇一年）の確定を受け、〇八年に成立したハンセン病問題基本法は療養所の地域開放を可能にした。全国の国立十三療養所は施設の活用策など将来構想の策定を本格化し、多磨全生園（東京都）と菊池恵楓園（熊本県）は保育園、邑久光明園は特別養護老人ホームの誘致を決めた。

だが、大島は交通手段が船に限られる上、入所者も当時百二十人にまで減り、平均年齢は七十九歳。「最期まで暮らせるよう医療と介護の維持を望むのがやっとだった」と森。全国で唯一、構想策定を断念した。

そんな時に舞い込んできたのが芸術祭の開催。「大島も会場に」と希望したのは、総合ディレクター北川フラム（69）だった。

北川は芸術祭で「海の復権」を狙いに掲げた。かつて交通の大動脈として人とモノが行き交った瀬戸内海は近代化の過程で置き去りにされ、社会が不要なものを押しつける場にさえなった。「隔離の島」は、その象徴とも言えた。

「大島の人たちには島の歴史を残し、外の人に伝えたいとの強い思いがある。人と人をつなぐアートは、その気持ちに伴走できると考えた」と北川は言う。

療養所と芸術が、どう結びつくのか分からなかった森だが「島の将来を描き直す契機になるかも」とその可能性に賭けた。

北川の依頼を受けたのが、全国の病院や福祉施設で作品展を開いてきた高橋だ。「痛みへの共感」

をテーマにする高橋は、島の人々の人生を作品に投影させるため、入所者との対話から始めた。

大工をしていた男性は作業中のけががもとで指を切断したが、「つらさを乗り越え、仕事に打ち込んだ」と自慢のたんすを見せてくれた。バンドを組んでいた男性は「父親にもらったハーモニカで寂しさを紛らわせた」と話した。何気なくあるモノの一つ一つが隔離の歴史を語っていた。過酷な環境にあっても創造性や表現への意欲を持ち続けた人々の姿がそこから浮かび上がった。

「自分が何かを作るのではなく、入所者の物語に光を当てることで作品になる」と高橋は思った。

「釣り糸を垂らしている時だけ現実を忘れられた」という男性が使った小舟、手に後遺症がある人のため改良されたハーモニカ……。

入所者の生きざまがにじみ出る展示は訪れた人の胸に響いた。

こえび隊　大島と外を結ぶ手助け

「患者さんは入所すると、解剖承諾書を書かされました。一生、島で暮らし、島で亡くなることが前提だったのです」

二〇一六年二月中旬、大島青松園で笹川尚子（31）＝香川県綾川町＝が来園者に隔離の実態を説明していた。目の前には、腰ほどの高さがあるコンクリート製の「解剖台」。長く海に投棄されていたのを、入所者の記憶を頼りに引き揚げて展示した。

二〇一〇年と一三年に現代アートの祭典「瀬戸内国際芸術祭」の舞台となった大島。笹川は作品のガイドや作家の補助をするボランティアサポーター「こえび隊」の大島担当第一号だ。芸術祭が行われていない現在も、毎月第二土日曜に園内を案内する。

大島担当の隊員は約二十人。面会人宿泊所を改装したカフェの運営やワークショップを行う。入所者が七十人を切り、平均年齢が八十歳を超える中、島と外をつなぐ重要な役割を担っている。

笹川は香川県で生まれ育った。しかし、ハンセン病と聞いて覚えているのは、高校生のころに見た国賠訴訟のニュースぐらい。地元に療養所があることさえ知らなかった。

〇九年秋、芸術祭に興味を持ち、こえび隊に参加。大島を訪れるようになると、隔離による過酷な歴史に衝撃を受け、涙が止まらなかった。

一方で入所者が悲しい過去をこともなげに話すギャップに戸惑いも覚えた。

自治会副会長の野村宏は、病気の後遺症で不自由になった手で作った野菜や果物の出来栄えを誇らし気に語りながら、「ここで作った野菜は菌がうつるからと、

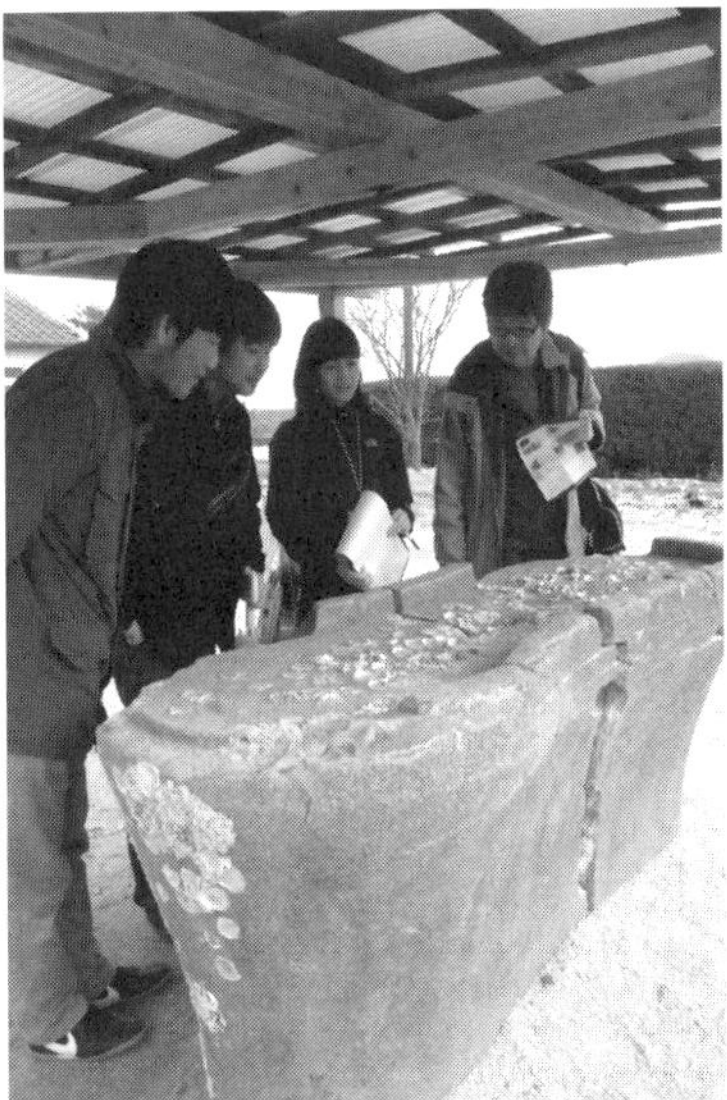

解剖台の説明をする笹川（左から3人目）。こえび隊は島と外をつなぐ重要な役割を担っている

（島の）外の人に食べてもらえんかった」と笑い飛ばした。川柳や音楽、陶芸、カメラなど、多彩な趣味を持つ入所者も多い。絶望的に見える環境の中でも、みんながたくましく暮らしていた。「悲しい歴史だけでなく、そこから生まれてくる強さや優しさなど、いろんな面を伝えたいと思うようになった」と笹川は言う。

こえび隊の活動を通して島の中と外の人が触れ合う機会も増えた。

カメラや陶芸のワークショップでは入所者が講師を務める。陶芸を教える山本隆久（83）の下には、ワークショップで出会った小学生が今も時々訪ねて来る。「この年になって活躍の場ができた上、小さな友達までできた」と喜ぶ。

カフェでは元和菓子職人の入所者が手作りした菓子を販売した。こしあんを小麦粉の皮に包んで焼いた「ろっぽう焼」で、戦後から七〇年代まで人気があったという。「甘い物が少ない時代の楽しみだった」と入所者が当時を振り返り、来園者と味わう場面もあった。

こうした活動は新たな仲間も呼び込む。橘有紀（23）＝兵庫県明石市＝は、こえび隊の案内で島を見学したのをきっかけに、一四年春から隊に参加している。「以前は隔離の歴史が重すぎて近寄りがたいイメージがあった。でも実際に来てみると、自分の中の壁はなくなった」と話す。

入所者には病気の後遺症から目の不自由な人が多い。笹川は今、入所者の趣味や昔のクラブ活動、生活実態などの証言を録音して「ラジオ番組」として園内放送で流すなど、新たな試みを始めている。記録として残す狙いもある。

「入所者に託されたバトンを次の人たちに渡す手助けをするのが私たちの役割。活動を通して大島の応援団を一人でも増やしたい」。それが島の将来につながると信じている。

将来像　人が集い 歴史伝える島

「瀬戸内国際芸術祭」の舞台となったことで、大島青松園を訪れる人は急増した。この変化は島の未来に新たな動きを呼び起こす。

高松市は一三年七月に「大島の在り方を考える会」を設置。入所者や芸術祭関係者、市民ら十六人が意見を交わし、一四年十一月に「大島振興方策」をまとめた。

基本方針で、入所者の生活を守りながら将来も有人島として残し、歴史を後世に伝えていくことを明示。具体策として芸術祭のボランティアサポーター・こえび隊など交流の担い手組織の構築▽空き施設をアトリエに活用するなど芸術家が集まる環境整備▽自然を生かした体験学習の場づくり――などを挙げ、雇用も創出するとした。

かつて離島のハンディなどを理由に、将来構想の策定を断念した青松園。高松市政策課は、療養所が国の施設で、市が踏み込みにくかった点を認めながら「入所者が高齢化し、このままでは無人島になるとの危機感を抱いた」とする。

振興策で最優先課題となるのが港の早期改修だ。

半世紀前に護岸として造られた大島の港は老朽化が著しい上、航路の水深が浅く、大型船が接岸できない。高松港との間を一日五往復する国の官有船は五十人も乗れば満席。イベントなどで大勢が来島する時は対応が難しい。市は公共事業の補助で優遇措置などが受けられる離島振興法の指定を国に申請、一五年七月に認められた。

ただ、港の整備は「数十億円かかる場合もある」（市政策課）だけに、事業実施のめどは容易にはつかない。入所者なき後、官有船の運航が継続されるかも不透明だ。市は一六年度以降、民間船の導入も含めて航路を維持する方策や港の設計を本格化させる。

離島振興法は国土交通省が所管する。空き施設の活用などを進める上では、療養所を所管する厚生労働省の協力も不可欠で、調整が重要になってくる。

青松園は入所者（一六年一月末現在）が、戦後ピーク時の十分の一以下の六十五人、平均年齢は八十二歳だ。自治会長の森は切望する。「市や国には早く動いてもらいたい。われわれには時間がない」

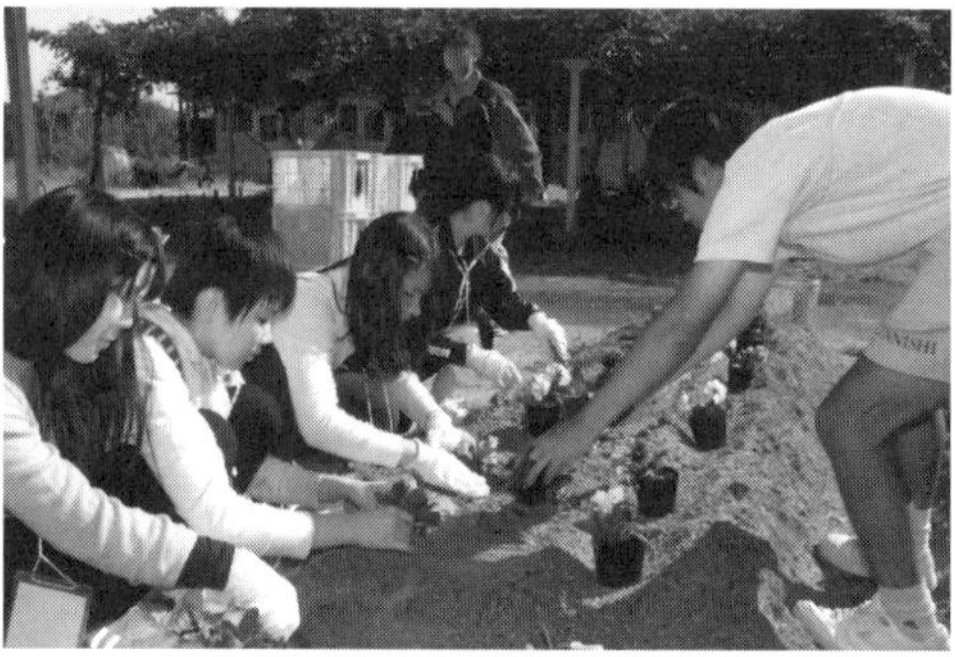
大島青松園で市民と花壇づくりに取り組む中学生たち。大島の将来を考える人の輪は広がっている＝2015年10月

「病気が治っても故郷に帰れなかった二千人以上の方が眠っています」

一五年十月、青松園の丘に立つ納骨堂前で、善通寺市立東西中学校ボランティア部の生徒たちが親子連れ約三十人に説明していた。

高松市の「ハンセン病問題を考える市民の会」が年三回開く「大島臨海学校」の一場面だ。会は〇七年に発足し、入所者との交流イベントや講演会を開催している。同ボランティア部も一二年に臨海学校に参加したのをきっかけとして大島に通うようになり、交流や花壇づくりなどを続ける。

市民団体に学校、芸術祭関係者……。大島の将来を真剣に考える人たちの輪は着実に広がっている。市民の会事務局長の酒井光雄(67)は「こえび隊の組織力や他団体とのネットワークは大きな力。島の将来を具体化するために、いろんな立場の人と連携を深めていかなければ」と話す。

「大島の在り方を考える会」の委員だった前自治会長の山本隆久は言う。「自分たちがいなくなった後の島の姿が見えないことほど寂しいことはない。『子どもの声が響く島』のような夢を元気なうちに持ちたい」。人が集い、歴史を伝え続ける。多くの人の願いだ。

学びの場　傍観者にならないために

「『匡』の字は、不正を正す意味で、正しい道を歩み、人の模範になれとの願いを親は込めたそうです」

二〇一六年二月中旬、福山市千田町千田の盈進《えいしん》中学高校。「匡佑《きょうすけ》」と書かれたカードを手に中学一年の男子生徒が同級生たちに自身の名前の意味を説明する。その傍らで高校三年の藤井舞花（18）が語りかけた。

「すてきだね。でも、親の愛情が詰まった名前を奪われたら悲しいよね」

同じく三年川上明莉《あかり》（18）が言葉を継ぐ。「だから本名に戻りたくて、本当の自分を取り戻したくて裁判で国を訴え、闘ったのです」

「ハンセン病問題から学ぶ」と題した授業の一コマだ。一九九八年に九州の療養所で国に損害賠償を求めて提訴した女性の話を紹介。生徒自身が自分の名前の由来を調べることで、偏見・差別の激しさから偽名を名乗らされた人たちの苦しみに想像をめぐらせた。

中学一年を対象にした四時間のこの授業は平和や人権問題を学ぶ「ヒューマンライツ部」の高校三年が主に担当する。顧問の延和聰《のぶかずとし》（51）は「授業は部員にとっても学びの集大成になる」と言う。

英語で人権を意味するヒューマンライツ。部員は二十八人で、核廃絶の署名集めや東日本大震災の被災者支援など幅広い活動を続ける。

延がハンセン病問題に関わり始めたきっかけは、前身の障がい者問題研究部の顧問だった一九九六年春、「らい予防法廃止」のニュースだった。ハンセン病は小説で知っていたが、患者を隔離する法律がまだ続いていたことに驚いた。関係書物を読み、長島愛生園を訪ねて入所者から話を聞いた。

衝撃を受けたのが「学校での差別」だった。

多くの入所者は学校の健診などで病気が判明し、療養所へ収容された。「学校が患者をあぶり出す役割を担っていた」と延は言う。患者となった子どもは学校へ行けなくなり、残されたきょうだいはいじめを受けた。

「病気とは無関係の妹が卒業証書をもらっていない」と証言する男性入所者がいた。延は「学校から卒業証書を出してもらおう」と提案したが「そっとしておいて」と言われた。

「あの先生はかばってくれたとか交流が続いているとの証言は皆無だった」。延は教師が加害者だったことに大きな責任を感じた。

延と部員は入所者への聞き取り内容を九八年に二百四十ページに上る「手と手から」という本にまとめた。この本や資料の活用、愛生園でのフィールドワーク、入所者との交流などを組み合わせて学習を重ねてきた。

OGで二〇一三年に慶応大へ進学した山本真帆(21)は、今も東京の多磨全生園に通うなど関わり続けている。

「ハンセン病問題は自分の学習の原点」と山本は言う。現在所属する総合政策学部も「法や政策が人間の命を大切にしないと、どうなるかという視点で学びたい」と選んだ。今は東日本大震災で関心を持った防災教育を専門的に学ぶ。「平和や防災、ハンセン病……。どれも突き詰めれば教育が大切だと思うようになった」

延はハンセン病学習の狙いを「社会の中で自分も差別と無関係ではないと知ること」と説明する。「無関心は、結果的に差別に加担することになる。法や制度が正しいのか、自分はどう行動すべきか、立ち止まって考えられる大人になってほしい」

問題を傍観してきた教育者の一人として自戒を込めて言う。

生きる力　入所者との出会い転機

会うなり涙が止まらなかった。

二〇一四年七月、長島愛生園を訪れた濱田真由美（35）＝三重県鈴鹿市＝は金泰九《キムテグ》の元へ駆け寄ると何度も背中をさすった。

「べっぴんになったなぁ」と金。「金さんがもっと若かったら結婚するのに」と濱田は笑って返した。

濱田は盈進中学高校ヒューマンライツ部の前身「障がい者問題研究部」の元部員で、同校が金と深く交流するきっかけをつくった生徒だ。

濱田は生まれつき耳が聞こえない。しかし、相手の口の動きで会話をほぼ把握し、発音も問題ない。高校卒業後は大手電機メーカーに就職。三重県に転勤後、ボウリングで国体の県代表に選ばれるなどハンディキャップをものともしない活動ぶりだ。

元は引っ込み思案だった濱田を変えたのが、金との出会いだった。

濱田が自身の障害を強く意識したのは小学校低学年の時だ。数人の友だちと遊んでいる時に一人が急に「『あいうえお』と言ってみて」と振ってきた。濱田の発音の違いを際立たせようとするものだった。

濱田はこの経験がトラウマになり、障害を人に隠すようになった。なるべく人と話さない。周りが笑っていると、意味が分からなくても合わせて笑う。教師の説明が早すぎて授業についていけなくても、黙って我慢した。いつも学校から帰ると、ぐったりした。

そんな時、部の顧問である延に誘われたのが愛生園での合宿だった。

自治会の役員たちから話を聞いていた時、濱田のために部員が要約筆記をしていると、金が「何をしているのか」と声をかけた。

延が事情を話すと、金は「なんと美しい光景か」と感心した。「俺たちもここで助け合ってきた。だから生きてこられたんだ」

翌日、園内で金とばったり再会した部員たちは居

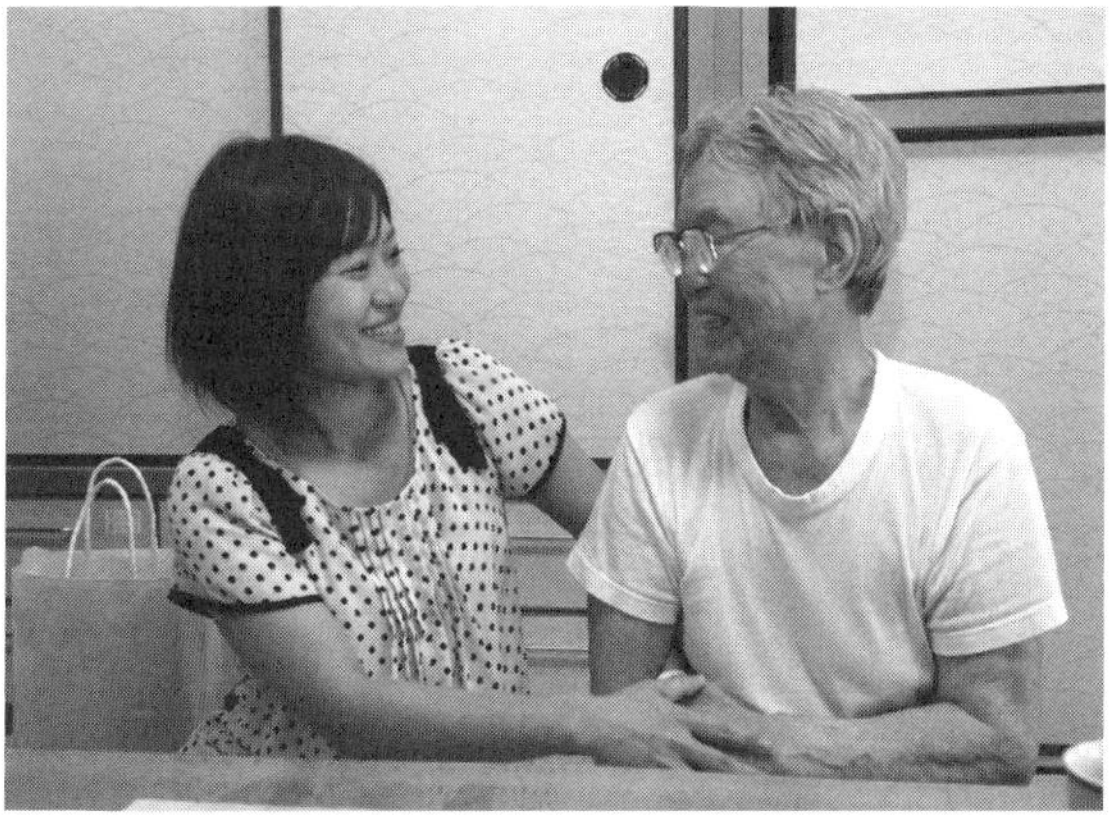

金泰九（右）との再会を喜ぶ濱田。金と出会い、生き方が変わった＝2014年7月

室に招かれて、韓国のキムチをごちそうになった。

在日韓国人の金は、大阪の飲食店で働いていた一九四九（昭和二十四）年にハンセン病が判明し、執拗《しつよう》な入所勧告の末、愛生園に入った。大阪に残してきた妻が病気となっても帰ることがかなわず、死に目にも会えなかった。

でも、自分の運命を呪ったり、誰かを恨んだりしていない。偏見・差別をなくそうと常に前を向いている。

「耳が聞こえないなんてたいしたことじゃない」と濱田は思うようになった。

濱田は校内の人権週間に合わせて、全生徒に配る作文を書きたいと申し出た。自身の障害について初めて詳しく書き「かわいそうだなんて思われたくない。明るく生きていると胸を張って生きたい」とつづった。

濱田は、この体験を金に手紙で報告した。

〈耳が聞こえない私が私です。ありのまま生きていきます〉

金からすぐに返事が来た。ハンセン病の後遺症のため利き手ではない左手で書いたとみられる、たどたどしい文字だった。

〈よくそこまで自己変革をなしえましたね。自分が幸せだと感じる人は人を貶《おとし》めたり憎むことはありません。周りの人間を幸せにできます〉

濱田は、早く自立したいと毎日ハローワークに通い、卒業後の就職を決めた。「障害を理解してもらおう」と、ありのままの自分をアピールし、ハローワークの職員も親身にサポートしてくれた。「金さんが私を変えてくれたように、私も少しでも周りの偏見を減らせる存在になりたい」。濱田は今、そう思っている。

希望　託された差別ない社会

「私はまず、いじめの入り口である人の悪口をなくすことから始める」

盈進中学高校のヒューマンライツ部三年後藤泉稀《みずき》（15）が強い口調で決意を語る。長島愛生園の金と同校の交流を描いた人権教育映画「こんにちは金泰九さん—ハンセン病問題から学んだこと」（二十五分）の一場面だ。

映画は、後藤が一年生の時、全国中学生人権作文コンテストで法務大臣賞を受賞したのを機に東京の映学社が製作。二〇一五年五月に完成し、全国の教育委員会や図書館などに販売され、上映されている。

後藤は作文で患者への差別を広げたのは国だけでなく、〈市民が誤った情報を信じ、自らに差別を宿したこと〉と指摘。この問題を現代のいじめに重ね、自分が周りに流されやすい性格だからこそ、〈自分にも友だちにもNO！と言える真の勇気を持たなければならない〉とつづった。

いじめなど現代の人権課題にも通じることが多いハンセン病問題。二〇〇一年の熊本地裁判決以降、社会的に大きく注目され、学校で学ぶ機会も増えた。

「多くの出会いが得られる長島という舞台は貴重」。ヒューマンライツ部顧問の延は言う。長島には患者を収容した桟橋や監房、納骨堂など隔離の実態を物語る施設が残り、深い理解につながるからだ。延自身多くをここで学び、子どもたちの成長を目の当たりにしてきた。

一方で入所者の高齢化は急速に進み、直接話を聞ける機会が減っている。

例えば、岡山県が愛生園と邑久光明園の入所者を各学校に派遣する語り部講演会。かつては年間二十回近くあったこともあるが、今では十校が限界だ。「学校から療養所に出向いてもらう機会を増やすなど、今後のあり方を検討する必要がある」（県健康推進課）という。

語り部なき後の学習をどうするか。全国的に大きな課題だ。

一六年一月中旬、後藤らヒューマンライツ部の八人が金の居室を訪問した。金は今、足腰が弱って園内の案内ができない。耳も遠くなった。それでもスマートフォンで動画を撮ろうとすると、満面の笑みを浮かべて場を和ませる。

後藤は今でこそ金と打ち解けているが、「最初は会うのが怖かった」と打ち明ける。過酷な差別を受けてきただけに心を閉ざし、勉強不足の自分は厳しい言葉を浴びせられるのではないかと恐れていたからだ。

だが、笑顔で迎えてくれた金を見て緊張はほぐれた。「なぜ、私たちにこんなに優しくできるのか不思議だったけど、家族と引き裂かれ絶望を味わった金さんだからこそ、愛情を注いでくれているんだと思った」

後藤たちは金と別れ、園内にあった「岡山県立邑久高校新良田教室」の跡を訪ねた。全国の若い入所者たちがかつて、ここをステップに社会復帰していった。金が必ず案内した場所でもある。大きな碑には「希望」の文字。この前で金はいつも話した。「俺たちは（新良田教室の）高校生に、将来社会へ出て、この病気の偏見や差別をなくしてくれと希望を託したんだ」。後藤は、その高校生が自分たちにも重なるように思えた。

「正しく知って正しく行動する」。金がいつも語る言葉をあらためて胸に刻んだ。

ぼらばん　島と「ご縁」関わり続く

背丈を超えるほど生い茂った雑木を、なたやのこぎりで切っていく。

二〇一五年十二月中旬、邑久光明園と隣の長島愛生園との境界近くにある空き地で若者が作業に励んでいた。

神戸大の学生や卒業生らでつくる「ＥＳＤボランティア育成プログラム推進ネットぼらばん」のメンバー三十五人だ。かつて入所者が開墾した田畑を島内外の人の「つどいの広場」として復活させるため、〇八年から整備を開始。重機もない時代に開墾した入所者の苦労を追体験しようと、あえて手作業にこだわる。

作業は年に三、四回泊まりがけで行う。日程の大半は開墾や海岸清掃などのワークキャンプだが、石川県から通うＯＢの木村竜樹（26）は「なぜか、いつも来たくなる」と言う。「頭から入るのではなく、まずは『ご縁』をつくることで学生たちが自主的に長島に関わり続けるようになる」。主宰の神戸大教授・松岡広路（55）は言う。


松岡は人権教育が専門。命の学習を深められる場を探していた時、一九六〇〜七〇年代に長島で学生のワークキャンプが行われていたことを知る。二〇〇六年のことだ。

自治会に申し出て海岸清掃から始めた。近くの荒れ地が入所者の田畑だったと聞いたのは、そんな時。以来、キャンプは先輩から後輩に受け継がれ、現在も続く。

広場の完成はまだ先だが、活動する中で自らの生き方を見つめ直す参加者も少なくない。光明園で看護助手として働く梶谷優介（23）もその一人だ。

医師を目指していた梶谷は中学で挫折し、不登校となった経験がある。神戸市の高校一年の時、新聞の募集記事を見てキャンプに参加した。その後、大学に進んだが一年で休学していた。

ある日、自治会長の屋猛司（74）に声を掛けられた。「うちを手伝わんか」

仕事は、かつて入所者が管理していた畑での野菜作り。東日本大震災による原発事故が発生した福島から、夏に保養に来る親子に食べてもらう計画だった。

園内の面会人宿泊所に泊まってボランティアで毎日作業した。屋と食事しながら「甘く生きてはいけない」と言われた。社会からの激しい差別に屈することなく立ち上がった人たちや、入所者同様に国策の被害者といえる福島の親子との交流を見てきた。

「理想の自分と現実のギャップにもがいていたけど、どこで何をしていようと、毎日をしっかり生きることが大切だと思った」と梶谷。今は「命に関わる仕事がしたい」と進路を看護師に定め、光明園で働きながら勉強している。

一六年二月二十一日、つどいの広場の隣にある丘にぼらばんメンバー十五人が集まった。光明園の男性入所者（77）が管理していたミカン畑（約六十平方メートル）の木六本を譲り受けるためだ。デコポンの木二本になった実を一個ずつ摘み取った。

ミカン畑再生プロジェクト――。活動十年を迎えたぼらばんは、新たな目標を設定した。

この丘には戦後の食料難のころ、入所者が開墾した畑が一面に広がっていた。高齢化で栽培をやめていく中、最後に残ったのが男性の畑だった。

学生たちは、ミカン畑とつどいの広場を一体的に整備し、キャンプ場のようにして多くの人が集える場所にしようと

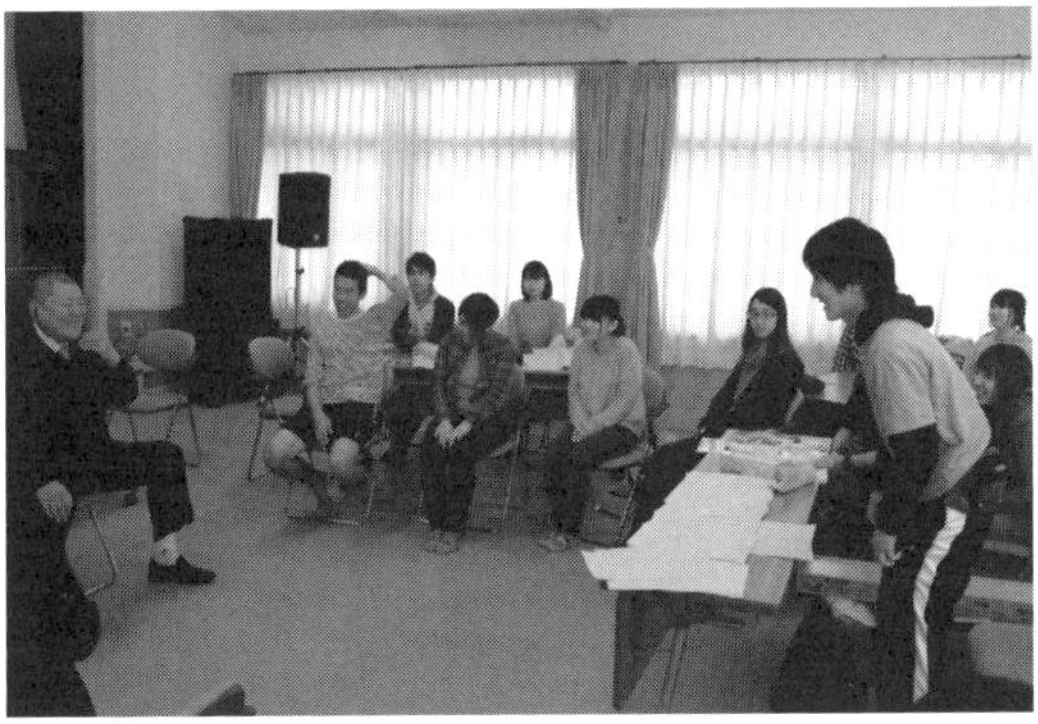

屋会長（左）を囲む「ぼらばん」のメンバー。長島と関わりながら多くの学びを得ている＝2015年12月、邑久光明園

計画する。

日々の畑の管理など課題はあるが、「十年かけて人を育ててきた」と松岡。「島の歴史にふれながら自らの生き方を見つめ直す。誰もが『ご縁』を感じられる島にしたい」と、これからの十年を見据える。

記録保存　先人の思いに応えたい

〈礼拝堂に座布団を置いてほしい〉〈盲人のために手すりを〉〈正月に甘酒を給与されたい〉

岡山市北区南方の岡山県立記録資料館。「開設間もないころだから生活上の細かい要求が多いな」。前館長の在間《ありま》宣久（70）＝同市南区あけぼの町＝が〈第1回舎長会議事録〉と書かれたA3判の分厚い文書をめくって言う。

議事録は長島愛生園が開設された翌年の一九三一（昭和六）年に舎長と呼ばれた患者代表と園幹部の話し合いを記録している。当時の生活状況がうかがえる、貴重な肉筆の文書だ。

在間は二〇〇二年度に岡山県が設置したハンセン病問題関連史料調査委員会の委員。愛生園や隣の邑久光明園などに残る文書類を調べ、資料集「長島は語る」を〇七年と〇九年に前・後編に分けて刊行した。

館長を辞した後もボランティアで整理を続け、一五年から未収録の資料を含めて複製にして公開を開始。数千枚に上るハンセン病関係の公文書を市民が広く閲覧できるようにした。

たまたま資料館館長だった時に回ってきた記録調査の仕事は在間にとって「運命としか言いようがない」ものだった。

「在間さんの息子か。そっくりやな」

〇二年の秋、愛生園での最初の調査で自治会長の中尾伸治から声を掛けられ、懐かしさが込み上げてきた。

在間の父親は愛生園の元職員だ。在間自身も高校進学で岡山市へ引っ越すまで長島で育った。毎日、日が暮れるまで海で遊んだ。海岸のゴカイを取って缶に入れ、それを餌にしてハゼを釣った。官舎の近くの海岸から見える小豆島などの景色は「今でも絵を描けるくらい鮮明に覚えている」。

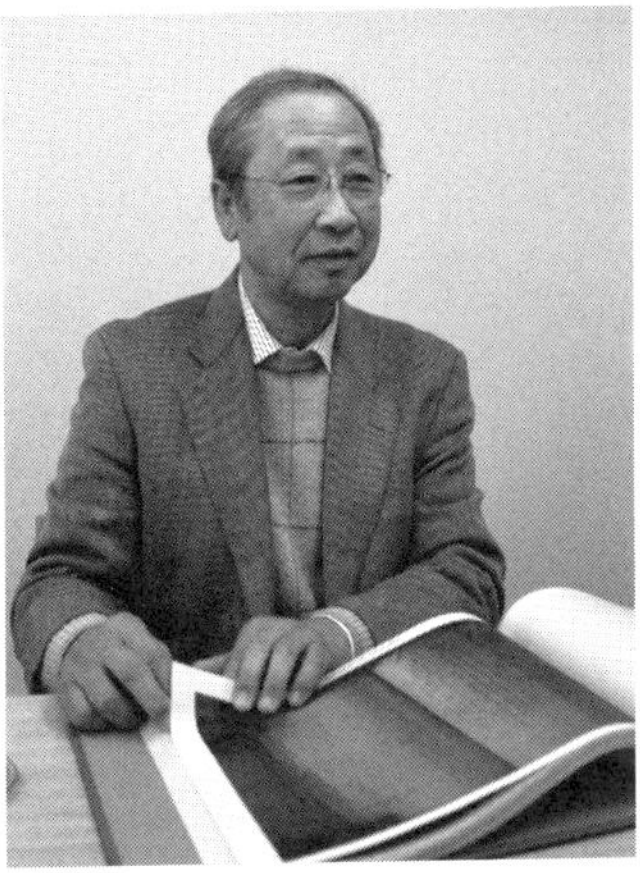
長島愛生園の記録資料のファイルを開く在間。隔離の歴史を残す必要性を強く感じている＝岡山県立記録資料館

当時は「隔離」を強く意識することもなかった。入所者の野球チームの試合をよく見に行った。園内にあった会館で芝居や映画も見た。ハンセン病が感染症だとは知っていたが、「めったに感染しないことは分かっていた」と言う。

園で出会う入所者も「普通のおじさん、おばさん」。一緒に遊んだ入所者の子どもが「未感染児童」と呼ばれ、社会に出て差別に苦しんだことを知ったのは、ずっと後だった。

「僕にとって長島は良い思い出ばかり。それが資料調査することで、全く違った光景が見えてきた」と言う。

在間たちの調査に対し愛生、光明両園とも文書を全て開示した。行政資料では極めて珍しい例で、膨大な資料との格闘が始まった。

調査は療養所に泊まりがけで行い、夜は中尾ら入所者と酒を酌み交わした。中尾らからポツリポツリと出てくる差別体験に胸が締め付けられた。「自分たちの歴史を埋もれさせないで」という強い思いに委員たちの士気も高かった。

資料から読み取れてきたのは行政職員たちが「隔離」に向かって淡々と仕事をしていることだ。県の担当者が患者と疑われる人々をリストアップしたり、園が逃走した入所者を警察に照会したり……。記録は全て綿密に取ってある。

「国が隔離政策を強力に進める中で現場の職員はどんな気持ちで関わっていたのだろう」。患者隔離のシステムが社会でどう構築され、長い間放置されてきたのか。それを明らかにするには「記録を詳細に検討するしかない」と在間は言う。

「もの言わぬ資料たちに何を語らせるか。記録を残してくれた先人たちの思いに応えなければならない」

世界遺産　建物保存へ意表突く策

「患者にとっては、ここが家族や社会との別れの場。ある女性は十二歳の時、旅行だと言われて来て検査を受けているうちに、お母さんが帰ったそうです」

二〇一六年二月下旬、長島愛生園の学芸員・田村朋久（39）が、島の北の浜辺にある古い桟橋の前で説明していた。

この日は地元の瀬戸内市牛窓地区の民生委員と児童委員約二十人を案内した。ハンセン病の特徴や隔離政策の歴史を説明し、患者が検査などのため最初に入った収容所（回春寮）や監房、納骨堂を回った。

ハンセン病の基礎知識から入り、建物を巡って想像を広げ、最後に入所者の話で理解を深める。「初めて来園した人の立場になって分かりやすい解説に努めています」と田村。入所者が高齢化する中、市民に隔離の歴史を伝える役割は年々大きくなっている。

瀬戸内市出身の田村は大学卒業後、商社勤務を経て二〇〇一年に愛生園に就職した。当初、看護助手で採用予定だったが、直前に別の仕事を打診される。

入所者の宇佐美治が恩賜記念館という建物で収集・保管していた数千点に上る資料の整理だ。

一九三〇（昭和五）年の開園時の建物である旧事務本館を改修して、新たに開設する資料館で多くの人に見てもらう計画だった。

　資料は生活雑貨や医療器具、写真など膨大にあった。中でも五五年当時の園内全景を表した幅三・七メートル、奥行き一・九メートルの巨大模型には驚いた。小指ほどの大きさの建物まで精巧に再現され、手の不自由な入所者が作ったとは思えなかった。

「愛生園は入所者がゼロから築き上げてきた。歴史を残したいとの強い思いを感じた」と田村は言う。

　二〇〇三年に資料館はオープンし「歴史館」と命名された。リピーターの来館者も多く、滑り出しは順調だった。

　だが、語り部となる入所者の平均年齢は、この時点で既に七十七歳。田村は入所者二十五人の証言を映像にして歴史館で公開したが、「十年

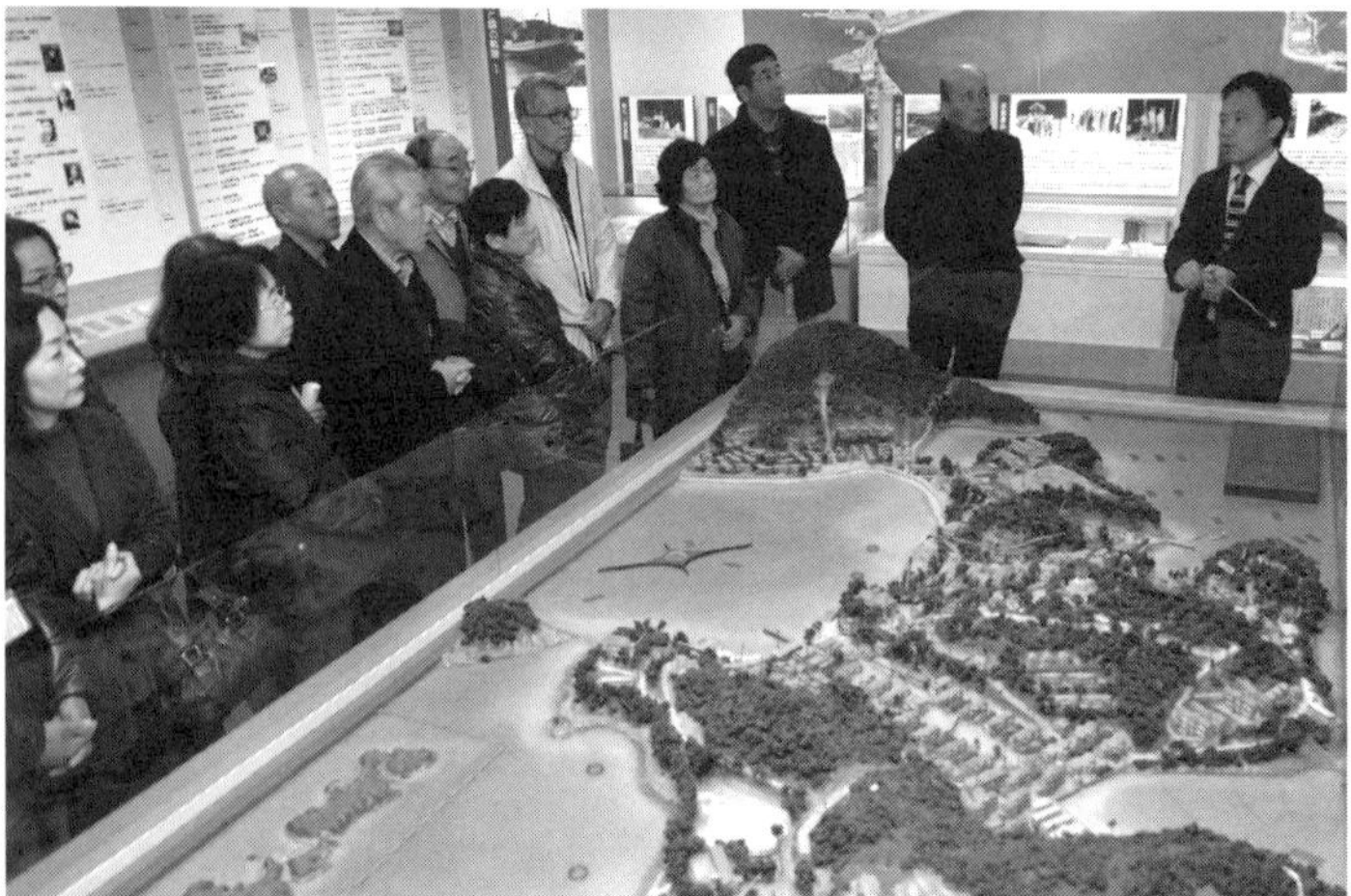

長島愛生園歴史館の模型の前で来館者に説明する田村（右端）。入所者に代わり歴史を伝える役割を担っている

先はどうなるのか……」。歴史をどう残していくかという大きな課題を突きつけられていた。

転機は〇五年に訪れる。岡山県教委発行の「岡山県の近代化遺産」に旧事務本館が載った。「入所者も私たちもハンセン病療養所の歴史的価値を再発見させられた」と田村は言う。

「園内の古い建物を文化財として残せないか」。厚生労働省に問い合わせたが、「前例がない」と素っ気ない回答。療養所はあくまで入所者をケアする医療機関であるからだ。

その後、療養所の地域開放をうたったハンセン病問題基本法が施行され、国は〇八年に歴史的建造物の保存について検討する会議を設置。園では古い建物を残して人権学習の場とする将来構想を策定した。

だが、国からはいまだに具体的な保存方針が示されないまま。二〇一五年になって愛生園の収容所など六つの建物が「補修」リストに挙がったが、将来的な保存を約束したものではない。手詰まり感の中で自治会などから挙がったのは、意表を突く策だった。

「いっそのこと、世界遺産を目指したらどうか」

一世紀近く続いた日本のハンセン病患者隔離政策は世界でも例がない。離島に造られた長島の二園は、その象徴だ。同じ過ちを繰り返さないよう将来に残すべきだと訴え、保存に向けた世論を盛り上げる――。

狙い通り、構想は注目を集めた。

組織づくり　注目集めるも議論進まず

二〇一五年八月末、長島愛生園の桟橋に接岸した船から見学者が続々と下りてきた。笑顔で出迎えた自治会長の中尾伸治が投げ掛けた。「私たちがどんな思いでこの島に来たか、ちょっとだけ想像してみてください」

橋が架かる前、船で島に収容された患者に思いをはせてもらおうと愛生園が初めて企画したクルーズ船ツアーだ。岡山県備前市の日生港を発着とし、患者収容桟橋や収容所（回春寮）、監房、納骨堂などを巡った。

「ハンセン病問題は知っていた。でも長島に来て、みなさんがどんな生活をされていたか、具体的にイメージできた」。岡山市出身で京都の大学に通う小谷智樹（21）は話す。

九月まで計三回開かれたツアーは、いずれも六十人の定員が募集開始から数日で満杯に。関西地方からも多く参加する人気ぶりだ。

「予想以上の反響。まさに〝世界遺産〟効果だ」。学芸員の田村は手応えを感じた。

愛生園は一三年九月、隣の邑久光明園とともに療養所の世界遺産登録を目指す準備会を発足させた。新聞やテレビで大きく報じられ、愛生園の歴史館来館者は一四年度、一万千七百人と過去最多を記録した。

啓発面では一定の成果を挙げた。ただ運動を推進する組織づくりは入り口の段階で足踏みを続けている。

田村ら準備会メンバーは、瀬戸内市が事務局を務める「将来構想をすすめる会・岡山」に推進組織をつくりたいという意向だった。市や岡山県のほか、地元のさまざまな団体が入って、将来構想の進ちょく状況などを話し合う場となっているからだ。

だが、市や県は慎重姿勢を示した。「(療養所は)国の施設だから国がすべき」との主張だ。

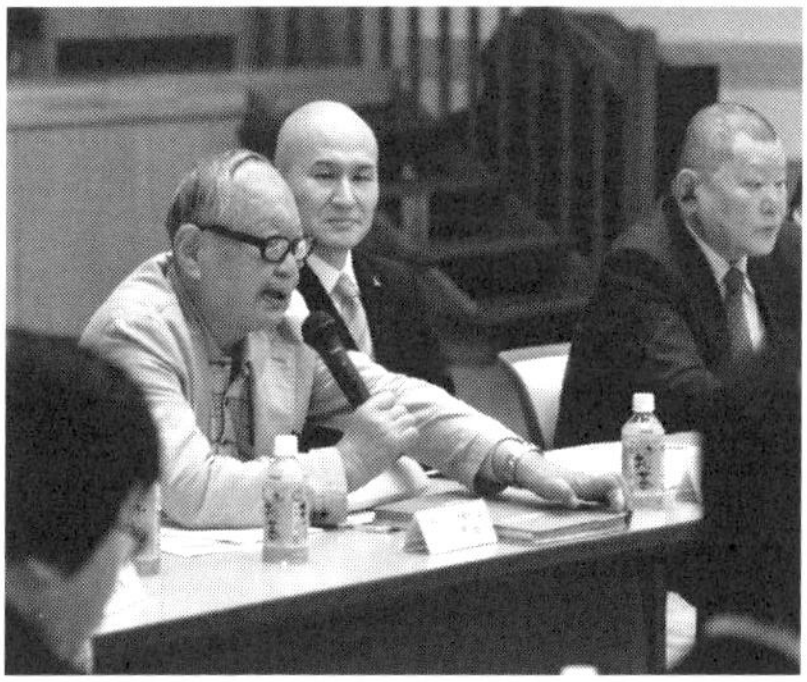
「将来構想をすすめる会・岡山」でマイクを握り、世界遺産運動の組織づくりへ協力を呼び掛ける長島愛生園入所者自治会長の中尾

世界遺産登録へのハードルは高い。政府の推薦を得るには国連教育科学文化機関(ユネスコ)の国内暫定リストに載る必要があるが、各国からの推薦は一年に一件のみ。リストには現在、文化遺産で十件記載されているほか、全国で二十七件がリストの候補として名乗りを上げている。
「いろんな人を巻き込む以上、実現可能性も含めて戦略を持って運動を行う必要がある」とすすめる会会長の武久顕也瀬戸内市長は言う。
「われわれには時間がない。何とぞ、ご協力をお願いしたい」

二〇一五年十月、愛生園で開かれたすすめる会。光明園の自治会長・屋猛司は、療養所の高齢化の現状を踏まえ、市や県に組織づくりへの支援を要請した。

弁護士の近藤剛も強い口調で迫った。「隔離政策の責任は国にあるだけではない。ハンセン病患者を地域から排除する『無らい県運動』をしてきたのは自治体。過ちを繰り返さないために、まずできることをすべきではないか」

両園が世界遺産を目指す構想を打ち出して二年。議論が進まず、関係者にはいら立ちがあった。年明け一月に光明園で開かれたすすめる会では、準備会が示した組織案を出席者が持ち帰り、検討することとなった。

この会議には愛生園の自治会長の中尾が車いすで出席した。足腰が弱り、移動には車いすが欠かせなくなった。

「この島に閉じ込められた人たちの歴史を残してほしい」。マイクを握り、中尾は再度、出席者に依頼した。運動は時間との闘いになっている。

※すすめる会はその後の議論を経て、一六年十月、両園の将来構想に「世界遺産登録に向けた取り組み」を追加することを決めた。一七年一月には瀬戸内市が運動の推進母体となるＮＰＯ法人を設立する方針を打ち出し、運動は具体的に動き出そうとしている。

ルーツ　比《フィリピン》の患者子孫「記憶」継承

丘の斜面に住宅が張り付くように立ち並ぶ。目抜き通りはバイクを改造した三輪タクシーが頻繁に行き交い、下校中の子どもがピースサインを送ってくる。

首都マニラから南西約三百二十キロにあるフィリピン・クリオン島。かつて七千人ものハンセン病患者らが暮らした、世界最大の隔離の島は若者であふれていた。

この島は、長島愛生園初代園長・光田健輔が訪れて愛生園建設の参考にした場所だ。

「活気がある。でも何となく愛生園に似ている」

二〇一五年一月、笹川記念保健協力財団（東京）の協力で島を訪れた愛生園の学芸員田村は不思議な親近感を覚えた。

日本と大きく異なるのは、カトリック国のフィリピンでは患者が子どもを持てたこと。島には患者や職員の子孫が住み、一九九二年に保健省の管轄を外れて地方自治体へ移行した。今では人口二万二千を数える「まち」になった。

隔離の記憶が薄れゆくクリオンで、田村が注目したのは歴史の保存・伝承活動だった。

「患者や家族にこれほど悲惨な影響を及ぼした病気はない。このような歴史は繰り返してはならない」

クリオン総合病院院長アルトゥーロ・クナナン（57）が言う。自身もこの島の出身。祖父母が患者で、子どものころは健常者とは別の患者地帯で過ごした経験がある。

ハンセン病患者への偏見はフィリピンでも根強い。クナナンは医師を目指してマニラの大学に進学した時、クリオン出身というだけで「なぜ指があるの」と友人に聞かれたり、無用な身体検査を受けたりした。

医師として島に帰ったクナナンはハンセン病の制圧に成功。一方で病の歴史は残さねばと強く思った。

二〇〇六年には旧研究棟を改装した資料館を正式オープンさせた。昔の写真やカルテ、映像などの資料を四百点以上展示し、患者の子どもを預けた保育施設を再現した部屋もある。

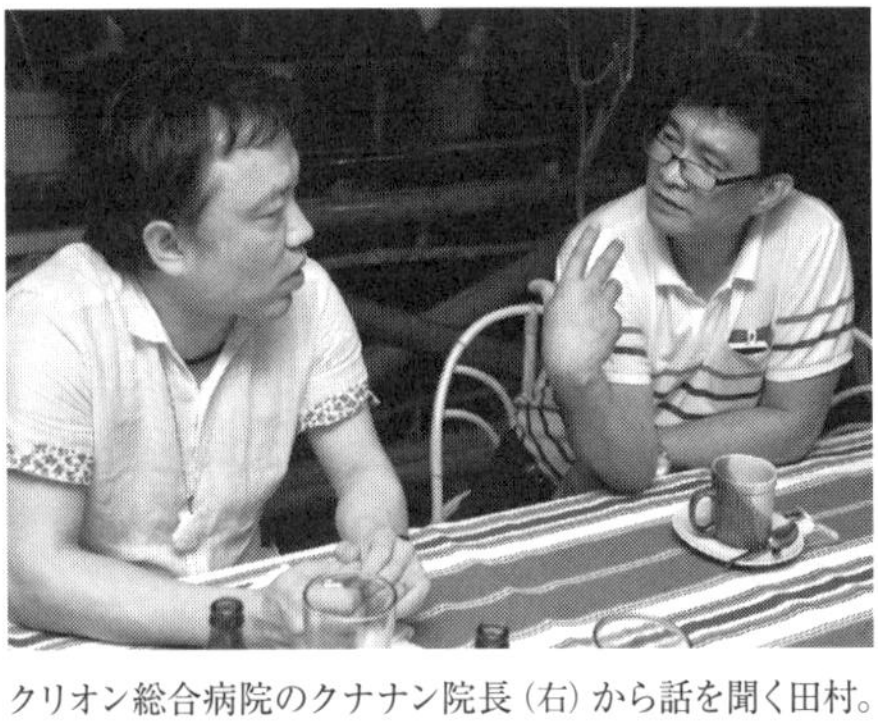
クリオン総合病院のクナナン院長（右）から話を聞く田村。歴史保存の重要性を共有している＝2015年1月

クナナンは島内の古い建物を歴史的建造物として国に認証してもらう活動も続けている。歴史の保存活動を観光に生かし、雇用を増やしたいともいう。

「クリオンは悲劇の島から希望の島へ変わっていく」とクナナンは語る。

「クリオンのように歴史を継承する若い子孫が日本の療養所にはいない。誰がその役割を担うのか見えてこない」と田村は指摘する。学芸員の田村の立場が、それを象徴している。

国立ハンセン病資料館（東京）と重監房資料館（群馬県）以外に各療養所にある資料館は社会交流会館というのが正式な名称。療養所は入所者のための施設で、社会交流会館も入所者が地域の人と交流する場との位置づけだ。「資料館」と認められていないため、療養所を所管する課からは学芸員を置く予算が出ず、田村は国立ハンセン病資料館からの出向という変則的な雇用形態となっている。

このため、学芸員の増員もなく、東京の資料館が六人に対し、愛生園は田村一人だけ。資料調査が十分できないばかりか、年間一万人を超す来園者の案内もボランティアなくして成り立たないのが現状だ。さらに、学芸員自体が将来、各園に置かれる保証もない。国は東京と群馬の資料館以外を残すかどうか明言していない。

「最悪の場合、他の施設も取り壊され、歴史保存ができなくなる可能性もある。入所者がいる今のうちに療養所を残し、活用できる体制をつくらねば」。田村の危機感は募る。

市民運動　歴史保存 全国に広がる

「骨組みも壁のしっくいもプロの仕事。丁寧に作ってあり、隔離生活の中で少しでも住環境を良くしようとした人の思いを感じる」

二〇一五年八月、長島愛生園の丘に立つ平屋の木造住宅で、建築士の島村鐵二（69）＝岡山市中区東川原＝は内部を丹念に調べながら語った。

建物は「十坪住宅」と呼ばれる面積約十坪（三十三平方メートル）の簡素な一軒家だ。長島で活動する市民ボランティア「ゆいの会」が園内に現存する五棟について島村に調査を依頼した。

十坪住宅は光田健輔初代園長の発案で戦前を中心に国民からの寄付で約百五十棟建築。一棟に五、六人が入居するという厳しい住環境で、入所者全体の約三分の二に当たる千三百人が暮らしたとされる。

国民の「善意」による慈善事業として進められた十坪住宅だが、結果的に患者隔離を推し進め、官民挙げた「無らい県運動」の象徴となった。

「十坪住宅は私たち市民も隔離に加担した証し。同じ過ちを犯さないことを社会全体で誓う施設として残したい」と会長で弁護士の近藤剛は言う。

十坪住宅の保存は、愛生園と隣の邑久光明園による世界遺産の登録運動が進まない中で始まった。「市民の関心を高め、療養所全体の保存に向けた突破口にしよう」との狙いだ。

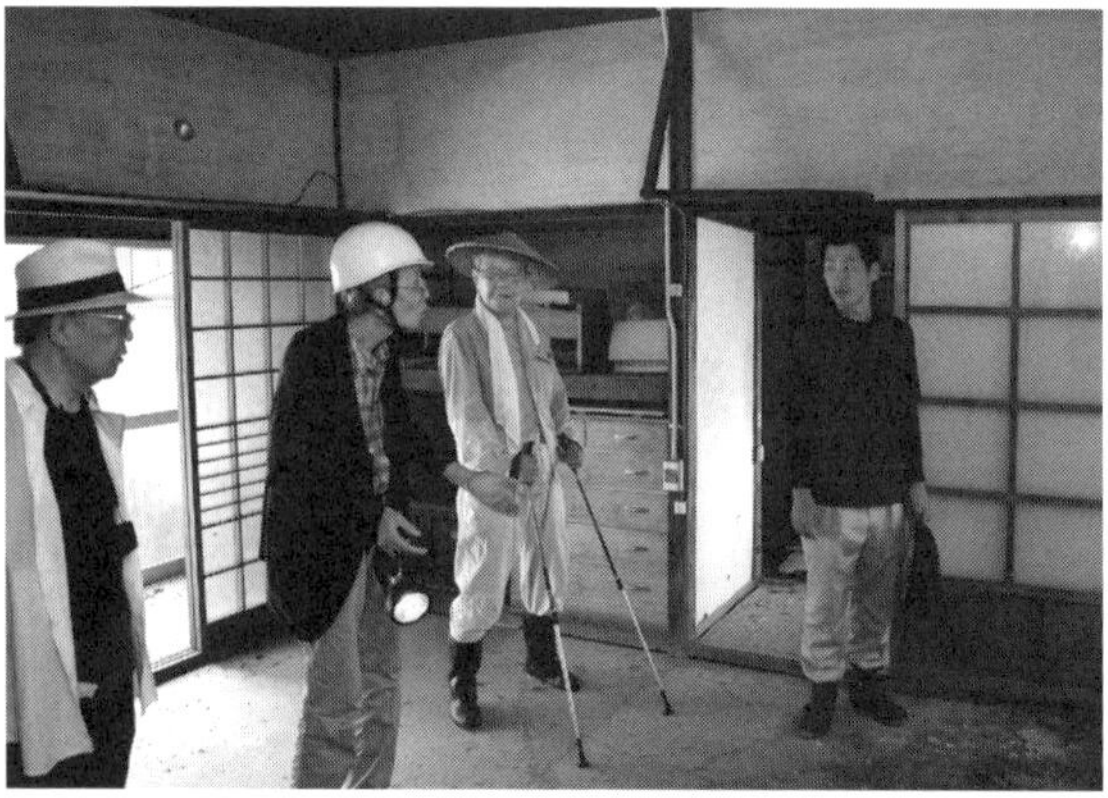
長島愛生園の十坪住宅を調査する島村（左から2人目）と中尾自治会長（同3人目）ら。「残さねば」との思いを強くしている

資金は十坪住宅が寄付で推進されたことを踏まえ、同様に市民から浄財を募る計画。署名も集めて国に保存を働き掛ける。

島村に調査を頼んだのは、ゆいの会の疋田邦男（69）＝岡山市北区西古松。岡山県赤磐市出身の詩人永瀬清子の生家で一緒に修復活動を行った。腕の良さはもちろん、古い民家に関する造詣の深さを知っていた。

島村は二つ返事でOKするとともに、仲間の建築士や大工に声を掛けた。「ぜひ関わらせてほしい」と十人以上の協力者が現れた。

「長島と聞くと、今まで関われなかった負い目や贖罪《しょくざい》の気持ちからか、みんな何かしないといけないと思うようだ」と島村。「保存活動が、そういう人たちが集うきっかけになれば」

十一月には近代の集合住宅の歴史に詳しい東大の大月敏雄教授を招いた調査も実施。今後、建築的な価値も分析し、署名や募金などの活動を具体化させていく。

大阪市では二〇一四年、邑久光明園の前身・外島保養院の歴史をのこす会が発足した。資料調査やシンポジウムなどを進めている。

現在の同市西淀川区の河口にあった外島保養院は一九三四（昭和九）年の室戸台風による高波で壊滅。現地で再建を試みるも「大阪の発展の妨げになる」と住民の反対に遭い、曲折を経て長島への移転が決まった。

保養院は台風襲来前にも内陸部への移転計画があったが、住民の反対運動で実現しなかった。移転候補地だった場所の近くに住む同会の共同代表の三宅美千子＝堺市＝は「患者を排除した事実を、私たち市民は真摯《しんし》に受け止めないといけない」と話す。

回復者の高齢化を背景に、問題を風化させまいとの動きは全国で活発になっている。全国ハンセン病療養所入所者協議会なども二〇一五年から、国への要求に療養所の永久保存を盛り込んだ。「ハンセン病療養所には人権侵害という負の歴史とともに、それを乗り越えてきた人たちの希望の歴史が詰まっている。現代の私たちが学べることは限りなくある」と愛生園の学芸員田村は言う。大島青松園を含めた瀬戸内三園の入所者は一六年二月末で三百九十人。ピーク時の十分の一まで減った。

回復者たちの思いを、誰が未来につなぐのか。ハンセン病問題は私たちに大きな課題を突き付けている。

おわりに

本書は、二〇一五年一月二十七日から一六年三月十八日まで、七十九回にわたって山陽新聞の朝刊に連載した「語り継ぐハンセン病――瀬戸内3園から」をまとめたものです。

弊紙のエリアには、長島愛生園、邑久光明園（ともに岡山県瀬戸内市）、大島青松園（香川県高松市）と、実に三つもの国立ハンセン病療養所があり、長い歴史を刻んでいます。入所されている方は高齢化が進み、隔離政策の被害、差別の歴史といったハンセン病問題の重要な証言者が次々と亡くなってきていました。問題の風化を防ぐには、入所者の皆さんの貴重な証言を記録するしかない、それが地元紙の責務だ、と考えて、取材を始めたのは二〇一三年末のことでした。

執筆したのは、編集局報道部の阿部光希、平田桂三両記者で、斎藤章一朗・津山支社編集部長（当時、報道部副部長）がデスク役を務めました。

八十歳を超えた高齢の方が大半であったため、一回の取材時間が限られていたり、記憶違いもあったりする中で、資料と突き合わせながら慎重に確認していくという、極めて根気のいる作業を繰り返し、一人一人の事実を積み上げていきました。

連載時から、読者の大きな反響を呼び、広島県福山市、香川県善通寺市の中学校では人権教育にこの連載記事が活用されました。長島でボランティア活動をしている「ゆいの会」や高松市の「ハンセン病問題を考える市民の会」は記事をガイドや資料として役立てています。

また、歴史保存に向けた機運の盛り上げにも一役買いました。その一例が戦前に建てられた「十坪住宅」の保存です。それまで愛生園と関わりがなかった建築士たちが同住宅の保存にボランティアとして大勢参加するようになったことも、連載で関心を持ったことが一因です。

識者の方々にも高い評価をいただきました。NPO法人「日本医学ジャーナリスト協会」が主催する二〇一六年度の第五回同協会賞大賞を同年十一月に受賞しました。早稲田大学が主催する第十六回「石橋湛山記念早稲田ジャーナリズム大賞」の草の根民主主義部門大賞にも選ばれました。特に、早稲田ジャーナリズム大賞は、メディア業界では権威ある賞として知られ、わが社にとって初めての快挙となりました。

受賞によって、取材班の苦労が報われたと喜ぶ半面で、地元紙として一層重い宿題を与えられた、と思います。連載終了、出版で一区切りをつけるのでなく、これからもハンセン病に関わる課題をさらに深く掘り下げなければならない、と決意を新たにしております。これまでの過去記事で、ハンセン病の隔離政策をどのように報じてきたのか、という反省も込めて。

新聞の連載、出版では、多くの方々にひとかたならぬご協力をいただきました。取材、撮影などで多大なご尽力をいただきました長島愛生園、邑久光明園、大島青松園や、関係の皆様に心より厚くお礼を申し上げます。紙数の都合で、お名前を記すことができませんが、お世話になりました個人・団体の皆様に、この場を借りまして、深く謝意を表します。

二〇一七年一月

山陽新聞社編集局長　日下知章

主要参考文献（刊行年順）

『回春病室―救ライ五十年の記録』光田健輔（朝日新聞社、一九五〇）
『愛生園日記　ライとたたかった六十年の記録』光田健輔（毎日新聞社、一九五八）
『地面の底がぬけたんです　ある女性の知恵の73年史』藤本とし（思想の科学社、一九七四）
『全患協運動史　ハンセン氏病患者のたたかいの記録』全国ハンセン氏病患者協議会編（一光社、一九七七）
『死にゆく日にそなえて』森田竹次（森田竹次遺稿集刊行委員会、一九七八）
『差別者のボクに捧げる！』三宅一志（晩聲社、一九七八）
『閉ざされた島の昭和史』大島青松園入園者自治会編（大島青松園入園者自治会、一九八一）
『隔絶の里程　長島愛生園入園者五十年史』長島愛生園入園者自治会編（日本文教出版、一九八二）
『風雪の紋―栗生楽泉園患者50年史』栗生楽泉園患者自治会（栗生楽泉園患者自治会、一九八二）
『病棄て　思想としての隔離』島田等（ゆみる出版、一九八五）
『新良田閉校記念誌』岡山県立邑久高等学校新良田教室閉校記念事業実行委員会（岡山県立邑久高等学校新良田教室閉校記念事業実行委員会、一九八七）
『風と海のなか　邑久光明園入園者八十年の歩み』邑久光明園入園者自治会編（日本文教出版、一九八九）
『どっこい生きてるで　五十年の隔離の時を越えて』金地慶四郎（金地慶四郎、一九九〇）
『証言・日本人の過ち　ハンセン病を生きて　森元美代治・美恵子は語る』藤田真一（人間と歴史社、一九九六）
『らい予防法廃止の歴史　愛は打ち克ち城壁崩れ陥ちぬ』大谷藤郎（勁草書房、一九九六）
『増補　日本らい史』山本俊一（東京大学出版会、一九九七）
『花に逢はん』伊波敏男（日本放送出版協会、一九九七）
『「むすびの家」物語　ワークキャンプに賭けた青春群像』木村聖哉、鶴見俊輔（岩波書店、一九九七）
『曙の潮風　長島愛生園入園者自治会史』長島愛生園入園者自治会編（日本文教出版、一九九八）
『手と手から　ハンセン病療養所の方々との出合い』盈進高校同和教育部（盈進高校、一九九八）

『ハンセン病療養所隔離の90年』全国ハンセン病療養所入所者協議会編（解放出版社、一九九九）
『復権への日月　ハンセン病患者の闘いの記録』全国ハンセン病療養所入所者協議会（光陽出版社、二〇〇一）
『白描　明石海人歌集』明石海人（明石海人顕彰会、二〇〇一）
『隔離　故郷を追われたハンセン病者たち』徳永進（岩波現代文庫、二〇〇一）
『ハンセン病療養所　百年の居場所』太田順一（解放出版社、二〇〇二）
『近現代日本ハンセン病問題資料集成　戦前編』全八巻　藤野豊編／解説（不二出版、二〇〇二）
『島に生きて』上下巻（香川県健康福祉部薬務感染症対策課、二〇〇三）
『開かれた扉―ハンセン病裁判を闘った人たち』ハンセン病違憲国賠訴訟弁護団（講談社、二〇〇三）
『ハンセン病をどう教えるか』ハンセン病をどう教えるか編集委員会編（解放出版社、二〇〇三）
『近現代日本ハンセン病問題資料集成　戦後編』全十巻　藤野豊編／解説（不二出版、二〇〇三―二〇〇四）
『塔和子全詩集　第一巻』塔和子（編集工房ノア、二〇〇四）
『検証ハンセン病史』熊本日日新聞社編（河出書房、二〇〇四）
『失われた歳月』上下巻　田中文雄（皓星社、二〇〇五）
『塔和子全詩集　第二巻』塔和子（編集工房ノア、二〇〇五）
『「隔離」という器の中で』石田雅男（文芸社、二〇〇五）
『ハンセン病療養所入所者語り部覚え書』阿部はじめ（阿部はじめ、二〇〇六）
『ハンセン病と戦後民主主義　なぜ隔離は強化されたのか』藤野豊（岩波書店、二〇〇六）
『ハンセン病重監房の記録』宮坂道夫（集英社新書、二〇〇六）
『塔和子全詩集　第三巻』塔和子（編集工房ノア、二〇〇六）
『差別とハンセン病「柊《ひいらぎ》の垣根」は今も』畑谷史代（平凡社、二〇〇六）
『ハンセン病違憲国賠裁判全史』全九巻　ハンセン病違憲国賠裁判全史編集委員会（皓星社、二〇〇六）
『長島は語る　岡山県ハンセン病関係資料集・前編』岡山県ハンセン病問題関連史料調査委員会編（岡山県、二〇〇七）
『あきの蝶　近藤宏一詩集』近藤宏一（ハンセン病問題を考えるネットワーク泉北、二〇〇七）
『ハンセン病とともに　心の壁を超える』熊本日日新聞社編（岩波書店、二〇〇七）
『在日朝鮮人ハンセン病回復者として生きたわが八十歳に乾杯』金泰九（牧歌舎、二〇〇七）

『野道の草　ハンセン病絶対隔離政策に真向かった70年』宇佐美治（みずほ出版、二〇〇七）

『ハンセン病問題に関する検証会議最終報告書』日弁連法務研究財団ハンセン病問題に関する検証会議（明石書店、二〇〇七）

『希望よあなたに　塔和子詩選集』塔和子（編集工房ノア、二〇〇八）

『道ひとすじ』谷川秋夫（谷川秋夫、二〇〇八）

『長島は語る　岡山県ハンセン病関係資料集・後編』岡山県ハンセン病問題関連史料調査委員会編（岡山県、二〇〇九）

『邑久光明園創立百周年記念誌　隔離から解放へ―邑久光明園入所者百年の歩み』邑久光明園入所者自治会（山陽新聞社、二〇〇九）

『命いとおし　詩人・塔和子の半生―隔離の島から届く魂の詩《うた》』安宅温（ミネルヴァ書房、二〇〇九）

『闇を光に　ハンセン病を生きて』近藤宏一（みすず書房、二〇一〇）

『いつの日にか帰らん　ハンセン病から日本を見る』加賀田一（文芸社、二〇一〇）

『国立ハンセン病資料館ブックレット2　ハンセン病関連法令等資料集』（国立ハンセン病資料館、二〇一〇）

『島は語るハンセン病市民学会年報２０１０』ハンセン病市民学会編（解放出版社、二〇一一）

『隔離の文学―ハンセン病療養所の自己表現史』荒井裕樹（書肆アルス、二〇一一）

『ザ・ドキュメント　弟へ』阿部はじめ（オフィス・ムハージリーン、二〇一二）

『瀬戸内はさざなみ　光田健輔とその周辺』村野民子（鉱脈社、二〇一二）

『ハンセン病　差別者のボクたちと病み棄てられた人々の記録』三宅一志・福原孝浩（寿郎社、二〇一三）

『いのちを紡ぐ　詩人・塔和子追悼集』塔和子の会（塔和子の会、二〇一四）

『ハンセン病絶対隔離政策と日本社会　無らい県運動の研究』無らい県運動研究会編（六花出版、二〇一四）

『ハンセン病と教育　負の歴史を人権教育にどういかすか』佐久間健（人間と歴史社、二〇一四）

『隔ての島とのはざまで』尾崎元昭（文芸社、二〇一五）

山陽新聞朝刊掲載日一覧

プロローグ　引き裂かれた家族

秘密を背負って生きる（2015年1月27日）
夫の苦悩受け止めた妻（2015年1月28日）
国策が人生を狂わせた（2015年1月29日）

第1部　隔離の島

開拓の歌　祖国と家族守る犠牲に（2015年1月30日）
収容強化　初の国立施設 患者続々（2015年1月31日）
集団検診　残された寂しさは今も（2015年2月1日）
園内作業　傷が悪化 重い後遺症に（2015年2月3日）
結婚　二人で生きていく決意（2015年2月4日）
監房　落書き語る患者の憤り（2015年2月6日）
孤立　周囲の態度 露骨に変化（2015年2月7日）
青年団「奉仕作業」に生きがい（2015年2月8日）
暗闇の中「舌読」で文字取り戻す（2015年2月10日）
卒業　学ぶ機会失い六十八年遅れ（2015年2月11日）
旧交　二人だけの同窓会（2015年1月1日）
堕胎「当然だった」手術 心に傷（2015年2月12日）
排除された人に思い寄せて（2015年1月25日）

第2部　遠い春

プロミン　夢の薬登場 治療に光明（2015年4月14日）
機運　人権回復へ法改正訴え（2015年4月15日）
証言　時代に逆行 患者猛反発（2015年4月16日）
闘い　新法反対 願いかなわず（2015年4月17日）
溝　園長証言で入所者対立（2015年4月19日）
分岐点「公共の福祉」で隔離続く（2015年4月20日）
呪縛　治る時代 偏見残ったまま（2015年4月21日）
人権軽視した医療の過ち（2016年3月15日）

第3部　希望求めて

高校　社会復帰への夢を託す（2015年7月15日）
異邦人　教師と生徒 見えない壁（2015年7月16日）
起点　就職決まり過去と決別（2015年7月18日）
苦悩　回復者縛り続けた烙印《らくいん》（2015年7月19日）
告白　先輩の姿に心動かされ（2015年7月20日）
壁　差別のトラウマ消えず（2015年7月21日）
夢の跡　歴史伝える責任実感（2015年7月23日）
交流《むすび》の家　宿泊施設建設 地元の壁（2015年7月24日）
変化　対等な関係を築く場に（2015年7月26日）
外来　一人でも多く社会生活を（2015年7月27日）
ジレンマ　社会復帰遠ざけた予防法（2015年7月28日）
対策法 取り締まり的狙い（2016年3月16日）

第4部　光放つ人々

青い鳥楽団　人間らしく生きる目標（2015年8月23日）
生きがい　外の世界へ導いた音楽（2015年8月24日）
人間らしく　被害者は敗北者ではない（2015年8月25日）
帰郷　本名名乗れない回復者（2015年8月27日）
詩　生きる希望を歌に乗せ（2015年8月28日）
創作　苦しみ養分に分身生む（2015年8月29日）
本名　古里後押し 願いかなう（2015年8月30日）
文芸作品　進むべき未来を照らす（2015年8月31日）
歴史保存 地域から声を（2016年3月18日）

第5部　人間回復の橋

交流祭《むすび》　少女の詩が運動後押し（2015年11月17日）
運動　必要性理解へ長い闘い（2015年11月18日）
平行線　負担めぐり国と町対立（2015年11月19日）
決着　直接陳情で大臣が約束（2015年11月20日）
開通　隔離政策 歴史的な一歩（2015年11月22日）
元委員長　描いた絵だけが古里へ（2015年11月23日）
架け橋の会　美術展で啓発 心を結ぶ（2015年11月24日）
夢再び　事実を打ち明ける決意（2015年11月25日）
古里への道　ありのままに生きる（2015年11月27日）
療養所残し過ち学ぶ場に（2016年3月17日）

第6部　解放に向かって

予防法廃止 九十年近い隔離政策に幕（2015年12月12日）
提訴　全患協元会長 原告入り（2015年12月13日）
責め　名誉回復へ闘う決意（2015年12月15日）
葛藤　入所者個々に重い選択（2015年12月16日）
決断　差別や偏見なくしたい（2015年12月18日）
代弁　国の主張崩した専門家（2015年12月19日）
共通被害　入所者八百十八人に聞き取り（2015年12月20日）
胎児標本　非人道的な行為の象徴（2015年12月21日）
現場検証　入所者の声 裁判長動かす（2015年12月22日）
人生被害　原告に寄り添った判決（2015年12月24日）
控訴断念　原告ら行進 世論を喚起（2015年12月25日）
墓参　家族との関係修復大切（2015年12月26日）
救済の行方　入所者高齢化 募る不安（2015年12月27日）
自身の「加害者性」認識を（2016年3月14日）

第7部　未来へつなぐ

芸術祭　作品が語る隔離の歴史（2016年2月23日）
こえび隊　大島と外を結ぶ手助け（2016年2月24日）
将来像　人が集い 歴史伝える島（2016年2月25日）
学びの場　傍観者にならないために（2016年2月26日）
生きる力　入所者との出会い転機（2016年2月27日）
希望　託された差別ない社会（2016年2月28日）
ぽらばん　島と「ご縁」関わり続く（2016年2月29日）
記録保存　先人の思いに応えたい（2016年3月1日）
世界遺産　建物保存へ意表突く策（2016年3月2日）
組織づくり　注目集めるも議論進まず（2016年3月3日）
ルーツ　比の患者子孫「記憶」継承（2016年3月4日）
市民運動　歴史保存 全国に広がる（2016年3月5日）

資料編

問題を風化させないために

ハンセン病問題をひもとく三つのキーワード

隔離政策

日本のハンセン病対策は一九〇七（明治四十）年制定の法律「癩予防ニ関スル件」（252頁参照）から始まる。邑久光明園の前身となる外島保養院（大阪府）や第四区療養所（現・大島青松園）など全国五カ所で公立療養所が開設された。

ただ、この時は主に救護者のいない放浪患者を収容する目的が強く、定員は全療養所合計で千人ほど。運営も関係府県が連合で行い、国が補助するという変則的な形態だった。

対策強化を国に働きかけたのが、後に長島愛生園長となる医師光田健輔（一八七六～一九六四年）。〈癩ハ日本ノ国家ニ取リテ不名誉ナル国民病ナリ〉〈絶対隔離ハ国家トシテ防疫上必要〉（「長島は語る・前編」岡山県ハンセン病問題関連史料調査委員会編）などと訴えた。

一九三一（昭和六）年制定の「癩予防法」で在宅患者も含めた「絶対隔離」が始まると、愛生園をはじめとする国立療養所の新設と公立療養所の国立移管が進み、四四（同十九）年までに計十三カ所を整備（244頁参照）。五〇年代後半には約一万二千人を収容した。

治療薬「プロミン」が登場した四〇年代後半には「退所」の道が見え始め、患者たちは強制隔離の撤廃など予防法改正を要求した。しかし、五三（同二十八）年改正の「らい予防法」（256頁参照）でも強制隔離は継続。八八（同六十三）年に「隔離の必要がない証し」として長島と本土の間に邑久長島大橋が架けられる一方で、九六（平成八）年まで法律は廃止されなかった（「らい予防法の廃止に関する法律」261頁参照）。

社会から閉ざされた療養所の環境は、数々の人権侵害を引き起こした。

人権侵害

その一つが患者作業。農業や大工仕事などのほか、重症患者の看護までを患者が担い、「療養所運営の収容所的性格に基づくもの」（「隔絶の里程」長島愛生園入園者自治会編）だったことを端的に表している。

作業賃は療養所運営費から捻出されたため、入所者の増加とともに処遇が悪化。三六（昭和十一）年には愛生園で患者が作業を拒否する「長島事件」が発生、警察が仲介に入る事態に至った。

当時、療養所の秩序維持を目的に、療養所長に与えられていたのが「懲戒検束権」（253頁参照）。園から抜け出した人や軽犯罪者らを裁判などの手続きを経ずに懲罰を決める権限で、これにより多くの人が監禁室や監房に収容された。さらに各園で反抗的な患者らは群馬県草津町の栗生楽泉園に造られた「重監房」に送られ、寒さや飢えで二十人以上が亡くなったとされる。

患者を根絶させる政策の象徴が断種や堕胎だ。断種は千四百件以上、堕胎は三千件以上あったとされる。新生児や胎児の標本の存在も明らかになり、光明園の四十九体など全国の療養所で約百二十体が見つかった。

病気の特徴と治療

ハンセン病は「らい菌」による感染症。結核などに比べ潜伏期間が三年から十年以上と長いのが特徴だ。

病型は日本ではさまざまな呼び名があったが、世界保健機関（ＷＨＯ）は現在、らい菌に対する免疫力が機能している「少菌型」と免疫力がない「多菌型」に大別している。

多菌型は菌の分布が広く、多くの臓器が侵されやすい。少菌型は皮膚や指先など末梢《まっしょう》神経に限られるが、免疫反応による炎症で指が曲がるなど機能障害が起きる。こうした外見に現れる後遺症が偏見や差別の要因の一つとなった。

感染力はどうか。青木美憲・邑久光明園園長は「感染しても個々の免疫力などにより発病の有無は変わる。栄養状態も十分な今の日本人が発病することはないと言ってよい」とする。一九四七（昭和二十二）年には新薬「プロミン」の注射が国内で開始された。その後、薬の耐性に課題があるとされたものの、八〇年代に入ると、複数の薬を使って防ぐ「多剤併用療法」が確立され、ハンセン病は完治する病気となった。

五〇年代には飲み薬が普及、外来診療も可能になった。しかし、らい予防法が廃止されるまで治療は主に療養所で続けられた。京都、大阪など一部の病院に限られた外来診療は、保険適用がなく、治療費は自己負担だった。そのことが患者の社会復帰を妨げた一因になったとも指摘されている。

現在、日本におけるハンセン病の療養所は、国立十三カ所、私立一カ所の計十四カ所（下表・左図参照）。長島愛生園内の歴史館をはじめ、瀬戸内三園には、ハンセン病に関する文献や写真、当時を再現した模型など多数の資料が残され、差別や偏見の実態を学ぶことができる。

■ハンセン病療養所一覧

国立療養所 松丘保養園	青森県青森市大字石江字平山19番地
国立療養所 東北新生園	宮城県登米市迫町新田字上葉ノ木沢1番地
国立療養所 栗生楽泉園	群馬県吾妻郡草津町大字草津乙647番地
国立療養所 多磨全生園	東京都東村山市青葉町4－1－1
国立駿河療養所	静岡県御殿場市神山1915番地
国立療養所 長島愛生園	岡山県瀬戸内市邑久町虫明6539番地
国立療養所 邑久光明園	岡山県瀬戸内市邑久町虫明6253番地
国立療養所 大島青松園	香川県高松市庵治町6034－1
国立療養所 菊池恵楓園	熊本県合志市栄3796
国立療養所 星塚敬愛園	鹿児島県鹿屋市星塚町4204番地
国立療養所 奄美和光園	鹿児島県奄美市名瀬和光町1700番地
国立療養所 沖縄愛楽園	沖縄県名護市字済井出1192番地
国立療養所 宮古南静園	沖縄県宮古島市平良字島尻888
一般財団法人 神山復生病院	静岡県御殿場市神山109

ハンセン病療養所の所在地

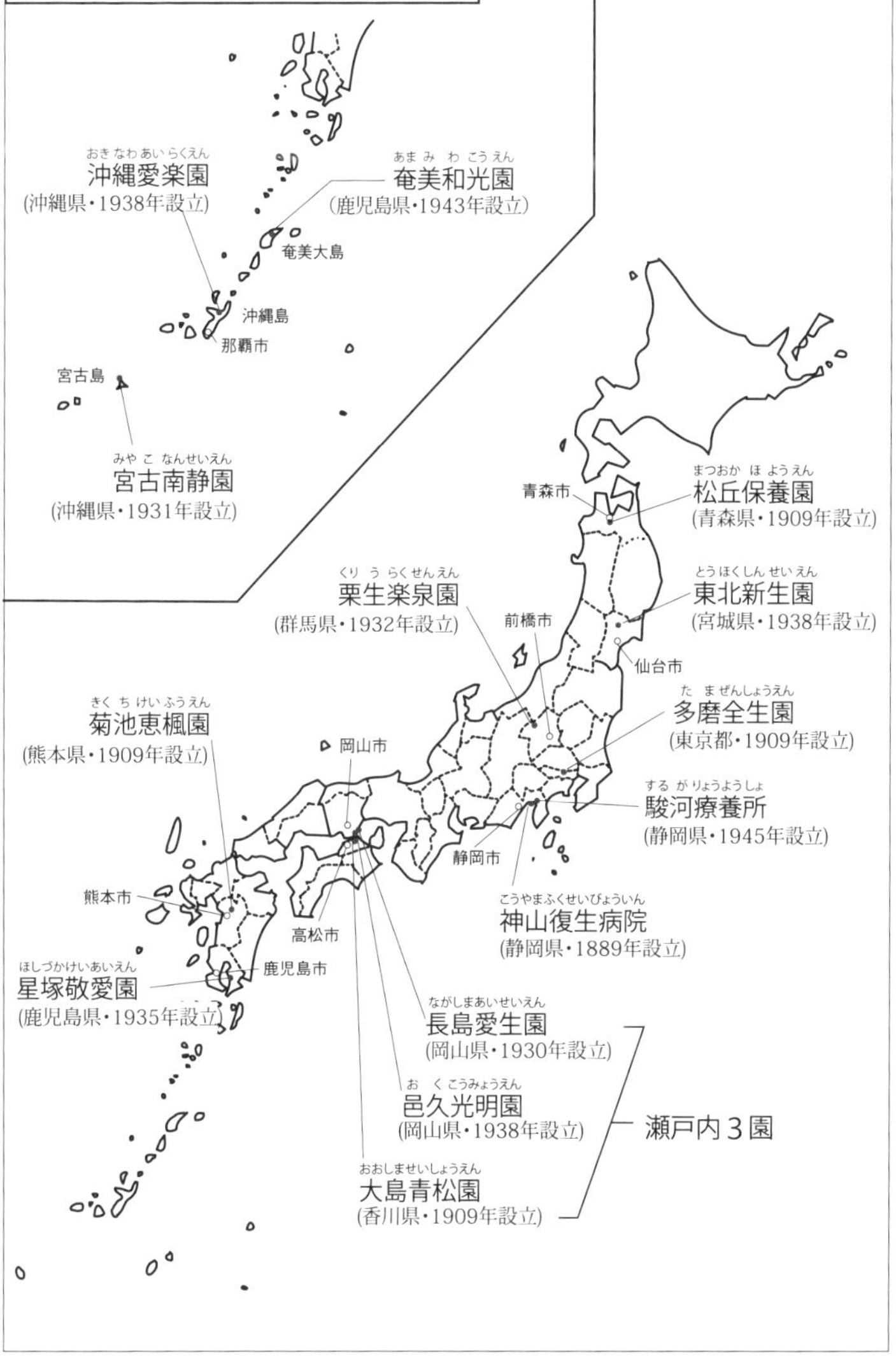

ハンセン病関連年表

西暦	年号	瀬戸内三園	日本国内・世界
一八七三	明6		ノルウェーの医師アルマウェル・ハンセンが「らい菌」を発見。感染症と確認される
一八九七	明30		「伝染病予防法」施行 ベルリンで第1回国際らい会議。「ハンセン病は伝染病であり、隔離が最も有効」とされる
一八九九	明32		東京市養育院に日本初の公的隔離施設「回春病室」開設。院長・渋沢栄一、主任・光田健輔 国立伝染病研究所設立
一九〇〇	明33		政府が最初のハンセン病患者一斉調査。患者数は全国で3万人超と推定
一九〇七	明40		日本初のハンセン病対策法「癩予防ニ関スル件」制定。収容対象は放浪患者
一九〇九	明42	邑久光明園の前身・外島保養院、大島青松園の前身・大島療養所が開設される	全国5カ所に公立療養所開設。第1区／関東・甲信越・東海（東京・全生病院）、第2区／北海道・東北（青森・北部保養院）、第3区／近畿・北陸（大阪・外島保養院）、第4区／中国・四国（香川・大島療養所）、第5区／九州（熊本・九州療養所） 第2回国際らい会議。「らい菌の感染力は微弱で、必ずしも絶対隔離を必要としない」とされる
一九一四	大3		光田健輔が全生病院院長に就任
一九一五	大4		光田健輔が内務省に「癩予防に関する意見書」を提出 光田健輔が断種手術開始
一九一六	大5		「癩予防ニ関スル件」を一部改正。療養所長に患者への懲戒検束権が認められ、監禁目的の監房が設置される（1953年まで継続）

一九二七	昭2	国立療養所の建設予定地が長島に決定	
一九三〇	昭5	日本初の国立療養所、長島愛生園開園（収容開始は翌年3月）。園長に光田健輔就任	国際連盟らい委員会で、外来治療による予防を原則とした「らい予防の原則」が提唱される 内務省が「癩根絶計画案」を示す
一九三一	昭6	長島愛生園で十坪住宅運動開始。翌年以降、戦前を中心に約150棟が寄付で建てられる	癩予防協会（後の藤楓協会）設立 沖縄県立宮古保養院設立 「癩予防法」制定。在宅患者も収容する絶対隔離が本格化
一九三二	昭7		栗生楽泉園（群馬県）設立
一九三四	昭9	室戸台風により外島保養院（大阪）が壊滅。入所者ら187人死亡	
一九三五	昭10		星塚敬愛園（鹿児島県）設立
一九三六	昭11	長島事件。長島愛生園入所者が収容定員増、待遇改善、自治活動の権利を勝ち取る	北条民雄（多磨全生園）の小説「いのちの初夜」が「文学界賞」を受賞、芥川賞候補に
一九三八	昭13	外島保養院が邑久光明園として長島に開園 長島愛生園の女医・小川正子が「小島の春 ある女医の手記」を出版	国立癩療養所が内務省から新設の厚生省に移管 東北新生園（宮城県）設立 沖縄県立国頭愛楽園開園 栗生楽泉園に「特別病室（重監房）」が設置される
一九三九	昭14	岡山県が癩根絶計画を策定、無らい県運動が本格化 明石海人（長島愛生園）が歌集「白描」出版	
一九四〇	昭15	小川正子がモデルの映画「小島の春」公開	本妙寺事件。熊本・本妙寺周辺の患者集落を警察官ら約220人が襲撃、患者を強制収容
一九四一	昭16	邑久光明園と大島療養所が国立移管、大島療養所は大島青松園と改称	北部保養院が松丘保養園、九州療養所が菊池恵楓園、宮古療養所が宮古南静園と改称
一九四二	昭17	岡山県が「無らい県」として癩予防協会から表彰される	

西暦	年号	瀬戸内三園	日本国内・世界
一九四三	昭18		奄美和光園（鹿児島県）設立 米カーヴィル療養所で「プロミン」の効果を確認
一九四四	昭19		駿河療養所（静岡県）開設
一九四六	昭21		東京大学の石館守三教授がプロミン合成に成功
一九四七	昭22	厚生省が長島愛生園でプロミン試用開始	栗生楽泉園「特別病室（重監房）事件」が発覚する。少なくとも患者23人が死亡
一九四八	昭23	長島愛生園で第1回瀬戸内三園協議会開催 大島青松園と邑久光明園でプロミン治療開始	「優生保護法」公布。ハンセン病患者への優生手術が合法化 WHO（世界保健機関）発足 東龍太郎厚生省医務局長が国会で、隔離政策から積極的な治療推進への転換の必要性に言及
一九五一	昭26	光田健輔が文化勲章受章 光田健輔が参議院厚生委員会に出席、絶対隔離の強化を求める証言をする	山梨県で感染を疑われた男性の一家9人が心中 全国国立癩療養所患者協議会（全癩患協）が発足。瀬戸内3園も後に加盟
一九五二	昭27		菊池事件。熊本県で発生した爆破事件と、その翌年の殺人事件で、菊池恵楓園入所者が犯人とされる 全癩患協が「らい予防法改正促進委員会」発足 WHO（世界保健機関）第1回らい専門委員会が隔離の見直しを提言
一九五三	昭28	光田健輔園長辞職要求をめぐり、長島愛生園で入所者同士が対立 長島愛生園のハーモニカバンド「青い鳥楽団」結成（1976年休止）	全癩患協が「全国国立ハンゼン氏病療養所患者協議会」（全患協）に名称変更 「らい予防法」施行。強制隔離条項など旧来通りの内容に全国で反対運動
一九五四	昭29		黒髪校事件。菊池恵楓園付属保育所龍田寮児童の入学拒否運動起こる
一九五五	昭30	岡山県警牛窓署が長島対岸に留置場設置開始 岡山県立邑久高校新良田教室開講	

一九五六	昭31		ローマ国際会議でハンセン病に関する差別的法律の撤廃など決議。日本の「らい予防法」の廃止を勧告
一九五七	昭32		ローマ国際会議の決議を受け、厚生省が軽快退所基準を示す
一九五九	昭34		WHOの専門委員会がハンセン病に関する特別法の廃止を提唱する
一九六一	昭36	塔和子（大島青松園）が初の詩集を出版	
一九六七	昭42		回復者の社会復帰のための宿泊施設「交流の家」が奈良に竣工（FIWC関西委員会による）
一九六九	昭44	邑久光明園で、歩道橋架橋の計画	
一九七一	昭46	邑久光明園入園者自治会が岡山県議会に「歩道橋架橋」の請願を提出、可決。議長名で厚生大臣と大蔵大臣宛てに送付される	
一九七二	昭47	長島愛生園で全ての看護作業が職員に移る 長島架橋促進入園者委員会が発足	沖縄返還により、国頭愛楽園が国立療養所沖縄愛楽園に、宮古南静園が国立療養所宮古南静園に
一九七四	昭49	藤本とし（邑久光明園）が随筆集「地面の底がぬけたんです」出版	
一九七五	昭50	「青い鳥楽団」が東京で演奏会	
一九七六	昭51	台風17号により、邑久光明園と長島愛生園、大島青松園で土砂崩れなどの被害	
一九七八	昭53	長島架橋問題で、中国地方医務局、岡山県、邑久町が協議開始	
一九八〇	昭55	長島愛生園と邑久光明園の入所者による長島架橋要求中央交渉団が園田直厚生大臣に直接陳情	
一九八一	昭56	長島架橋の予備調査費が国に認められる	

西暦	年号	瀬戸内三園	日本国内・世界
一九八二	昭57	奈良県で第1回「架け橋美術展」開催	WHOがハンセン病治療プランを発表。完治する時代に
一九八五	昭60	邑久長島大橋着工	
一九八七	昭62	岡山県立邑久高校新良田教室閉校	
一九八八	昭63	邑久長島大橋開通	
一九九六	平8		菅直人厚生大臣が全患協にらい予防法廃止の遅れに対する「お詫び」を表明 「らい予防法」廃止
一九九八	平10		九州の療養所入所者が熊本地裁に「らい予防法」違憲国家賠償請求訴訟を提訴（西日本訴訟）
一九九九	平11	塔和子が詩集「記憶の川で」で高見順賞受賞 岡山地裁で瀬戸内訴訟始まる	東京地裁で東日本訴訟始まる
二〇〇一	平13		熊本地裁が「らい予防法」を違憲とする判決。国は控訴を断念し、判定が確定。「ハンセン病療養所入所者等に対する補償金の支給等に関する法律」公布、施行
二〇〇二	平14	岡山県が長島愛生園と邑久光明園入所者の社会復帰支援制度を始める 塔和子が香川県教育文化功労者受賞	厚生労働省が「ハンセン病問題に関する検証会議」を設置
二〇〇三	平15	長島愛生園歴史館開館	熊本県の黒川温泉にあるホテルがハンセン病回復者の宿泊を拒否
二〇〇四	平16	塔和子が山陽新聞賞（文化功労）受賞	
二〇〇五	平17		検証会議が最終報告書を公表
二〇〇九	平21		「ハンセン病問題の解決の促進に関する法律」（ハンセン病問題基本法）施行
二〇一一	平23	「ハンセン病療養所の将来構想をすすめる会・岡山」が長島愛生園と邑久光明園の将来構想をまとめる	

二〇一三	平25	高松市が「大島の在り方を考える会」を設置 長島で療養所の世界遺産登録運動始まる	
二〇一四	平26	高松市が「大島振興方策」をまとめる	
二〇一六	平28		元患者の家族が国に損害賠償求め、熊本地裁に提訴 療養所内に設けた特別法廷に関し、最高裁が「差別的取り扱いで違法だった」と謝罪

ハンセン病関連主要法令集

・出典は、特に断りのない場合、官報および国会議事録によった。
・掲載に際し、適宜、旧字は新字に、促音の「つ」は拗字の「っ」に改めた。

癩予防ニ関スル件
（明治四十年三月十八日公布）

朕帝国議会ノ協賛ヲ経タル癩予防ニ関スル法律ヲ裁可シ茲ニ之ヲ公布セシム

御名　御璽

明治四十年三月十八日

内閣総理大臣　侯爵西園寺公望

内　務　大　臣　　原　　　敬

法律第十一号

第一条　医師癩患者ヲ診断シタルトキハ患者及家人ニ消毒其ノ他予防方法ヲ指示シ且三日以内ニ行政官庁ニ届出ヘシ其ノ転帰ノ場合及死体ヲ検案シタルトキ亦同シ

第二条　癩患者アル家又ハ癩病毒ニ汚染シタル家ニ於テハ医師又ハ当該吏員ノ指示ニ従ヒ消毒其ノ他予防方法ヲ行フヘシ

第三条　癩患者ニシテ療養ノ途ヲ有セス且救護者ナキモノハ行政官庁ニ於テ命令ノ定ムル所ニ従ヒ療養所ニ入ラシメ之ヲ救護スヘシ但シ適当ト認ムルトキハ扶養義務者ヲシテ患者ヲ引取ラシムヘシ

必要ノ場合ニ於テハ行政官庁ハ命令ノ定ムル所ニ従ヒ前項患者ノ同伴者又ハ同居者ニ対シテモ一時相当ノ救護ヲ為スヘシ

前二項ノ場合ニ於テ行政官庁ハ必要ト認ムルトキハ市町村長（市制町村制ヲ施行セサル地ニ在リテハ市町村長ニ準スヘキ者）ヲシテ癩患者及其ノ同伴者又ハ同居者ヲ一時救護セシムルコトヲ得

第四条　主務大臣ハ二以上ノ道府県ヲ指定シ其ノ道府県内ニ於ケル前条ノ患者ヲ収容スル為必要ナル療養所ノ設置ヲ命スルコトヲ得

前項療養所ノ設置及管理ニ関シ必要ナル事項ハ主務大臣之ヲ定ム

主務大臣ハ私立ノ療養所ヲ以テ第一項ノ療養所ニ代用セシムルコトヲ得

第五条　救護ニ要スル費用ハ被救護者ノ負担トシ被救護者ヨリ弁償ヲ得サルトキハ其ノ扶養義務者ノ負担トス

第三条ノ場合ニ於テ之カ為要スル費用ノ支弁方法及其ノ追徴方法ハ勅令ヲ以テ之ヲ定ム

第六条　扶養義務者ニ対スル患者引取ノ命令及費用弁償ノ請求ハ扶養義務者中ノ何人ニ対シテモ之ヲ為スコトヲ得但シ費用ノ弁償ヲ為シタル者ハ民法第九百五十五条及第九百五十六条ニ依リ扶養ノ義務ヲ履行スヘキ者ニ対シ求償ヲ為スコトヲ妨ケス

第七条　左ノ諸費ハ北海道地方費又ハ府県ノ負担トス但シ沖縄県及東京府下伊豆七島小笠原島ニ於テハ国庫ノ負担トス

一　被救護者又ハ其ノ扶養義務者ヨリ弁償ヲ得サル救護費
二　検診ニ関スル諸費
三　其ノ他道府県ニ於テ癩予防上施設スル事項ニ関スル諸費

第四条第一項ノ場合ニ於テ其ノ費用ノ分担方法ハ関係地方長官ノ協議ニ依リ之ヲ定ム若シ協議調ハサルトキハ主務大臣ノ定ムル所ニ依ル

第四条第三項ノ場合ニ於テ関係道府県ハ

私立ノ療養所ニ対シ必要ナル補助ヲ為スヘシ此ノ場合ニ於テ其ノ費用ノ分担方法ハ前項ノ例ニ依ル

第八条　国庫ハ前条道府県ノ支出ニ対シ勅令ノ定ムル所ニ従ヒ六分ノ一乃至二分ノ一ヲ補助スルモノトス

第九条　行政官庁ニ於テ必要ト認ムルトキハ其ノ指定シタル医師ヲシテ癩又ハ其ノ疑アル患者ノ検診ヲ行ハシムルコトヲ得

癩ト診断セラレタル者又ハ其ノ扶養義務者ハ行政官庁ノ指定シタル医師ノ検診ヲ求ムルコトヲ得

行政官庁ノ指定シタル医師ノ診断ニ不服アル患者又ハ其ノ扶養義務者ハ命令ノ定ムル所ニ従ヒ更ニ検診ヲ求ムルコトヲ得

第十条　医師第一条ノ届出ヲ為サス又ハ虚偽ノ届出ヲ為シタル者ハ五十円以下ノ罰金ニ処ス

第十一条　第二条ニ違反シタル者ハ二十円以下ノ罰金ニ処ス

第十二条　行旅死亡人ノ取扱ヲ受クル者ヲ除クノ外行政官庁ニ於テ救護中死亡シタル癩患者ノ死体又ハ遺留物件ノ取扱ニ関スル規定ハ命令ヲ以テ之ヲ定ム

附　則

本法施行ノ期日ハ勅令ヲ以テ之ヲ定ム

患者懲戒・検束に関する施行細則

（大正六年十二月十二日）

第一条　療養所ノ長ガ被救護者ニ対シ懲戒又ハ検束ヲ行ハントスルトキハ本則ノ規定ニ依ル

第二条　懲戒又ハ検束ハ左ノ方法ニ依リ執行ス

一　譴責　叱責ヲ加ヘ誠意改悛ヲ誓ハシム

一　謹慎　指定ノ室ニ静居セシメ一般患者トノ交通通信ヲ禁ズ

一　減食　主食並ニ副食物ヲ減給ス

一　監禁　独房ニ拘禁検束ス

第三条　懲戒又ハ検束ハ違反者ノ性状ニ応ジ、宣告ノ上執行ス

第四条　大祭、祝日、療養所祝祭日及違反者ノ父母祭日ハ特ニ懲戒又ハ検束ノ執行ヲ免除スルコトヲ得。父母ノ訃ニ接シタルモノハ其日ヨリ三十日以内其ノ執行ヲ免除スルコトヲ得

第五条　懲戒又ハ検束ノ執行中特ニ改悛ノ状著シキ者ハ、其執行ヲ免除スルコトヲ得

第六条　数人共同シテ違反行為ヲナシタルトキハ其行為ニ就キ同一ノ責任ニ任ズ。人ヲ教唆シテ違反行為ヲナサシメタル者ハ実行者ニ同ジ。人ノ違反行為ヲ幇助シタルモノハ主動者ニ比シ軽減ス

第七条　同時ニ数個ノ違反行為ヲナシタル者ハ重キニ依リ処分ス

第八条　左ノ各号ノ一ニ該当スル者ハ譴責又ハ三十日以内ノ謹慎ニ処ス

一　構内ノ樹木ヲ毀損シタル者

二　家屋其他ノ建造物若ハ備付品ヲ毀損又ハ汚涜シタル者

三　貸与ノ衣類其他ノ物品ヲ毀損又ハ隠匿シ、若ハ構外ヘ搬出シタル者

四　虚偽ノ風説ヲ流布シ人ヲ誑惑セシメタル者

五　喧嘩口論ヲナス等所内ノ秩序ヲ乱シタル者

第九条　左ノ各号ノ一ニ該当スル者ハ三十日以内ノ謹慎又ハ七日以内ノ減食ニ処シ、若ハ之ヲ併科ス

一　猥ニ構外ニ出デ、又ハ所定ノ無毒地ニ立入リタル者

二　風紀ヲ乱シ又ハ猥褻ノ行為ヲナシタルモノ又ハ媒介シテ之ヲ為サシメタル者

三　職員ノ指揮命令ニ服従セザル者

四　金銭其他ノ物品ヲ以テ博戯又ハ賭事ヲナシタル者

五　違反者ニ対スル懲戒又ハ検束ノ執行ヲ妨害シタル者
第十条　左ノ各号ノ一ニ該当スル者ハ七日以内ノ減食又ハ三十日以内ノ監禁ニ処シ、若ハ之ヲ併科ス
一　逃走シ又ハ逃走セントシタル者
二　職員又ハ其他ノ者ニ対シ暴行又ハ強迫ヲ加ヘ、若ハ加ヘントシタル者
三　他人ヲ煽動シテ所内ノ安寧秩序ヲ害シ、又ハ害セントシタル者
第十一条　前条各号ノ一ニ該当シ必要アリト認ムルトキハ管理者ノ許可ヲ経テ三十日以上二カ月以下ノ監禁ニ処ス
第十二条　被救護者逃走シタルトキハ其懲戒又ハ検束ハ欠席ノ儘宣告スルコトヲ得。前項ノ場合ニ於テ懲戒又ハ検束ノ執行ハ収容後之ヲ行フ。但シ宣告後一年ヲ経タルトキハ之ヲ免除ス。前項但書ノ期間内ニ他ノ療養所ニ収容セラレタルトキハ其執行ヲ委任スルコトヲ得。
前三項ノ規定ハ逃走シタル者ノ他ノ違反行為ニシテ未ダ懲戒又ハ検束ノ執行ヲ終ハラザルモノニ付キ之ヲ準用ス

出典『増補　日本らい史』（山本俊一　東京大学出版会　一九九七年）

癩予防法　法律第五十八号
（昭和六年四月一日公布・同年八月一日施行）

朕帝国議会ノ協賛ヲ経タル明治四十年法律第十一号中改正法律ヲ裁可シ茲ニ之ヲ公布セシム

御名　御璽

昭和六年四月一日

内閣総理大臣　濱口　雄幸
内　務　大　臣　安達　謙藏

法律第五十八号
明治四十年法律第十一号中左ノ通改正ス
本法ニ左ノ題名ヲ附ス
癩予防法
第二条ノ二　行政官庁ハ癩予防上必要ト認ムルトキハ左ノ事項ヲ行フコトヲ得
一　癩患者ニ対シ業態上病毒伝播ノ虞アル職業ニ従事スルヲ禁止スルコト
二　古着、古蒲団、古本、紙屑、襤褸、飲食物其ノ他ノ物件ニシテ病毒ニ汚染シ又ハ其ノ疑アルモノノ売買若ハ授受ヲ制限シ若ハ禁止シ、其ノ物件ノ消毒若ハ廃棄ヲ為サシメ又ハ其ノ物件ノ消毒若ハ廃棄ヲ為スコト
第三条　行政官庁ハ癩予防上必要ト認ムルトキハ命令ノ定ムル所ニ従ヒ癩患者ニシテ病毒伝播ノ虞アルモノヲ国立癩療養所又ハ第四条ノ規定ニ依リ設置スル療養所ニ入所セシムベシ
必要ノ場合ニ於テハ行政官庁ハ命令ノ定ムル所ニ従ヒ前項患者ノ同伴者又ハ同居者ニ対シテモ一時相当ノ救護ヲ為スベシ
前二項ノ場合ニ於テ行政官庁ハ必要ト認ムルトキハ市町村長又ハ之ニ準ズベキ者ヲシテ癩患者及其ノ同伴者又ハ同居者ヲ一時救護セシムルコトヲ得
前項ノ規定ニ依リ市町村長又ハ之ニ準ズベキ者ニ於テ一時救護ヲ為ス場合ニ要スル費用ハ必要アルトキハ市町村又ハ之ニ準ズベキモノニ於テ繰替支弁スベシ
第四条第三項ヲ削ル
第四条ノ二中「被救護者」ヲ「入所患者」ニ改ム
第五条　私立ノ癩療養所ノ設置及管理ニ関シ必要ナル事項ハ主務大臣之ヲ定ム
第六条　北海道地方費又ハ府県ハ命令ノ定ムル所ニ従ヒ第二条ノ二第一号ノ規定ニ依ル従業禁止又ハ第三条第一項ノ規定ニ依ル入所ニ因リ生活スルコト能ハザル者ニ対シ其ノ生活費ヲ補給スベシ
第七条第一項ヲ左ノ如ク改メ同条第三項ヲ削ル

左ノ諸費ハ北海道地方費又ハ府県ノ負担トス

一　第二条ノ二第二号ノ規定ニ依リ行政官庁ニ於テ物件ノ消毒又ハ廃棄ヲ為ス場合ニ要スル諸費

二　入所患者（国立癩療養所入所患者ヲ除ク）及一時救護ニ関スル諸費

三　検診ニ関スル諸費

四　其ノ他道府県ニ於テ癩予防上施設スル事項ニ関スル諸費

第七条ノ二　本法ニ依リ北海道地方費又ハ府県ニ於テ負担スベキ費用ハ東京府伊豆七島及小笠原島ニ於テハ国庫ノ負担トス

第八条中「前条」ヲ「第六条及七条ノ規定ニ依ル」ニ改ム

第九条中「扶養義務者」ヲ「親族」ニ改ム

第十条　第一条ノ規定ニ違反シ又ハ第二条ノ二ノ規定ニ依ル行政官庁ノ処分ニ違反シタル者ハ百円以下ノ罰金又ハ科料ニ処ス

第十条ノ二　第二条ノ規定ニ違反シタル者ハ科料ニ処ス

第十一条　医師若ハ医師タリシ者又ハ癩予防事務ニ関係アル公務員若ハ公務員タリシ者故ナク業務上取扱ヒタル癩患者又ハ其ノ死者ニ関シ氏名、住所、本籍、血統関係又ハ病名其ノ他癩タルコトヲ推知シ得ベキ事項ヲ漏泄シタルトキハ六月以下ノ懲役又ハ百円以下ノ罰金ニ処ス

第十二条中「行政官庁ニ於テ救護中」ヲ「療養所ニ入所中又ハ第三条第二項及第三項ノ規定ニ依ル一時救護中」ニ改ム

附　則

本法施行ノ期日ハ勅令ヲ以テ之ヲ定ム

癩予防法施行規則

（明治四十年内務省令第十九号
昭和六年改正反映）

第一条　癩予防法第一条ノ届出ハ患者又ハ死体所在地ノ警察官署ニ之ヲ為スベシ

第二条　癩患者ニシテ病毒伝播ノ虞アルモノアルトキハ警察官署ハ患者ノ所在、環境及病状等ヲ具シ地方長官ニ報告スベシ。地方長官ニ於テ前項ノ報告ヲ受ケタル場合癩予防上必要ト認ムルトキハ所定ノ療養所ニ照合ヲ経タル上送致ノ手続ヲ為スベシ。警察官署ハ必要ト認ムルトキハ第一項ノ癩患者又ハ其ノ同伴者若ハ同居者ニ対シ一時相当ノ救護ヲ為シ又ハ市町村長若ハ之ニ準ズベキ者ヲシテ之ヲ為サシムベシ

第二条ノ二　療養所ノ長ハ病毒伝播ノ虞アル癩患者ニシテ直接入所ヲ申出タルモノアルトキハ特ニ必要ト認ムル場合ニ限リ前条ノ規定ニ拘ラズ之ヲ直ニ収容スルコトヲ得。前項ノ規定ニ依リ収容シタル場合ニ於テ療養所ノ長ハ国立癩療養所ニ在リテハ内務大臣、道府県ノ療養所ニ在リテハ管理者タル地方長官ノ承認ヲ求ムルコトヲ要ス

第三条　第二条ニ依リ癩患者ヲ入ラシムベキ療養所ハ患者所在地道府県ノ療養所又ハ国立癩療養所トス。但シ療養所管理者ノ協議ニ依リ之ヲ変更スルコトヲ得

第四条　癩予防法第四条ノ療養所ハ内務大臣ノ指定シタル地方長官ニ於テ之ヲ建設管理スベシ。当該地方長官ハ内務省ノ認可ヲ得テ療養所ノ位置ヲ定ムベシ

第五条　癩予防法第六条ニ依リ生活費ノ補給ヲ受クベキ者ハ左ノ各号ノ一ニ該当スルモノニ限ル

一、従業ヲ禁止セラレタル者

二、従業ヲ禁止セラレ又ハ入所セシメラレタル当時本人ノ収入ニ依リ生計ヲ維持シタル者

生活費ノ補給ハ生活ニ必要ナル限度ヲ超ユルコトヲ得ズ。生活費補給ノ程度、方法及期間ニ関スル事項ハ地方長官ニ於テ之ヲ定ム

第五条ノ二　療養所ノ長ハ入所患者ニ対シ左ノ懲戒又ハ検束ヲ加フルコトヲ得
一　譴責
二　三十日以内ノ謹慎
三　七日以内常食量二分ノ一マデノ減食
四　三十日以内ノ監禁
前項第三号ノ処分ハ第二号又ハ第四号ノ処分ト併課スルコトヲ得。第一項第四号ノ監禁ニ付テハ情状ニ依リ国立癩療養所ニ在リテハ内務大臣、道府県ノ療養所ニ在リテハ管理者タル地方長官ノ認可ヲ経テ其ノ期間ヲ二個月マデ延長スルコトヲ得
第五条ノ三　前条ノ外懲戒又ハ検束ニ関シ必要ナル細則ハ国立癩療養所ニ在リテハ内務大臣、道府県ノ療養所ニ在リテハ管理者タル地方長官ノ認可ヲ経テ療養所ノ長之ヲ定ム
第六条　癩予防法第九条第一項第二項行政官庁ノ職権ハ警察官署之ヲ行フ。警察官署ノ指定シタル医師ノ診断ニ不服アル患者又ハ其ノ親族ハ発病以来ノ症候、経過及反対意見ヲ有スル医師ノ診断書其ノ他不服ノ理由ヲ具シ書面ヲ以テ地方長官ニ対シ其ノ指定シタル医師ノ検診ヲ請求スルコトヲ得。前項ノ場合ニ於テハ地方長官ハ検診ノ場所及日時ヲ請求者ニ通知シ二人以上ノ医師ヲ指定シテ検診ヲ行ハシムベシ。此ノ場合ニ於テ請求者ハ其ノ費用ヲ以テ反対意見ヲ有スル医師ヲ立会セシムルコトヲ得。検診ノ為病院其ノ他ノ場所ニ滞留ヲ命ゼラレタル患者其ノ命ヲ遵守セザルトキハ検診ノ請求ヲ取消シタルモノト看做ス
第七条　検診ノ請求ハ行政処分ノ執行ヲ停止セズ。但シ当該官庁ニ於テ必要ト認ムルトキハ此ノ限ニ在ラズ
第八条　行旅死亡人ノ取扱ヲ受クル者ヲ除クノ外療養所ニ入所中又ハ癩予防法第三条第二項及第三項ノ規定ニ依ル一時救護中死亡シタル癩患者ニシテ引取人ナキモノノ死体及遺留物件ノ取扱ニ関シテハ行旅病人行旅死亡人取扱法ノ規定ヲ準用ス。但シ市町村長又ハ之ニ準ズベキ者ニ於テ一時救護中死亡シタル場合ヲ除クノ外同法中市町村長ノ職務ハ当該行政官庁之ヲ行フ。療養所入所中死亡シタル癩患者ノ死体ハ之ヲ火葬スルコトヲ得
第八条ノ二　癩予防法第一条ノ二ノ行政官庁ノ職権ハ内務大臣又ハ地方長官之ヲ行フ
第九条　第二条、第六条及前条ノ地方長官ノ職権其ノ他癩予防上警察ニ属スル事項ハ東京府ニ於テハ警視総監之ヲ行フ。本令ニ依リ市長ニ属スル職務ハ東京市、京都市及大阪市ニ於テハ区長ヲシテ之ヲ補助執行セシムルコトヲ得

出典『増補　日本らい史』（山本俊一　東京大学出版会　一九九七年）

らい予防法　法律第二百十四号
（昭和二十八年八月十五日公布）

らい予防法をここに公布する。
御名　御璽
昭和二十八年八月十五日
内閣総理大臣　吉田　茂

法律第二百十四号
らい予防法

目次

附則

第一章　総則

（この法律の目的）

第一条　この法律は、らいを予防するとともに、らい患者の医療を行い、あわせてその福祉を図り、もって公共の福祉の増進を図ることを目的とする。

（国及び地方公共団体の義務）

第二条　国及び地方公共団体は、つねに、らいの予防及びらい患者（以下「患者」という。）の医療につとめ、患者の福祉を図るとともに、らいに関する正しい知識の普及を図らなければならない。

（差別的取扱の禁止）

第三条　何人も、患者又は患者と親族関係にある者に対して、そのゆえをもって不当な差別的取扱をしてはならない。

第二章　予防

（医師の届出等）

第四条　医師は、診察の結果受診者が患者（患者の疑のある者を含む。この条において以下同じ。）であると診断し、又は死亡の診断若しくは死体の検案をした場合において、死亡者が患者であったことを知ったときは、厚生省令の定めるところにより、患者、その保護者（親権を行う者又は後見人をいう。以下同じ。）若しくは患者と同居している者又は死体のある場所若しくはあった場所を管理する者若しくはその代理をする者に、消毒その他の予防法を指示し、且つ、七日以内に、厚生省令で定める事項を、患者の居住地（居住地がないか、又は明らかでないときは、現在地。以下同じ。）又は死体のある場所の都道府県知事に届け出なければならない。

2　医師は、患者が治ゆし、又は死亡したと診断したときは、すみやかに、その旨をその者の居住地の都道府県知事に届け出なければならない。

（指定医の診察）

第五条　都道府県知事は、必要があると認めるときは、その指定する医師をして、患者又は患者と疑うに足りる相当な理由がある者を診察させることができる。

2　前項の医師の指定は、らいの診療に関し、三年以上の経験を有する者のうちから、その同意を得て行うものとする。

3　第一項の医師は、同項の職務の執行に関しては、法令により公務に従事する職員とみなす。

（国立療養所への入所）

第六条　都道府県知事は、らいを伝染させるおそれがある患者について、らい予防上必要があると認めるときは、当該患者又はその保護者に対し、国が設置するらい療養所（以下「国立療養所」という。）に入所し、又は入所させるように勧奨することができる。

2　都道府県知事は、前項の勧奨を受けた者がその勧奨に応じないときは、患者又はその保護者に対し、期限を定めて、国立療養所に入所し、又は入所させることを命ずることができる。

3　都道府県知事は、前項の命令を受けた者がその命令に従わないとき、又は公衆衛生上らい療養所に入所させることが必要であると認める患者について、第二項の手続をとるいとまがないときは、その患者を国立療養所に入所させることができる。

4　第一項の勧奨は、前条に規定する医師が当該患者を診察した結果、その者がらいを伝染させるおそれがあると診断した場合でなければ、行うことができない。

（従業禁止）

第七条　都道府県知事は、らいを伝染させるおそれがある患者に対して、その者がらい療養所に入所するまでの間、接客業その他公衆にらいを伝染させるおそれがある業務であって、厚生省令で定めるものに従事することを禁止することができる。

2　前条第四項の規定は、前項の従業禁止の処分について準用する。

（汚染場所の消毒）

第八条　都道府県知事は、らいを伝染させるおそれがある患者又はその死体があった場所を管理する者又はその代理をする者に対して、消毒材料を交付してその場所を消毒すべきことを命ずることができる。

2　都道府県知事は、前項の命令を受けた者がその命令に従わないときは、当該職員にその場所を消毒させることができる。

（物件の消毒廃棄等）

第九条　都道府県知事は、らい予防上必要があると認めるときは、らいを伝染させるおそれがある患者が使用し、又は接触した物件について、その所持者に対し、授与を制限し、若しくは禁止し、消毒材料を交付して消毒を命じ、又は消毒によりがたい場合に廃棄を命ずることができる。

2　都道府県知事は、前項の消毒又は廃棄の命令を受けた者がその命令に従わないときは、当該職員にその物件を消毒し、又は廃棄させることができる。

3　都道府県は、前二項の規定による廃棄によって通常生ずべき損失を補償しなければならない。

4　前項の規定による補償を受けようとする者は、厚生省令の定める手続に従い、都道府県知事に、これを請求しなければならない。

5　都道府県知事は、前項の規定による請求を受けたときは、補償すべき金額を決定し、当該請求者にこれを通知しなければならない。

6　前項の決定に不服がある者は、その通知を受けた日から六十日以内に、裁判所に訴をもってその金額の増額を請求することができる。

（質問及び調査）

第十条　都道府県知事は、前二条の規定を実施するため必要があるときは、当該職員をして、患者若しくはその死体がある場所若しくはあった場所又は患者が使用し、若しくは接触した物がある場所に立ち入り、患者その他の関係者に質問させ、又は必要な調査をさせることができる。

2　前項の職員は、その身分を示す証票を携帯し、且つ、関係者の請求があるときは、これを呈示しなければならない。

3　第一項の権限は、犯罪捜査のために認められたものと解釈してはならない。

第三章　国立療養所

（国立療養所）

第十一条　国は、らい療養所を設置し、患者に対して、必要な療養を行う。

（福利増進）

第十二条　国は、国立療養所に入所している患者（以下「入所患者」という。）の教養を高め、その福利を増進するようにつとめるものとする。

（更生指導）

第十三条　国は、必要があると認めるときは、入所患者に対して、その社会的更正に資するために必要な知識及び技能を与えるための措置を講ずることができる。

（入所患者の教育）

第十四条　国立療養所の長（以下「所長」という。）は、学校教育法（昭和二十二年法律第二十六号）第七十五条第二項の規定により、小学校又は中学校が、入所患者のため、教員を派遣して教育を行う場合には、政令の定めるところにより、入所患者がその教育を受けるために必要な措置を講じなければならない。

2　所長は、学校教育法第七十五条第二項の規定により、高等学校が、入所患者のため、教員を派遣して教育を行う場合には、政令の定めるところにより、入所患者がその教育を受けるために必要な措置を講ずることができる。

（外出の制限）

第十五条　入所患者は、左の各号に掲げる場合を除いては、国立療養所から外出してはならない。

一　親族の危篤、死亡、り災その他特別の事情がある場合であって、所長が、らい予防上重大な支障を来たすおそれがないと認めて許可したとき。

二　法令により国立療養所外に出頭を要する場合であって、所長がらい予防上重大な支障を来たすおそれがないと認めたとき。

2　所長は、前項第一号の許可をする場合には、外出の期間を定めなければならない。

3　所長は、第一項各号に掲げる場合には、入所患者の外出につき、らい予防上必要な措置を講じ、且つ、当該患者から求められたときは、厚生省令で定める証明書を交付しなければならない。

（秩序の維持）

第十六条　入所患者は、療養に専念し、所内の紀律に従わなければならない。

2　所長は、入所患者が紀律に違反した場合において、所内の秩序を維持するために必要があると認めるときは、当該患者に対して、左の各号に掲げる処分を行うことができる。

一　戒告を与えること。

二　三十日をこえない期間を定めて、謹慎させること。

3　前項第二号の処分を受けた者は、その処分の期間中、所長が指定した室で静居しなければならない。

4　第二項第二号の処分は、同項第一号の処分によっては、効果がないと認められる場合に限って行うものとする。

5　所長は、第二項第二号の処分を行う場合には、あらかじめ、当該患者に対して、弁明の機会を与えなければならない。

（親権の行使等）

第十七条　所長は、未成年の入所患者で親権を行う者又は後見人のないものに対し、親権を行う者又は後見人があるに至るまでの間、親権を行う。

2　所長は、未成年の入所患者で親権を行う者又は後見人のあるものについても、監護、教育等その者の福祉のために必要な措置をとることができる。

（物件の移動の制限）

第十八条　入所患者が国立療養所の区域内において使用し、又は接触した物件は、消毒を経た後でなければ、当該国立療養所の区域外に出してはならない。

第四章　福祉

（一時救護）

第十九条　都道府県知事は、居住地を有しない患者その他救護を必要とする患者及びその同伴者に対して、当該患者が国立療養所に入所するまでの間、必要な救護を行わなければならない。

（一時救護所）

第二十条　都道府県は、前条の措置をとるため必要があると認めるときは、一時救護所を設置することができる。

（親族の福祉）

第二十一条　所長は、必要があると認めるときは、当該国立療養所の職員をして入所患者が扶養しなければならない親族を訪問させる等の方法により、当該親族が生活保護法（昭和二十五年法律第百四十号）による保護その他の福祉の措置を受けるために必要な援助を与えることができる。

（児童の福祉）

第二十二条　国は、入所患者が扶養しなければならない児童で、らいにかかっていないものに対して、必要があると認めるときは、国立療養所に附置する施設において養育、養護その他の福祉の措置を講ずることができる。

2　第十七条第一項の規定は、前項の施設に入所中の児童について準用する。

第五章　費用

（都道府県の支弁）

第二十三条　都道府県は、左の各号に掲げる費用を支弁しなければならない。

一　第五条第一項の規定による診察に要する費用

二　第六条の規定による措置に要する費用並びに同条第一項又は第二項の規定による勧奨又は命令による患者の入所に要する費用及びその入所に当り当該都道府県の職員が附き添った場合におけるその附添に要する費用

三　第八条及び第九条の規定による消毒及び廃棄に要する費用

四　第九条第三項の規定による損失の補償に要する費用

五　第十九条の規定による一時救護に要する費用

六　第二十条に規定する一時救護所の設置及び運営に要する費用

（国庫の負担）

第二十四条　国庫は、政令の定めるところにより、都道府県が支弁する前条各号に掲げる費用について、その二分の一を負担する。

第六章　雑則

（訴願）

第二十五条　この法律又はこの法律に基いて発する命令の規定により所長又は都道府県知事がした処分（第九条第五項の規定による補償金額の決定処分を除く。）に不服がある者は、厚生大臣に訴願することができる。

2　厚生大臣は、前項の訴願がらいを伝染させるおそれがある患者であるとの診断に基く処分に対してその診断を受けた者が提起したものであって、且つ、その不服の理由が、その診断の結果を争うものであるときは、その訴願の裁決前、第五条第二項の規定に準じて厚生大臣が指定する二人以上の医師をして、その者を診察させなければならない。この場合において、訴願人は、自己の指定する医師を、自己の費用により、その診察に立ち会わせることができる。

3　第五条第三項の規定は、前項の医師について準用する。

（罰則）

第二十六条　医師、保健婦、看護婦若しくは准看護婦又はこれらの職にあった者が、正当な理由がなく、その業務上知得した左の各号に掲げる他人の秘密を漏らしたときは、一年以下の懲役又は三万円以下の罰金に処する。

一　患者若しくはその親族であること、又はあったこと。

二　患者であった者の親族であること、又はあったこと。

2　前項各号に掲げる他人の秘密を業務上知得した者が、正当な理由がなく、その秘密を漏らしたときは、六月以下の懲役又は一万円以下の罰金に処する。

第二十七条　左の各号の一に該当する者は、一万円以下の罰金に処する。

一　第四条第一項の規定による届出を怠った者

二　第五条第一項の規定による医師の診察を拒み、妨げ、又は忌避した者

三　第九条第一項の規定による物件の授与の制限又は禁止の処分に従わなかった者

四　第八条第二項又は第九条第二項の規定による当該職員の職務の執行を拒み、妨げ、又は忌避した者

五　第十条第一項の規定による当該職員の調査を拒み、妨げ、又は忌避した者

六　第十条第一項の規定による当該職員の質問に対して虚偽の答弁をした者

七　第十八条の規定に違反した者

第二十八条　左の各号の一に該当する者は、拘留又は科料に処する。

一　第十五条第一項の規定に違反して国立療養所から外出した者

二　第十五条第一項第一号の規定により国立療養所から外出して、正当な理由がなく、許可の期間内に帰所しなかった者
三　第十五条第一項第二号の規定により国立療養所から外出して、正当な理由がなく、通常帰所すべき時間内に帰所しなかった者

附　則（抄）

（施行期日）
1　この法律は、公布の日から施行する。

（旧法の廃止）
2　癩予防法（明治四十年法律第十一号。以下「旧法」という。）は廃止する。

（届出に関する経過規定）
7　この法律の施行前にらい患者の転帰を診断し、若しくはらい患者の死体を検案した医師又はらいにかかっている患者を診断した医師のなすべき届出については、なお従前の例による。

（従業禁止に関する経過規定）
8　この法律の施行の際、現に旧法第二条ノ二の規定により職業に従事することを禁止されている者は、第七条第一項の規定により業務に従事することを禁止されている者とみなす。

（診察に関する経過規定）
9　旧法第九条第一項の規定により行われた検診は、第五条第一項の規定により行われた診察とみなす。

（罰則に関する経過規定）
10　この法律の施行前にした行為に対する罰則の適用については、なお従前の例による。

法務大臣　犬養　健
大蔵大臣　小笠原三九郎
厚生大臣　山県　勝見
内閣総理大臣　吉田　茂

らい予防法改正に関する付帯決議
（昭和二十八年八月一日）

一、患者の家族の生活援護については、生活保護法とは別建の国の負担による援護制度を定め、昭和二十九年度から実施すること。
二、国立のらいに関する研究所を設置することについても同様昭和二十九年度から着手すること。
三、患者並びにその親族に関する秘密の確保に努めると共に、入所患者の自由権を保護し、文化生活のための福祉施設を整備すること。
四、外出の制限、秩序の維持に関する規定については、適正慎重を期すること。
五、強制診断、強制入所の処置については人権尊重の建前にもとづきその運用に万全の留意をなすこと。
六、入所患者に対する処遇については慰安金、作業慰労金、教養娯楽費、賄費等につき今後その増額を考慮すること。
七、退所者に対する更生福祉制度を確立し、更生資金支給の途を講ずること。
八、病名変更については十分検討すること。
九、職員の充実及びその待遇改善につき一段の努力をすること。

以上の事項につき近き将来本法の改正を期すると共に本法施行に当たってはその趣旨の徹底、啓蒙宣伝につき十分努力することを要望する。

一九五三年八月六日　参議院厚生委員会

らい予防法の廃止に関する法律
法律第二十八号
（平成八年三月三十一日公布）

らい予防法の廃止に関する法律をここに公布する。

御名　御璽

平成八年三月三十一日

内閣総理大臣　橋本龍太郎

法律第二十八号

らい予防法の廃止に関する法律

（らい予防法の廃止）

第一条　らい予防法（昭和二十八年法律第二百十四号）は、廃止する。

（国立ハンセン病療養所における療養）

第二条　国は、国立ハンセン病療養所（前条の規定による廃止前のらい予防法（以下「旧法」という。）第十一条の規定により国が設置したらい療養所をいう。以下同じ。）において、この法律の施行の際現に国立ハンセン病療養所に入所している者であって、引き続き入所するもの（第四条において「入所者」という。）に対して、必要な療養を行うものとする。

（国立ハンセン病療養所への再入所）

第三条　国立ハンセン病療養所の長は、この法律の施行の際現に国立ハンセン病療養所に入所していた者であってこの法律の施行後に国立ハンセン病療養所を退所したもの又はこの法律の施行前に国立ハンセン病療養所に入所していた者であってこの法律の施行の際現に国立ハンセン病療養所に入所していないものが、必要な療養を受けるため、国立ハンセン病療養所への入所を希望したときは、入所させないことについて正当な理由がある場合を除き、国立ハンセン病療養所に入所させるものとする。

2　国は、前項の規定により入所した者（次条において「再入所者」という。）に対して、必要な療養を行うものとする。

（福利増進）

第四条　国は、入所者及び再入所者（以下「入所者等」という。）の教養を高め、その福利を増進するように努めるものとする。

（社会復帰の支援）

第五条　国は、入所者等に対して、その社会復帰に資するために必要な知識及び技能を与えるための措置を講ずることができる。

（親族の援護）

第六条　都道府県知事は、入所者等の親族（婚姻の届出をしていないが、事実上婚姻関係と同様の事情にある者を含む。）のうち、当該入所者等が入所しなかったならば、主としてその者の収入によって生計を維持し、又はその者と生計を共にしていると認められる者で、当該都道府県の区域内に居住地（居住地がないか、又は明らかでないときは、現在地）を有するものが、生計困難のため、援護を要する状態にあると認めるときは、これらの者に対し、この法律の定めるところにより、援護を行うことができる。ただし、これらの者が他の法律（生活保護法（昭和二十五年法律第百四十四号）を除く。）に定める扶助を受けることができる場合においては、その受けることができる扶助の限度においては、その法律の定めるところによる。

2　援護は、金銭を給付することによって行うものとする。ただし、これによることができないとき、これによることが適当でないとき、その他援護の目的を達するために必要があるときは、現物を給付することによって行うことができる。

3　援護のための金品は、援護を受ける者又はその者が属する世帯の世帯主若しくはこれに準ずる者に交付するものとする。

4　援護の種類、範囲、程度その他援護に関し必要な事項は、政令で定める。

（都道府県の支弁）

第七条　都道府県は、前条の規定による援護に要する費用を支弁しなければならない。

（費用の徴収）

第八条　都道府県知事は、第六条の規定による援護を行った場合において、その援護を受けた者に対して、民法（明治二十九年法律第八十九号）の規定により扶養の義務を履行しなければならない者（入所者等を除く。）があるときは、その義務の範囲内において、その者からその援護の実施に要した費用の全部又は一部を徴収することができる。

２　生活保護法第七十七条第二項及び第三項の規定は、前項の場合に準用する。

（国庫の負担）

第九条　国庫は、政令で定めるところにより、第七条の規定により都道府県が支弁する費用の全部を負担する。

（公課及び差押えの禁止）

第十条　第六条の規定による援護として金品の支給を受けた者は、当該金品を標準として租税その他の公課を課せられることがない。

２　第六条の規定による援護として支給される金品は、既に支給を受けたものであるとないとにかかわらず、差し押さえることができない。

附　則（抄）

（施行期日）

第一条　この法律は、平成八年四月一日から施行する。

（厚生省設置法の一部改正）

第十三条　厚生省設置法（昭和二十四年法律第百五十一号）の一部を次のように改正する。

第五条第三十九号中「らい」を「ハンセン病」に改める。

法務大臣　長尾　立子
大蔵大臣　久保　亘
厚生大臣　菅　直人
自治大臣　倉田　寛之
内閣総理大臣　橋本龍太郎

「らい予防法の廃止に関する法律」に対する附帯決議

（平成八年三月二十六日）

ハンセン病は発病力が弱く、又は発病しても、適切な治療により、治癒する病気となっているにもかかわらず、「らい予防法」の見直しが遅れ、放置されてきたこと等により、長年にわたりハンセン病患者・家族の方々の尊厳を傷つけ、多くの痛みと苦しみを与えてきたことについて、本案の議決に際し、深く遺憾の意を表するところである。

政府は、本法施行に当たり、深い反省と陳謝の念に立って、次の事項について、特段の配慮をもって適切な措置を講ずるべきである。

一、ハンセン病療養所入所者の高齢化、後遺障害等の実態を踏まえ、療養生活の安定を図るため、入所者に支給されている患者給与金を将来にわたり継続していくとともに、入所者に対するその他の医療・福祉等の確保についても万全を期すること。

二、ハンセン病療養所から退所することを希望する者については、社会復帰が円滑に行われ、今後の社会生活に不安がないよう、その支援策の充実を図ること。

三、通院・在宅治療のための医療体制を早急に整備するとともに、診断・治療指針の作成等ハンセン病治療に関する専門知識の普及を図ること。

四、一般市民に対して、また学校教育の中でハンセン病に関する正しい知識の普及啓発に努め、ハンセン病に対する差別や偏見の解消について、さらに一層の努力をすること。

右決議する。

平成8年3月26日

参議院厚生委員会

ハンセン病問題の解決の促進に関する法律　法律第八十二号（平成二十年六月十八日公布）

ハンセン病問題の解決の促進に関する法律をここに公布する。

御名　御璽

平成二十年六月十八日

内閣総理大臣　福田　康夫

法律第八十二号

ハンセン病問題の解決の促進に関する法律

目次

「らい予防法」を中心とする国の隔離政策により、ハンセン病の患者であった者等が地域社会において平穏に生活することを妨げられ、身体及び財産に係る被害その他社会生活全般にわたる人権上の制限、差別等を受けたことについて、平成十三年六月、我々は悔悟と反省の念を込めて深刻に受け止め、深くお詫びするとともに、「ハンセン病療養所入所者等に対する補償金の支給等に関する法律」を制定し、その精神的苦痛の慰謝並びに名誉の回復及び福祉の増進を図り、あわせて、死没者に対する追悼の意を表することとした。この法律に基づき、ハンセン病の患者であった者等の精神的苦痛に対する慰謝と補償の問題は解決しつつあり、名誉の回復及び福祉の増進等に関しても一定の施策が講ぜられているところである。

しかしながら、国の隔離政策に起因してハンセン病の患者であった者等が受けた身体及び財産に係る被害その他社会生活全般にわたる被害の回復には、未解決の問題が多く残されている。とりわけ、ハンセン病の患者であった者等が、地域社会から孤立することなく、良好かつ平穏な生活を営むことができるようにするための基盤整備は喫緊の課題であり、適切な対策を講ずることが急がれており、また、ハンセン病の患者であった者等に対する偏見と差別のない社会の実現に向けて、真摯《し》に取り組んでいかなければならない。

ここに、ハンセン病の患者であった者等の福祉の増進、名誉の回復等のための措置を講ずることにより、ハンセン病問題の解決の促進を図るため、この法律を制定する。

第一章　総則

（趣旨）

第一条　この法律は、国によるハンセン病の患者に対する隔離政策に起因して生じた問題であって、ハンセン病の患者であった者等の福祉の増進、名誉の回復等に関し現在もなお存在するもの（以下「ハンセン病問題」という。）の解決の促進に関し、基本理念を定め、並びに国及び地方公共団体の責務を明らかにするとともに、ハンセン病問題の解決の促進に関し必要な事項を定めるものとする。

（定義）

第二条　この法律において「国立ハンセン病療養所」とは、厚生労働省設置法（平成十一年法律第九十七号）第十六条第一項に規定する国立ハンセン病療養所をいう。

2　この法律において「国立ハンセン病療養所等」とは、国立ハンセン病療養所及び本邦に設置された厚生労働大臣が定めるハンセン病療養所をいう。

3　この法律において「入所者」とは、らい予防法の廃止に関する法律（平成八年法律第二十八号。以下本則において「廃止法」という。）によりらい予防法（昭和二十八年法律第二百十四号。以下「予防法」という。）が廃止されるまでの間に、ハンセン病を発病した後も相当期間日本国内に住所を有していた者であって、現に国立ハンセン病療養所等に入所しているものをいう。

（基本理念）

第三条　ハンセン病問題に関する施策は、国によるハンセン病の患者に対する隔離政策によりハンセン病の患者であった者等が受けた身体及び財産に係る被害その他社会生活全般にわたる被害に照らし、その被害を可能な限り回復することを旨として行われなければならない。

2　ハンセン病問題に関する施策を講ずるに当たっては、入所者が、現に居住する国立ハンセン病療養所等において、その生活環境が地域社会から孤立することなく、安心して豊かな生活を営むことができるように配慮されなければならない。

3　何人も、ハンセン病の患者であった者等に対して、ハンセン病の患者であったこと又はハンセン病に罹《り》患していることを理由として、差別することその他の権利利益を侵害する行為をしてはならない。

（国及び地方公共団体の責務）

第四条　国は、前条に定める基本理念（以下「基本理念」という。）にのっとり、ハンセン病の患者であった者等の福祉の増進等を図るための施策を策定し、及び実施する責務を有する。

第五条　地方公共団体は、基本理念にのっとり、国と協力しつつ、その地域の実情を踏まえ、ハンセン病の患者であった者等の福祉の増進等を図るための施策を策定し、及び実施する責務を有する。

（ハンセン病の患者であった者等その他の関係者の意見の反映のための措置）

第六条　国は、ハンセン病問題に関する施策の策定及び実施に当たっては、ハンセン病の患者であった者等その他の関係者との協議の場を設ける等これらの者の意見を反映させるために必要な措置を講ずるものとする。

第二章　国立ハンセン病療養所等における療養及び生活の保障

（国立ハンセン病療養所における療養）

第七条　国は、国立ハンセン病療養所において、入所者（国立ハンセン病療養所に入所している者に限る。第九条及び第十四条を除き、以下同じ。）に対して、必要な療養を行うものとする。

（国立ハンセン病療養所への再入所及び新規入所）

第八条　国立ハンセン病療養所の長は、廃止法により予防法が廃止されるまでの間に、国立ハンセン病療養所等に入所していた者であって、現に国立ハンセン病療養所等を退所しており、かつ、日本国内に住所を有するもの（以下「退所者」という。）又は廃止法により予防法が廃止されるまでの間に、ハンセン病を発病した後も相当期間日本国内に住所を有したことがあり、かつ、国立ハンセン病療養所等に入所したことがない者であって、現に国立ハンセン病療養所等に入所しておらず、かつ、日本国内に住所を有するもののうち、厚生労働大臣が定める者（以下「非入所者」という。）が、必要な療養を受けるために国立ハンセン病療養所への入所を希望したときは、入所させないことについて正当な理由がある場合を除き、国立ハンセン病療養所に入所させるものとする。

2　国は、前項の規定により国立ハンセン病療養所に入所した者に対して、必要な療養を行うものとする。

(国立ハンセン病療養所以外のハンセン病療養所における療養に係る措置)

第九条　国は、入所者（第二条第二項の厚生労働大臣が定めるハンセン病療養所に入所している者に限る。）に対する必要な療養が確保されるよう、必要な措置を講ずるものとする。

(意思に反する退所及び転所の禁止)

第十条　国は、入所者の意思に反して、現に入所している国立ハンセン病療養所から当該入所者を退所させ、又は転所させてはならない。

(国立ハンセン病療養所における医療及び介護に関する体制の整備のための措置)

第十一条　国は、医師、看護師及び介護員の確保等国立ハンセン病療養所における医療及び介護に関する体制の整備のために必要な措置を講ずるよう努めるものとする。

2　地方公共団体は、前項の国の施策に協力するよう努めるものとする。

(良好な生活環境の確保のための措置等)

第十二条　国は、入所者の生活環境が地域社会から孤立することのないようにする等入所者の良好な生活環境の確保を図るため、国立ハンセン病療養所の土地、建物、設備等を地方公共団体又は地域住民等の利用に供する等必要な措置を講ずることができる。

2　国は、前項の措置を講ずるに当たっては、入所者の意見を尊重しなければならない。

(福利の増進)

第十三条　国は、入所者の教養を高め、その福利を増進するよう努めるものとする。

第三章　社会復帰の支援並びに日常生活及び社会生活の援助

(社会復帰の支援のための措置)

第十四条　国は、国立ハンセン病療養所等からの退所を希望する入所者（廃止法により予防法が廃止されるまでの間に、国立ハンセン病療養所等に入所していた者に限る。）の円滑な社会復帰に資するため、退所の準備に必要な資金の支給等必要な措置を講ずるものとする。

(ハンセン病療養所退所者給与金及びハンセン病療養所非入所者給与金の支給)

第十五条　国は、退所者に対し、その者の生活の安定等を図るため、ハンセン病療養所退所者給与金を支給するものとする。

2　国は、非入所者に対し、その者の生活の安定等を図るため、ハンセン病療養所非入所者給与金を支給するものとする。

3　前二項に定めるもののほか、第一項のハンセン病療養所退所者給与金及び前項のハンセン病療養所非入所者給与金(以下「給与金」という。)の支給に関し必要な事項は、厚生労働省令で定める。

4　租税その他の公課は、給与金を標準として、課することができない。

(ハンセン病等に係る医療体制の整備)

第十六条　国及び地方公共団体は、退所者及び非入所者が、国立ハンセン病療養所等及びそれ以外の医療機関において、安心してハンセン病及びその後遺症その他の関連疾患の治療を受けることができるよう、医療体制の整備に努めるものとする。

(相談及び情報の提供等)

第十七条　国及び地方公共団体は、退所者及び非入所者が日常生活又は社会生活を円滑に営むことができるようにするため、これらの者からの相談に応じ、必要な情報の提供及び助言を行う等必要な措置を講ずるものとする。

第四章　名誉の回復及び死没者の追悼

第十八条　国は、ハンセン病の患者であった者等の名誉の回復を図るため、国立のハンセン病資料館の設置、歴史的建造物の保存等ハンセン病及びハンセン病対策の歴史に関する正しい知識の普及啓発その他必要な措置を講ずるとともに、死没者に対する追悼の意を表するため、国立ハンセン病療養所等において収蔵している死没者の焼骨に係る改葬費の遺族への支給その他必要な措置を講ずるものとする。

第五章　親族に対する援護

（親族に対する援護の実施）
第十九条　都道府県知事は、入所者の親族（婚姻の届出をしていないが、事実上婚姻関係と同様の事情にある者を含む。）のうち、当該入所者が入所しなかったならば、主としてその者の収入によって生計を維持し、又はその者と生計を共にしていると認められる者で、当該都道府県の区域内に居住地（居住地がないか、又は明らかでないときは、現在地）を有するものが、生計困難のため、援護を要する状態にあると認めるときは、これらの者に対し、この法律の定めるところにより、援護を行うことができる。ただし、これらの者が他の法律（生活保護法（昭和二十五年法律第百四十四号）を除く。）に定める扶助を受けることができる場合においては、その受けることができる扶助の限度においては、その法律の定めるところによる。
2　前項の規定による援護（以下「援護」という。）は、金銭を支給することによって行うものとする。ただし、これによることができないとき、これによることが適当でないとき、その他援護の目的を達するために必要があるときは、現物を支給することによって行うことができる。
3　援護のための金品は、援護を受ける者又はその者が属する世帯の世帯主若しくはこれに準ずる者に交付するものとする。
4　援護の種類、範囲、程度その他援護に関し必要な事項は、政令で定める。
（都道府県の支弁）
第二十条　都道府県は、援護に要する費用を支弁しなければならない。
（費用の徴収）
第二十一条　都道府県知事は、援護を行った場合において、その援護を受けた者に対して、民法（明治二十九年法律第八十九号）の規定により扶養の義務を履行しなければならない者（入所者を除く。）があるときは、その義務の範囲内において、その者からその援護の実施に要した費用の全部又は一部を徴収することができる。
2　生活保護法第七十七条第二項及び第三項の規定は、前項の場合に準用する。
（国庫の負担）
第二十二条　国庫は、政令で定めるところにより、第二十条の規定により都道府県が支弁する費用の全部を負担する。
（公課及び差押えの禁止）
第二十三条　租税その他の公課は、援護として支給される金品を標準として、課することができない。
2　援護として支給される金品は、既に支給を受けたものであるとないとにかかわらず、差し押さえることができない。
（事務の区分）
第二十四条　第十九条第一項及び第二十一条第一項の規定により都道府県が処理することとされている事務は、地方自治法（昭和二十二年法律第六十七号）第二条第九項第一号に規定する第一号法定受託事務とする。

附　則

（施行期日）

第一条　この法律は、平成二十一年四月一日から施行する。ただし、附則第九条の規定は、この法律の公布の日又は高度専門医療に関する研究等を行う独立行政法人に関する法律（平成二十年法律第九十三号）の公布の日のいずれか遅い日から施行する。

（らい予防法の廃止に関する法律の廃止）

第二条　らい予防法の廃止に関する法律は、廃止する。

（らい予防法の廃止に関する法律の廃止に伴う経過措置）

第三条　この法律の施行の日前に行われ、又は行われるべきであった前条の規定による廃止前のらい予防法の廃止に関する法律（以下「旧廃止法」という。）第六条の規定による援護については、なお従前の例による。

第四条　この法律の施行の日前に行われ、又は行われるべきであった旧廃止法第七条に規定する費用についての都道府県の支弁及び国庫の負担については、なお従前の例による。

第五条　旧廃止法の施行前にした行為に対する罰則の適用については、旧廃止法附則第四条の規定によりなお効力を有することとされる予防法第二十六条の規定は、なおその効力を有する。

（地方自治法の一部改正）

第六条　地方自治法の一部を次のように改正する。

別表第一らい予防法の廃止に関する法律（平成八年法律第二十八号）の項を削る。

別表第一に次のように加える。

ハンセン病問題の解決の促進に関する法律（平成二十年法律第八十二号）	第十九条第一項及び第二十一条第一項の規定により都道府県が処理することとされている事務

（租税特別措置法の一部改正）

第七条　租税特別措置法（昭和三十二年法律第二十六号）の一部を次のように改正する。

第四十一条の八の見出し中「等」を削り、同条第二項を削る。

（厚生労働省設置法の一部改正）

第八条　厚生労働省設置法の一部を次のように改正する。

第十六条第一項の表国立ハンセン病療養所の項中「らい予防法の廃止に関する法律（平成八年法律第二十八号）第四条」を「ハンセン病問題の解決の促進に関する法律（平成二十年法律第八十二号）第二条第三項」に、「入所者等」を「入所者（国立ハンセン病療養所に入所している者に限る。以下この条において同じ。）」に改め、同条第七項を同条第八項とし、同条第六項を同条第七項とし、同条第五項の次に次の一項を加える。

6　厚生労働大臣は、ハンセン病問題の解決の促進に関する法律第十二条第一項の措置として、第一項に定める所掌事務のほか、国立ハンセン病療養所に、入所者に対する医療の提供に支障がない限り、入所者以外の者に対する医療を行わせることができる。

第十六条に次の一項を加える。

9　国立ハンセン病療養所は、ハンセン病問題の解決の促進に関する法律第十二条第一項の措置として、厚生労働省令で定めるところにより、入所者に対する医療の提供に支障がない限り、その土地、建物、設備等を地方公共団体又は地域住民等の利用に供することができる。

（高度専門医療に関する研究等を行う独立行政法人に関する法律の一部改正）

第九条　高度専門医療に関する研究等を行う独立行政法人に関する法律の一部を次のように改正する。

附則第二十三条のうち厚生労働省設置法第十六条の改正規定中「を第六項とする」を「から第九項までを一項ずつ繰り上げる」に改める。

（厚生労働省令への委任）

第十条　この附則に定めるもののほか、この法律の施行に関し必要な経過措置は、厚生労働省令で定める。

総務大臣　増田　寛也
財務大臣　額賀福志郎
厚生労働大臣　舛添　要一
内閣総理大臣　福田　康夫

は　行

ま　行

や・ら・わ　行

さ　行

た　行

な　行

さくいん

・本文中に登場する人名及び主要な事項を抽出した。[　] はその語形でも抽出したことを示す。
・数字は頁を表し、太字は写真のキャプション内を示す。（　）は簡単な注記、→は参照項目。

語《かた》り継《つ》ぐハンセン病《びょう》——瀬戸内《せとうち》3園《えん》から

2017年 3月 7日　初版第1刷発行
2017年 7月 6日　　第2刷発行
2021年11月24日　　第3刷発行

編　　　者　山陽新聞社《さんようしんぶんしゃ》　© Sanyo Shimbunsha 2017
発　行　人　江草 明彦
発　行　所　株式会社山陽新聞社
〒700-8534 岡山市北区柳町二丁目1番1号
電話(086)803-8164　FAX.(086)803-8104
書籍編集協力　香川 佳子
デ ザ イ ン　尾上 光宏　町田 リウ
印刷・製本　モリモト印刷株式会社

ISBN978-4-88197-750-7